Pures Leben

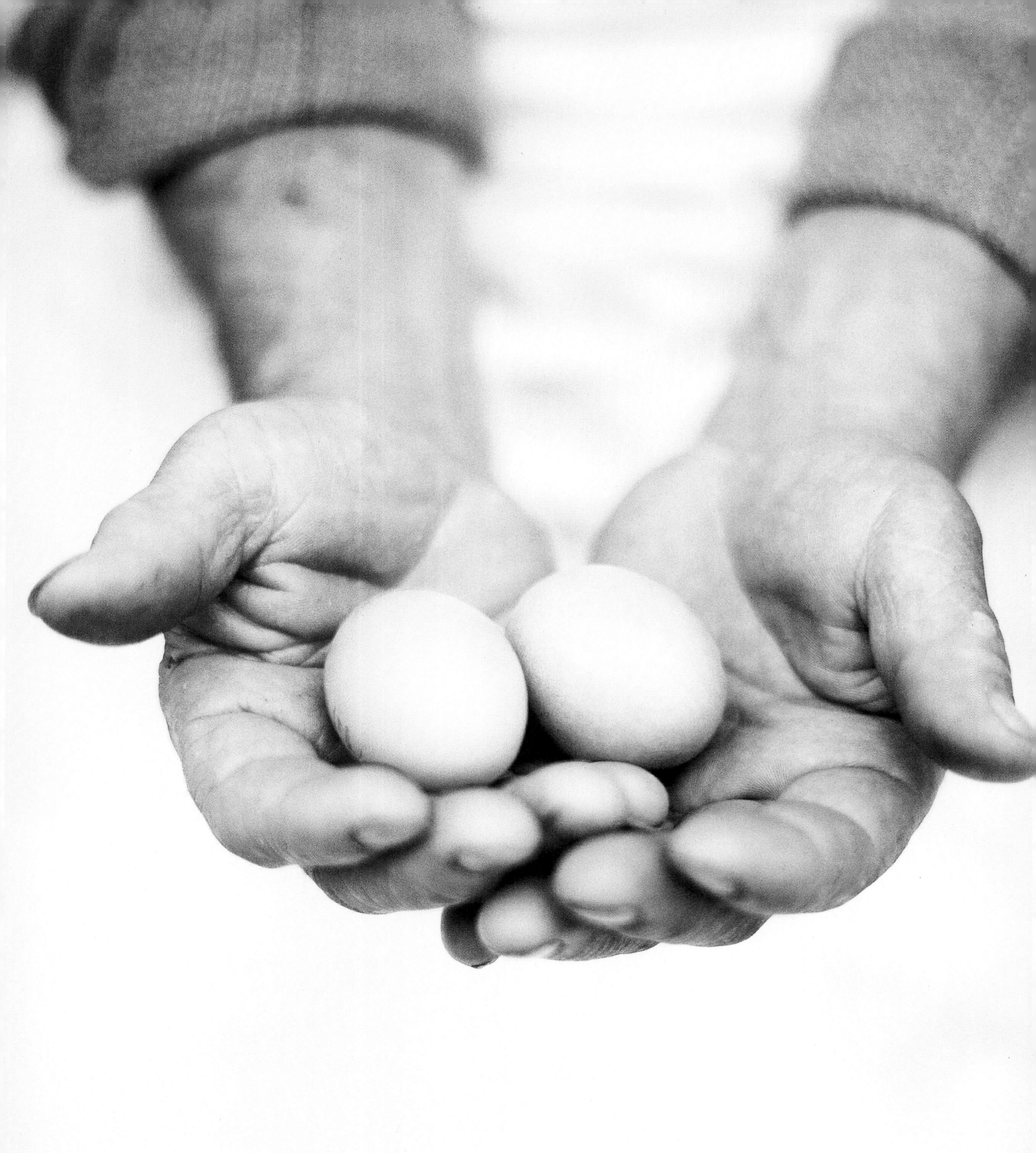

Mit Fotos von Stefan Braun

Karl Ludwig Schweisfurth

Pures Leben

Die Gaben der Natur genießen

WILHELM HEYNE VERLAG
MÜNCHEN

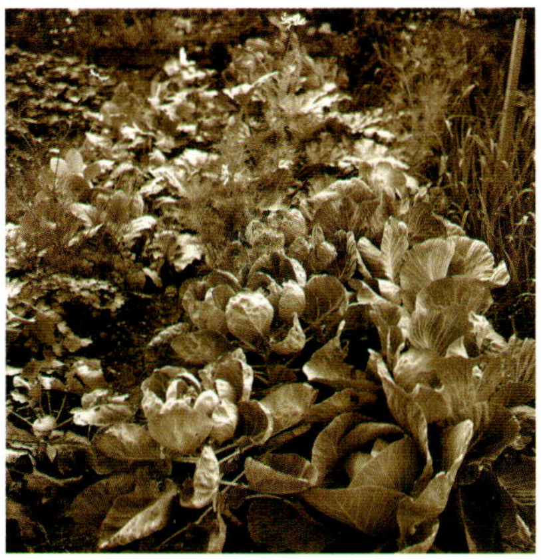

Inhalt

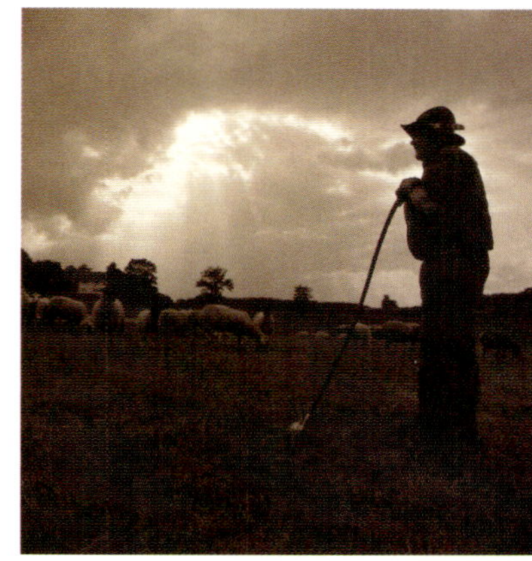

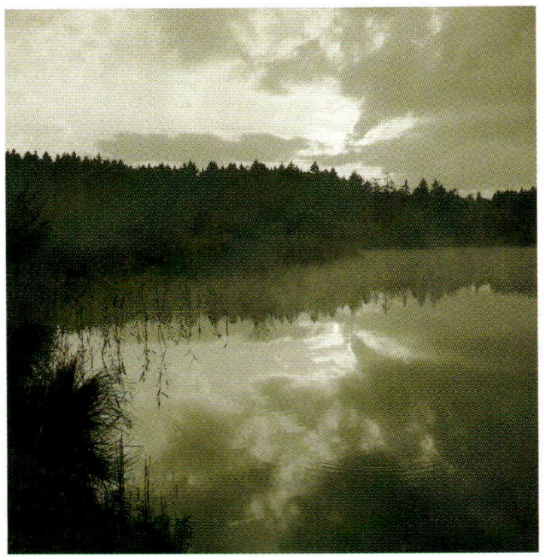

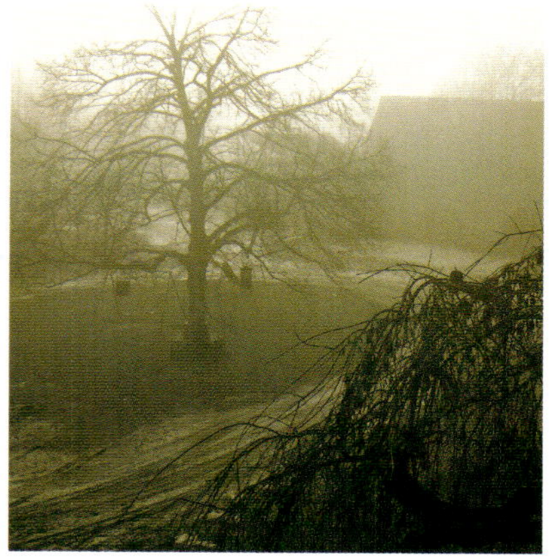

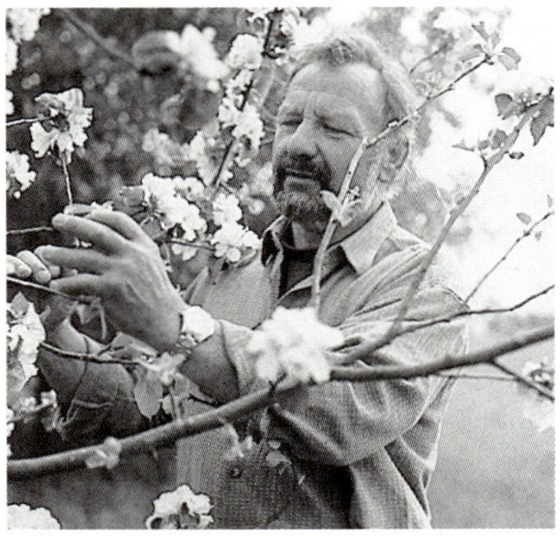

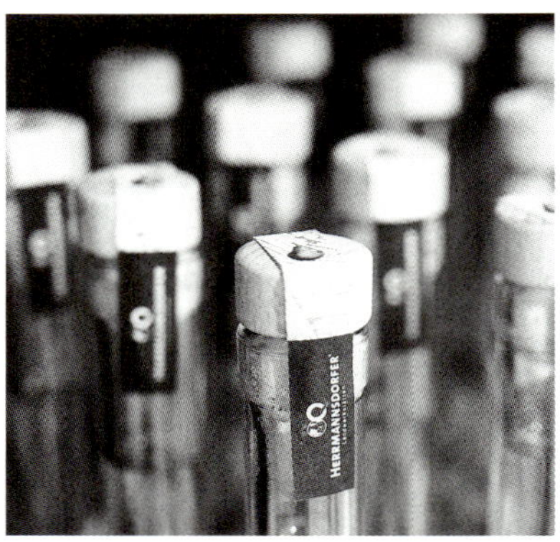

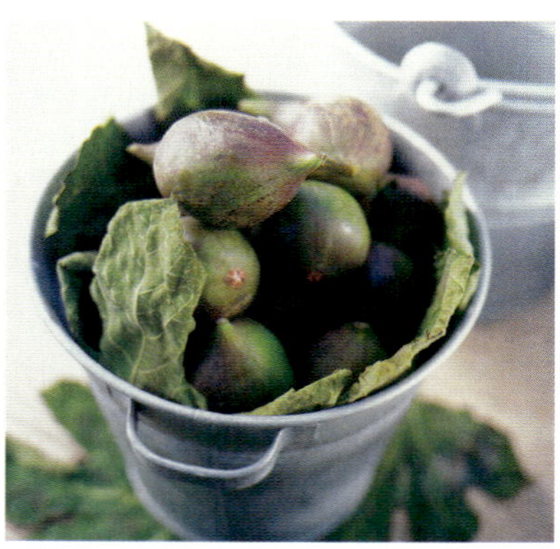

Vorwort

Ich habe mir einen Traum erfüllt und möchte, dass Sie an ihm teilhaben können. »Pures Leben« führt Sie auf den Weg, den ich viele Jahre gegangen bin. Die Herrmannsdorfer Landwerkstätten verkörpern ein Ziel, das ich erreicht habe: im Einklang mit der Natur zu leben und achtsam im Umgang mit Tieren und Pflanzen zu sein.

Ich habe einen langen Weg hinter mich gebracht – vom industriellen Großunternehmer und Hersteller von Wurst- und Fleischwaren zum ökologisch wirtschaftenden »Lebens-Mittel-Hersteller«. Das beschreibt schon in großen Zügen den Traum, von dem ich spreche, der Wirklichkeit geworden ist für mich, verbunden mit viel Arbeit, hohem Einsatz, großem Enthusiasmus und der Begegnung und Hilfe vieler Menschen. Ich selbst war auf dem Weg die Bodenhaftung zu verlieren, aber glückliche Umstände haben es gefügt, dass ich die Vision eines neuen Verhältnisses zwischen Mensch und Umwelt verwirklichen konnte – den Aufbau der Herrmannsdorfer Landwerkstätten.

In vier großen Kapiteln können Sie durch Garten und Feld spazieren, die Wanderschaft durch Weide und Ackerland antreten, sich in Wald und Flur inspirieren lassen und betrachten, was es aus Flüssen und Seen für Leib und Seele gleichermaßen zu genießen gibt. Diese Einteilung umreißt, wie man mit diesem Buch umgehen und wie man es benützen kann und auch sollte. Es ist mir ein Anliegen, meine ganz persönlichen Empfindungen und Erfahrungen weiterzugeben. Und dazu gehört auch, dass die Menschen zu Wort kommen, die täglich dazu beitragen, dass die Nahrung wieder als ein Mittel zum Leben – als »Lebens-Mittel« – empfunden werden kann. Das heißt, dass in Herrmannsdorf eine ökologische Landwirtschaft und Lebensmittelerzeugung betrieben wird, bei der in jeder Hinsicht alles Künstliche, Unnatürliche und Chemische strikt und konsequent vermieden wird.

Die Pflanzen und Tiere kommen aus der reinen Natur, werden auf behutsame Weise verarbeitet – in natürliche »Lebens-Mittel« umgewandelt – und von Thomas Thielemann, Wirt des Herrmannsdorfer »Zum Schweinsbräu«, in ihrer verfeinerten Form präsentiert, als purer Genuss aus einer exzellenten Küche. Machen Sie Thomas Thielemann nach, was er Ihnen freigebig verrät und vorstellt, Sie werden dabei große Freude und Befriedigung finden. Seine Warenkunde und seine Empfehlungen er-

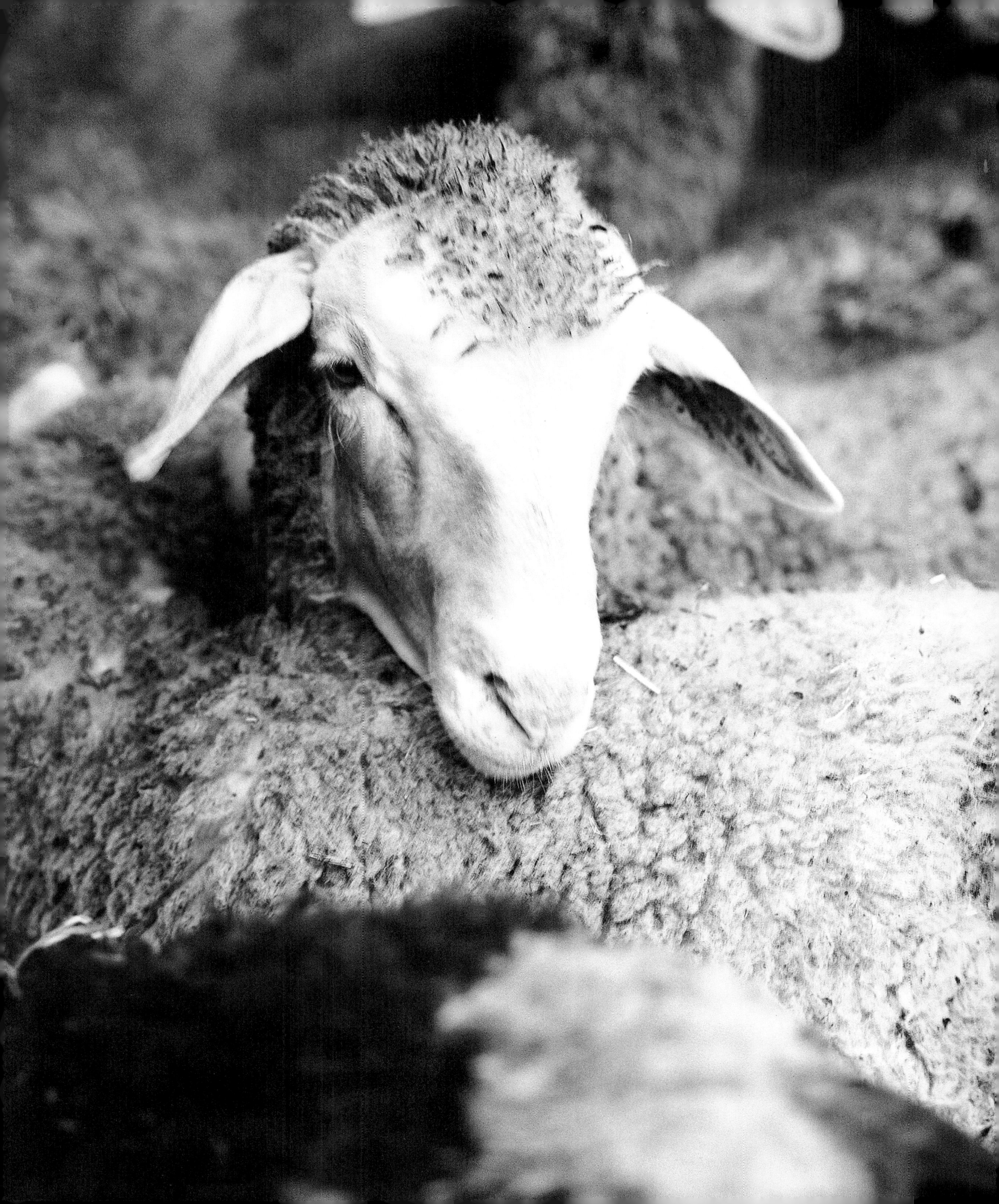

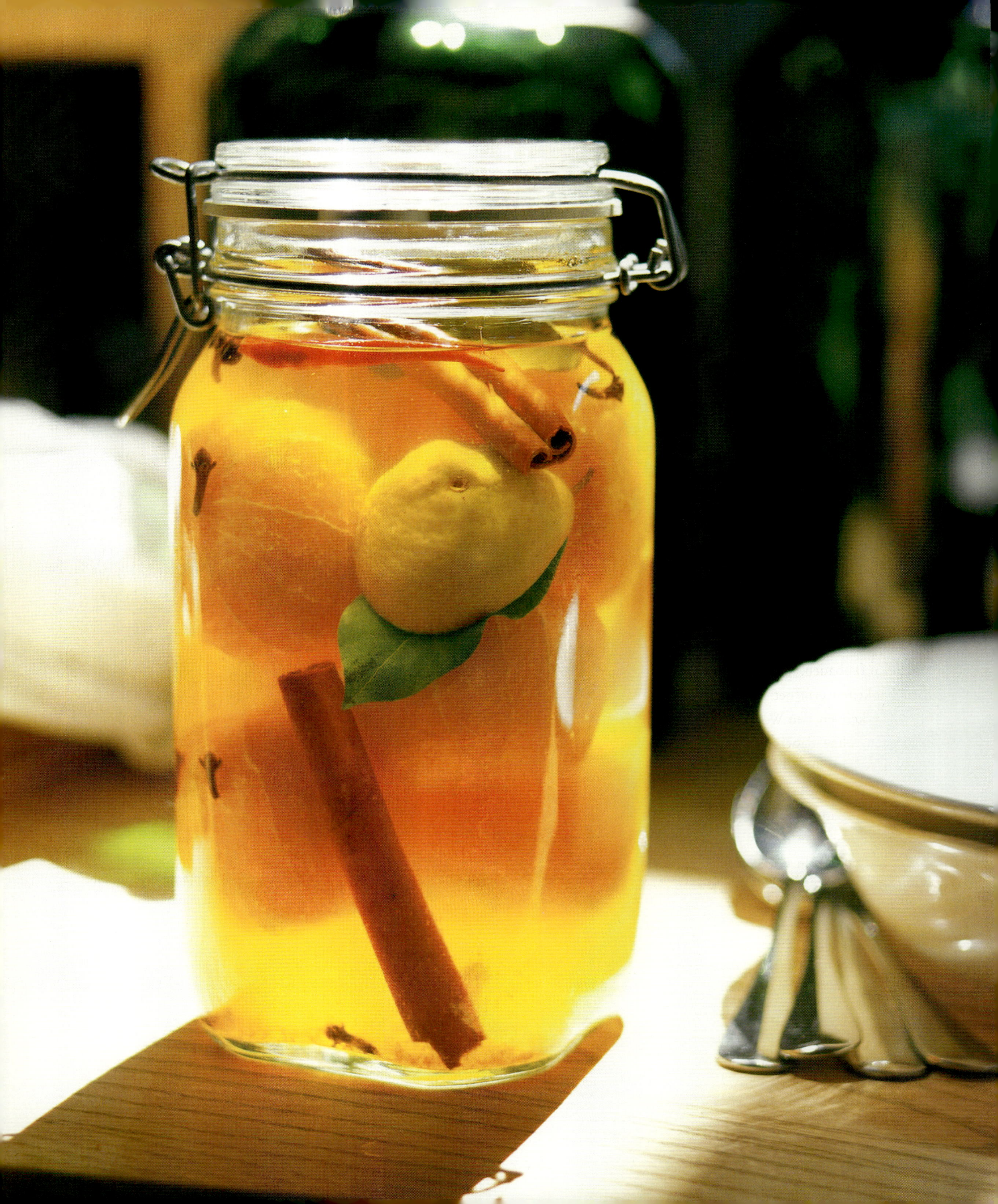

schließen Ihnen Wissenswertes, Sie erfahren, worauf Sie beim Einkauf achten müssen, um dann mit seiner Hilfe die Vorbereitung und Zubereitung seiner einmaligen Rezepte anzugehen. Es ist leichter, als Sie denken, auch wenn man weiß, dass Thielemann seine eigene Leichtigkeit des Kochens bei Karl Ederer verfeinert hat und einer der ganz Großen seines Faches ist. Thielemanns Grundsatz, dass gute Zutaten eine Frage der Ehre sind, lässt sich so auch für jeden von uns ohne weiteres realisieren!

Mit meinen Überlegungen, aus dem großen, kalten Industriedasein auszusteigen und ein kleines ökologisch und handwerklich geführtes Lebensmittelunternehmen der kurzen Wege aufzubauen, sind mir so viele Möglichkeiten eröffnet worden, Natur neu zu erkennen, den Wert des Alten zu begreifen, ohne dabei Neues abzulehnen, dass ich voller Dankbarkeit allen gegenüber bin, die dabei mitgeholfen haben, das Ganze zu einem Erfolg zu machen. So werden Sie jeweils zu den einzelnen Kapiteln Geschichten von Menschen nachlesen können: Geschichten von Erfolg und Rückschlägen, von Erkenntnissen und Fehleinschätzungen, von Ermutigung und Elan – und letztlich von der Kraft der Natur, mit der richtig umgegangen werden muss, wenn man ihren Reichtum zu verstehen und anzunehmen bereit ist.

Da Kunst für mich immer schon eine große Bedeutung hat, bin ich glücklich, dass die lebhaften Anekdoten und Geschichten, die erlesenen Rezepte und die Schönheit der Kreatur ihre Bestätigung und ganz spezielle Eindringlichkeit durch die stimmungsvollen Bilder gefunden haben, die das ganze Buch durchziehen, es höchst lebendig und damit auch zu einem Buch der Sinne machen.

Lesen Sie, versenken Sie sich, nehmen Sie auf, was Ihnen geboten wird und was ich gerne als Botschaft und Anliegen weitergeben möchte: Neben der wunderbaren Atmosphäre, die dieses Buch vermittelt, gibt es auch handfeste Informationen, die wertvolle Erfahrungen für viele bieten. All das zusammen stellt ein Kunstwerk dar, das in seiner ganzen Konzeption nicht nur die Summe einzelner Teile ist, sondern ein Mehr als diese Summe: Es soll die Achtsamkeit sichtbar werden lassen, die wir dem Leben und der Natur um uns herum schulden. Die Achtsamkeit vor den Menschen, den Tieren, den Pflanzen, dem Wasser, der Luft und dem Boden. Die Achtsamkeit vor dem puren Leben.

Ihr Karl Ludwig Schweisfurth

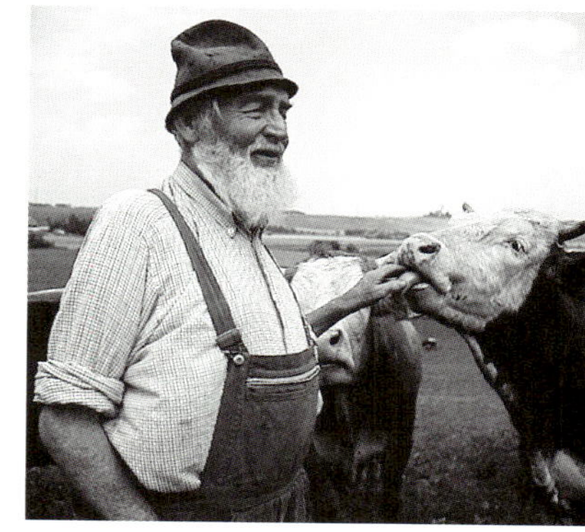

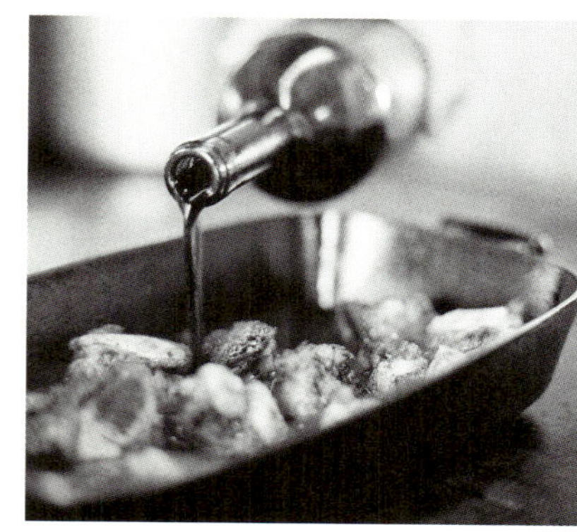

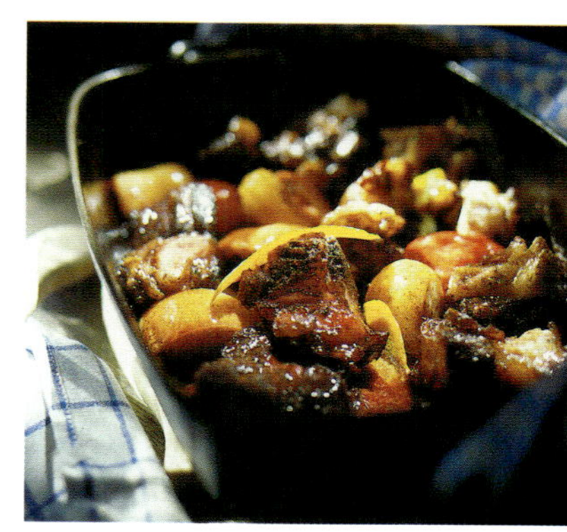

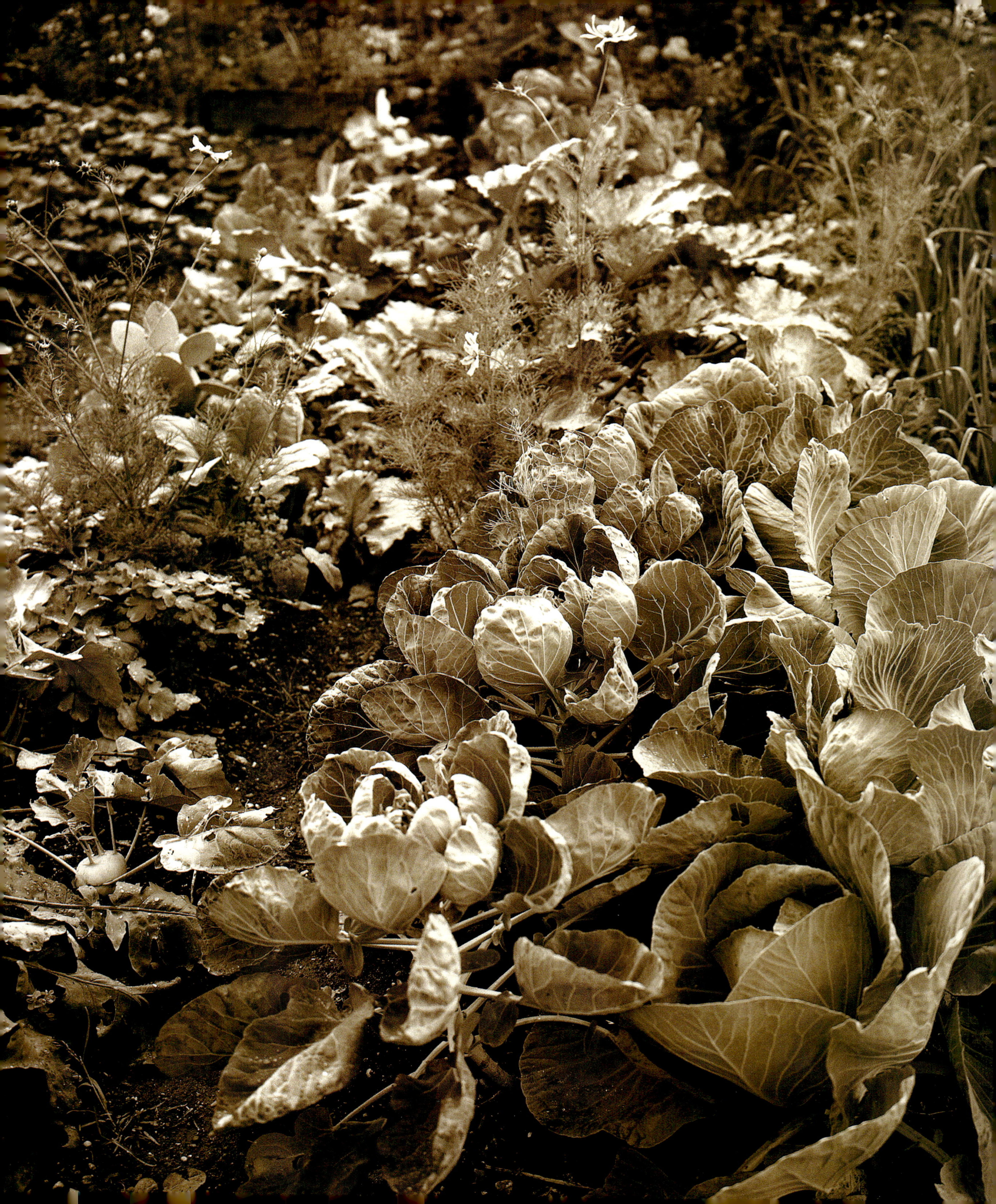

I
Garten und Feld

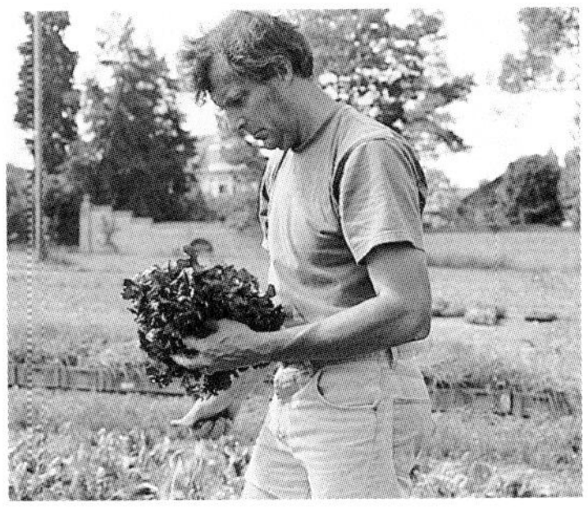

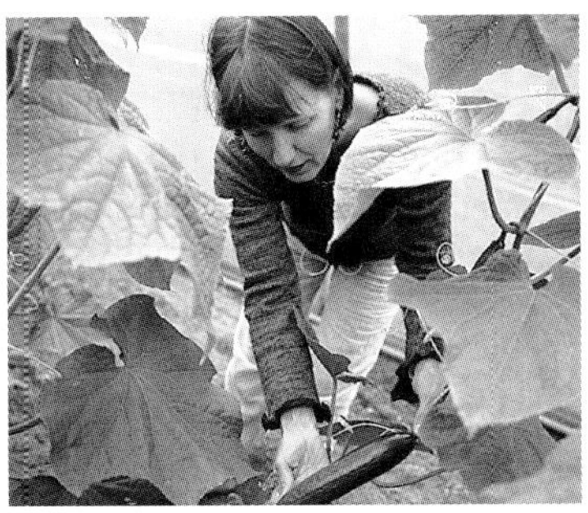

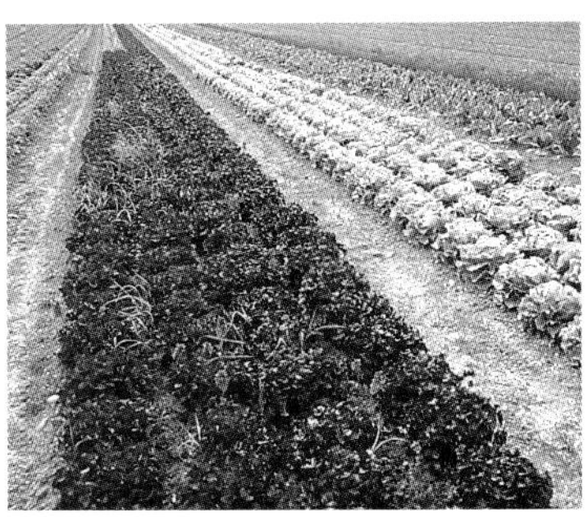

Der rote Eichblattsalat ist ein Pflücksalat und kann von Frühjahr bis Herbst geerntet werden.

Die Salatgurkenpflanze liebt die Wärme. Sie wird deshalb erst nach den Eisheiligen angepflanzt.

Bei den Salaten wird eine Mischkultur gepflegt und je nach Jahreszeit und Standort abgewechselt.

Gutes aus der Erde

Ich komme aus einem Musikerhaushalt, mein Mann ist Ingenieur, und wir sind beide Gärtner aus Leidenschaft. Wir haben für diese Leidenschaft auch gekämpft und durch unsere Zähigkeit das erreicht, was wir heute betreiben: ökologisches Anbauen von Gemüse nach allen Regeln der Kunst.

Vor fast zwanzig Jahren beschlossen mein Mann und ich, dass wir Großstädter irgendwo auf dem Land einen Acker pachten wollten, um darauf Gemüse anzubauen. Wir hatten die idealistische Vorstellung, dass wir es allen zeigen würden, die glaubten, man müsse streuen und düngen, Maschinen über die Äcker jagen und jedem Unkraut mit einer anderen chemischen Keule zu Leibe rücken – denen wollten wir es beweisen. Geld hatten wir keines, brauchten auch nicht viel, und unsere Vorstellung war, dass wir unser schönes, ungespritztes, prächtiges Gemüse verkaufen wollten. Und vielleicht sogar davon leben. So fingen wir an. Die Bauern in der Nähe unseres Ackers beobachteten uns, wie wir verbissen mit unseren Händen arbeiteten und ziemlich große Mühe hatten, die Mäuse vom Feld fern zu halten und dem wild wuchernden Unkraut Herr zu werden. Jedenfalls konnte keine Rede davon sein, dass wir unseren Lebensunterhalt davon bestreiten hätten können. Deshalb jobbten wir im Winter in der großen Stadt und im Sommer machten wir auf dem Feld den Buckel rund.

Recht und schlecht lief unser Geschäft und so ganz überzeugt waren wir auch nicht, ob wir weitermachen sollten. Dann kam der erste, schreckliche Schock, der viele unserer idealistischen Gedanken ohnehin über den Haufen warf – die Tschernobyl-Katastrophe 1986. Wir, die immer geglaubt hatten, in einem Not- oder gar Kriegsfall wenigstens mit dem Nötigsten versorgt zu sein, mussten plötzlich lernen, dass eigentlich nahezu alles giftig war, was wir auf unserem Feld anrührten. Nun hatten wir noch Glück, weil unser Boden nicht so sehr kontaminiert war – aber dennoch, der erste wirkliche Einbruch war da. Ich hatte nach meiner Lehre in Garten- und Landschaftsbau auch ein Praktikum bei dem damals berühmten Biobauern Sepp Bichler gemacht, der meinen Mann und mich mit Karl Ludwig Schweisfurth zusammenbrachte. Das Ingenieurwesen hatte mein Mann ohnehin nach seinem Studium nie mehr betrieben, dafür hatte er seine Gesellenprüfung in Gemüsebau absolviert, und ich meinen Meister. Uns half natürlich die praktische Erfahrung, die wir schon gemacht hatten, mit allen kleinen

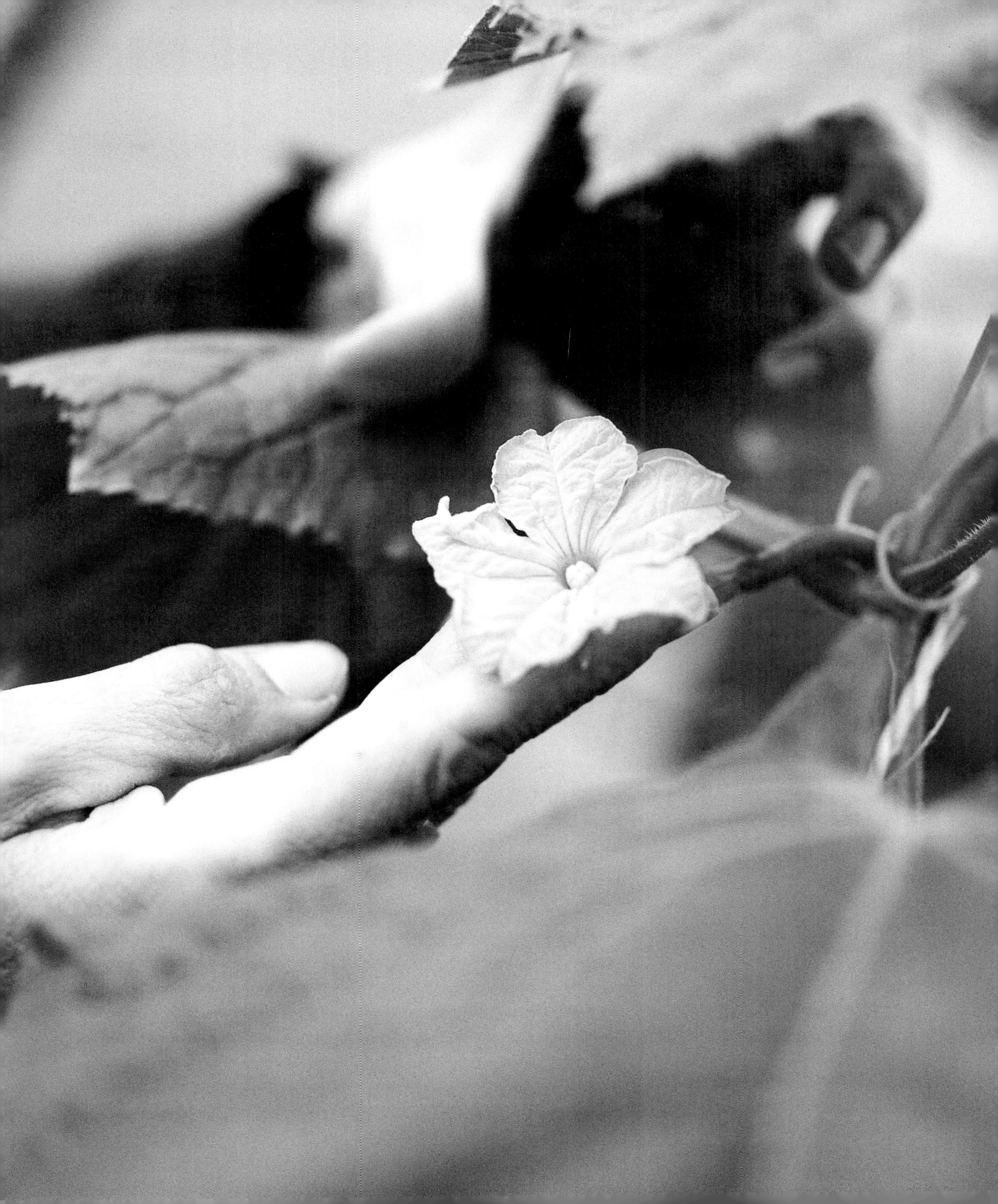

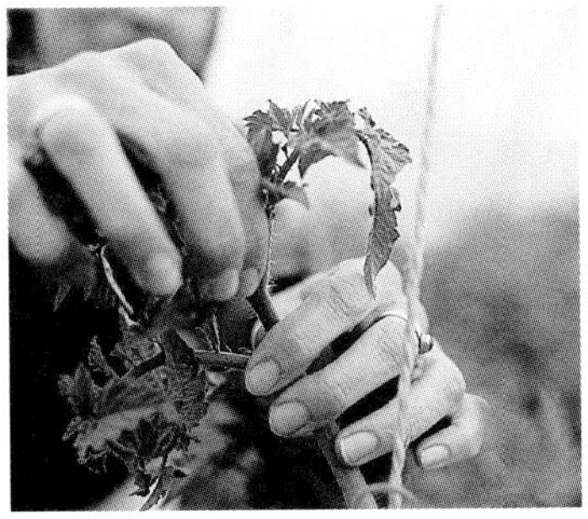

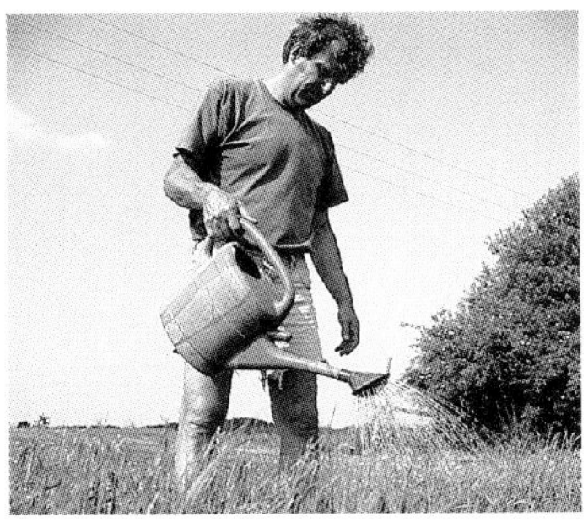

Bei diesen Tomatenblättern werden die Geiztriebe ausgebrochen, um die Kraft in die Hauptpflanze zu legen und sie eintriebig hochzuziehen.

Bei so manchem Fleckchen Erde wird noch echte Handarbeit betrieben.

Niederlagen, die auch dazu gehörten. Schweisfurth baute zu der Zeit Herrmannsdorf auf und Bichler war der Experte, der die Qualität der Böden überprüfte und beratend tätig war. So wurden wir eines Tages mit Karl Ludwig Schweisfurth handelseinig, den Gemüseanbau für den Hofmarkt in Herrmannsdorf zu übernehmen.

Ein Seminar über Perma-Kultur brachte uns viel Anregung. Das ist eine Art zu wirtschaften, die eigentlich aus Australien kommt und dem einleuchtend schlichten Grundsatz huldigt, nur das der Natur abzuverlangen, was sie im Stande ist zu geben; dafür aber alles zu tun, damit sich Möglichkeiten ineinander verschränken können, und Vorteile zu nutzen, wo sie gegeben oder angelegt werden können. Eine dieser Perma-Ideen sind die so genannten Sonnenfallen. Das sind Hecken, die hufeisenförmig angelegt sind, mit einer Öffnung nach Süden – verständlich, dass in dem geschützten, stark erwärmten Teil alles besonders gut gedeiht. Diese Ideen sind bei einer großen Anlage nur mit jahrelanger Aufbauarbeit durchzuführen – aber vieles davon kann man auch in kleinen Bereichen des Gemüseanbaus umsetzen. Wir bewirtschaften zweieinhalb Hektar Freiland und haben so genannte Folienhäuser – das sind praktisch Gewächshäuser, nur unbeheizt und damit auch ökologisch durchdacht. Darin bauen wir den ganzen Winter über Salate und Kräuter an. Wir betreiben biologisch-organischen Anbau und als Mitglieder von »Bioland« unterliegen wir ständig strengen Kontrollen.

Unser Gemüseanbau, mit dem wir den Hofmarkt versorgen, läuft jetzt ganz gut. Wir haben nicht viele Mitarbeiter, daher müssen auch alle ziemlich fest mit anpacken. Für meinen Mann beginnt ein normaler Arbeitstag im Sommer etwa um fünf Uhr früh: Es wird jeden Morgen frisch geerntet, der Acker muss gepflegt werden, dazu braucht es schon seine Zeit. Ich selbst arbeite nicht mehr auf dem Acker – wir haben drei Kinder! –, aber ich habe meiner großen Lust nach Blumen auf eine wunderbare Weise Raum geben können. Immer schon wollte ich Blumenfelder schaffen, nicht nur, weil ich den Anblick liebe, sondern weil ich auch dachte, man müsste dem Publikum, ähnlich wie bei Beeren, die Möglichkeit geben, sich selbst mit Blumensträußen zu bedienen. Und das klappt! Ich habe auf 2000 Quadratmetern Blumen angebaut: Sonnenblumen, Ringelblumen, Astern, Schleierkraut, Strohblumen – fast 50 verschiedene Sorten. Dann habe ich eine kleine Kasse eingerichtet, Messer, Schere, Bänder zum Binden und eine Preisliste dazugelegt, auf der man nachlesen kann, was jeder Stiel kostet, ein paar Erklärungen gegeben – und fertig ist das wunderbarste Geschäft. Ich kann von

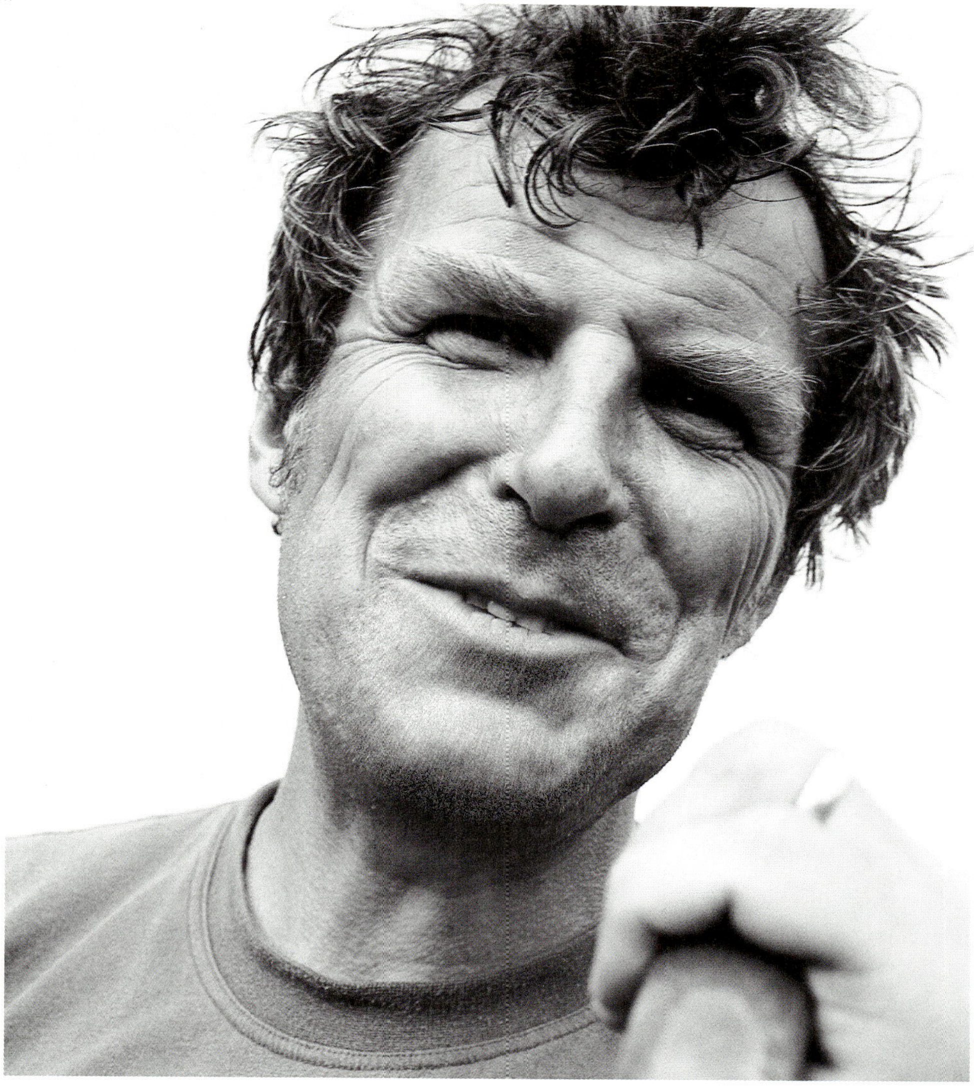

Ganz unbestritten: Gärtner aus Leidenschaft.

Natürlich haben uns fast alle am Anfang wegen unserer idealistischen Sichtweise für Spinner gehalten. Wir haben tatsächlich Maschinen abgelehnt und ernsthaft geglaubt, man könne Gemüseanbau in größerem Stil auch in Handarbeit betreiben. Nett waren sie zu uns Neulingen aber doch, haben uns ihre alten Geräte gegeben, damit wir doch ein bisschen effizienter arbeiten konnten. Es gab welche, die uns nach drei oder vier Jahren sogar gratuliert haben und zugaben, dass sie nicht gedacht hätten, dass wir es schaffen würden.

meinem Küchenfenster direkt auf das Feld schauen – ob wirklich jeder ehrlich ist, kann ich natürlich nicht sehen. Aber nach meiner bisherigen Erfahrung geht alles gut und es gibt keinen Betrug. Für mich ist das ein herrlicher Ausgleich.

Wir haben hier auf dem Land Wurzeln geschlagen, wir wollen nicht mehr in die Stadt zurück. Mit den Herrmannsdorfer Landwerkstätten arbeiten wir gern zusammen, auch wenn wir bald ganz selbstständig und nicht mehr Pächter sein werden. Eigentlich ist das die Erfüllung unseres Traumes vom Leben als Gemüsebauern.

Susanne und Werner Schmid, Gärtner

Thielemanns kleine Warenkunde

***Wurzelgemüse.** Dazu gehört alles, was unter der Erde wächst: Zwiebeln, Knoblauch, Möhren, Rote Beten, Lauch, Radieschen, Rettich, Sellerie, Rüben, Petersilienwurzeln, Schwarzwurzeln, Steckrüben, Pastinaken und natürlich Spargel.*

Wissenswertes

*Bei **Weißen Rübchen** gibt es die kugelige Mairübe und das längliche Teltower Rübchen. Die Knollen sollen glatt und unbeschädigt sein.*

*Die **Kohl- oder Steckrübe** gilt als Kreuzung zwischen Herbstrübe und Kohlrabi. Kleine und unbeschädigte Exemplare sind am besten.*

*Kaufen Sie bei **Roter Bete** nur unverletzte Knollen ohne Seitenwurzeln.*

Rund ums Jahr

Wurzelgemüse hat das ganze Jahr über Saison. Es ist, je nach Alter, entweder fein oder kräftig im Geschmack. Junges Frühjahrsgemüse ist jedoch am feinsten. Wer kennt und schätzt nicht den zarten Genuss von Frühlingszwiebeln, jungen Möhren und Knoblauch, kleinen Roten Beten, edlen zarten Rübchen oder dem ersten Spargel? Zwiebeln und Lauch sind im Frühjahr sehr mild im Geschmack und haben dünne Schalen. Knoblauch gibt es dann als Knoblauchknolle und als Knoblauchzwiebel. Letztere ist schärfer als die Knolle, sie muss länger gegart werden, bis sie ihre Schärfe verliert. Rote Bete gibt es das ganze Jahr über, sie schmeckt ebenfalls im Frühjahr am besten, wenn sie noch klein ist. Später kommen Steckrüben, Pastinaken, Petersilien- und Schwarzwurzeln dazu; sie sind Herbst- und Wintergemüse.

Endlich Spargelzeit

Sie können zwischen grünem und weißem Spargel wählen. Abgesehen von der Farbe liegt der Unterschied in der Ernte: Weißer Spargel wird gestochen, solange er unter der Erde wächst, der grüne wird geschnitten, hat also schon Sonne tanken können. Grüner Spargel kommt meist aus heimischem Anbau und wird parallel zum weißen kultiviert. Besonders gut ist der wilde grüne Spargel aus Sizilien oder Sardinien – er hat hauchdünne Stiele, blühende Köpfe und ist bereits nach ein bis zwei Minuten Garzeit butterzart. Für alle, die es nicht erwarten können, gibt es weißen Spargel vor der eigentlichen Spargelzeit. Der allererste des Jahres kommt aus Griechenland oder der Türkei, dann aus Spanien und Italien. Kennzeichen: Er ist nicht ganz so weiß wie der deutsche Spargel und hat einen lilafarbenen Einschlag. Der südländische Spargel ist würziger und kräftiger, während der deutsche einen feinen, butterigen Geschmack hat. Der beste deutsche Spargel kommt aus Schwetzingen, Abensberg und Schrobenhausen. Weißer Spargel wird nach Größen in Handelsklassen eingeteilt. Ich nehme am liebsten Klasse II: Er ist qualitativ genauso gut wie der dickere aus der Klasse I. Weil er dünner ist, ist er in der À-la-minute-Küche viel schneller gar.

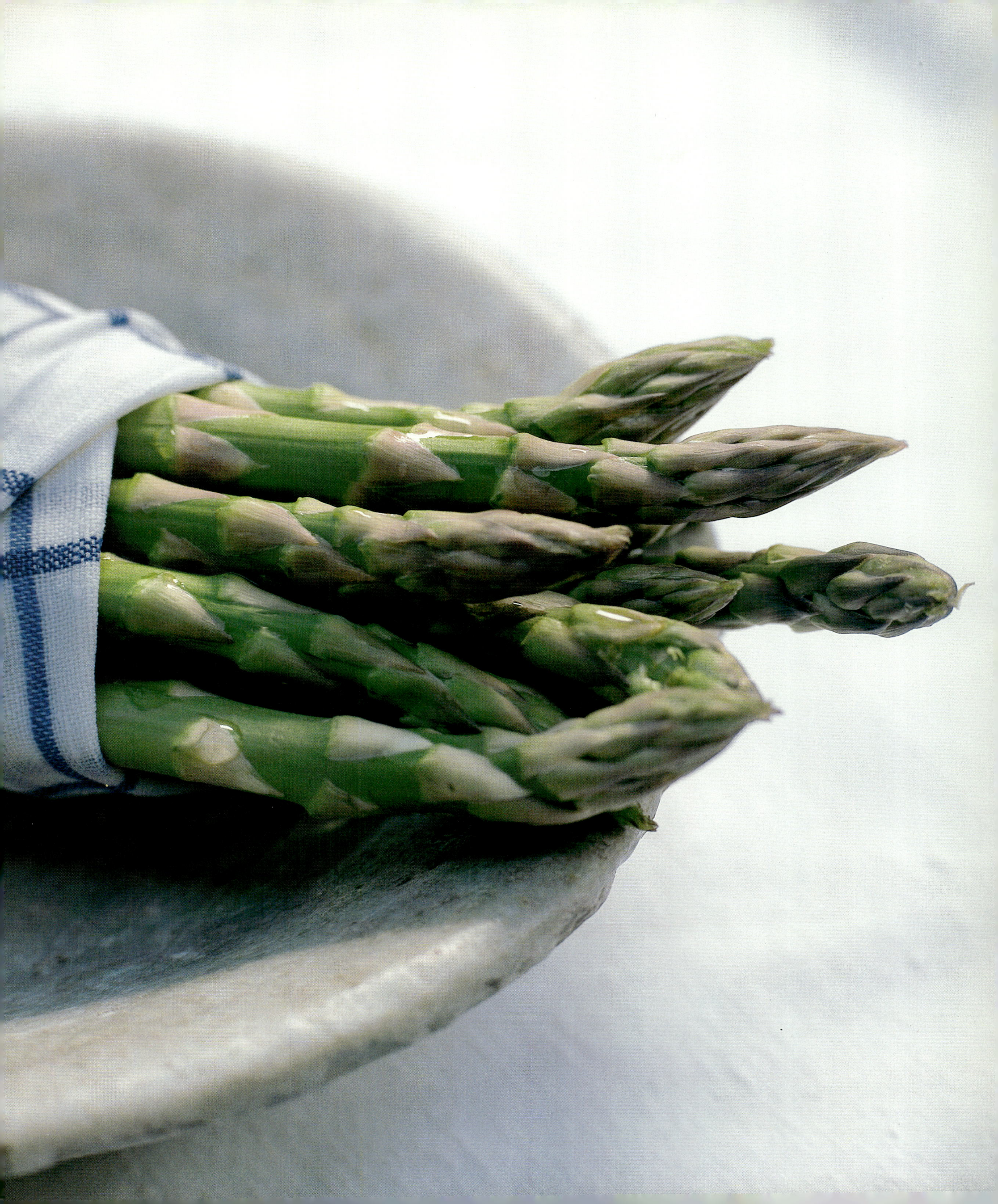

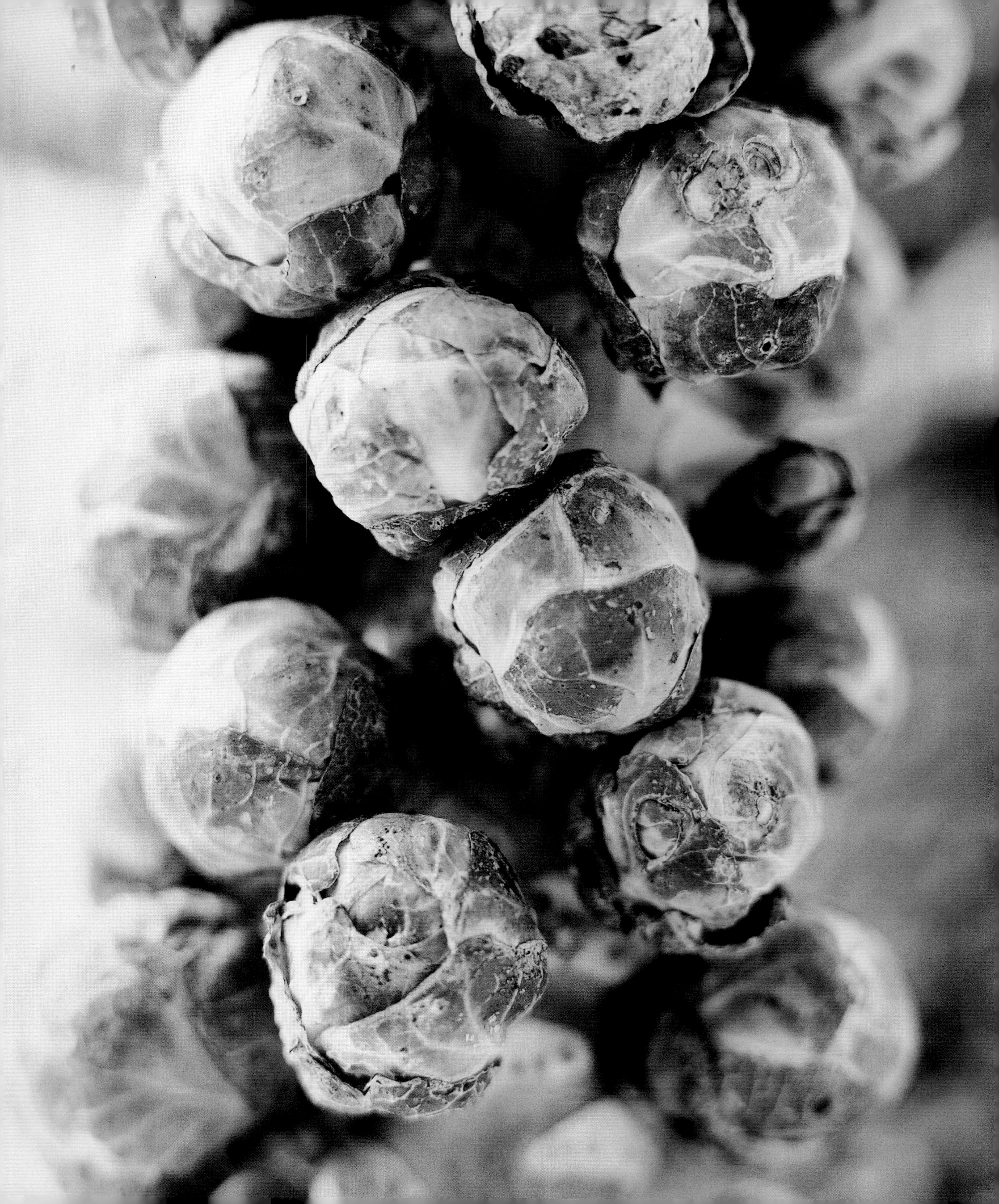

Thielemanns kleine Warenkunde

Kohlgemüse. *Kohlgemüse umfasst Wirsing, Weißkohl, Grünkohl oder Rotkohl, aber auch Blumenkohl, Brokkoli, Kohlrabi, Rosenkohl sowie Spitzkohl und Chinakohl. Egal, wann Sie Kohl essen und welche Sorte – er ist ballaststoffreich und sehr gesund.*

Am liebsten jung und zart

Kohl ist ein launisches Gemüse: Im Frühjahr präsentiert er sich leicht und zart, im Sommer entwickelt er sich zur vollen Reife, im Herbst und im Winter gibt er sich grob und kräftig. Weißkohl, Spitzkohl und Rotkohl, aber auch Kohlrabi, Rosen- und Blumenkohl schmecken im Frühjahr am besten, wenn das Gemüse noch jung und zart ist. Der erste Blumenkohl und der kleine Rosenkohl haben außerdem einen feineren Geschmack als die ausgereiften Exemplare. Junger Rosenkohl ist besonders feinblättrig und deshalb butterzart. Die neuen Kohlrabis – ob grün oder lilafarben – haben noch ganz dünne Schalen. Je älter Kohlrabi wird, desto dicker ist die Schale und umso holziger sein Inneres.

Tipps für den Einkauf

Wenn möglich, kaufen Sie Ihren Kohl beim Biohändler. Sie schmecken den Unterschied und tun gleichzeitig etwas für Ihre Gesundheit. Denn ökologisch angebautes Gemüse ist gesünder als konventionell angebautes, allerdings auch etwas teurer. Doch beim Gemüsekauf im Bioladen oder auf dem Markt müssen Sie – wie sonst auch – genau prüfen, was Sie kaufen. Dabei ist Frische oberstes Gebot. Tagesfrisches Gemüse erkennen Sie leicht am Morgentau auf den Gemüseblättern. Mit der folgenden Einkaufshilfe stellen Sie sehr schnell fest, wo Sie zugreifen können und was Sie unbeachtet liegen lassen sollten: Bei Wirsing, Weißkohl, Spitzkohl und Rotkohl sind die äußeren Blätter immer etwas dunkler und viel robuster. Sie sollten weder welk aussehen noch verfärbt sein. Grünkohl soll stramm und dunkelgrün sowie frei von hellen Stellen sein – sonst hat er schon einige Tage auf dem Buckel. Beim Rosenkohl müssen die äußeren Blätter grün und die Köpfchen makellos sein. Blumenkohl sollte einen fest geschlossenen Kopf haben und frei von Flecken sein. Frischer Brokkoli muss fest und dicht sein. Je älter er ist, desto mehr blüht er, die Spitzen verfärben sich gelblich und öffnen sich. Kaufen Sie Kohlrabi möglichst samt Blattwerk, das allerdings frisch sein muss und nicht hängen darf. Das Äußere der Knolle soll glatt und ohne Risse sein.

Wissenswertes

Was in Oberbayern das ***Blaukraut****, ist in Nordbayern das* ***Rotkraut*** *und in Westfalen der* ***Rotkohl****.*

Das ***Spitzkraut*** *ist ein Weißkohl, der oben spitz zuwächst.*

Der kraus gewellte ***Wirsing*** *heißt Welschkraut, Börschkohl, Savoyer Kohl, Mailänder Kohl oder Wirz.*

Thielemanns kleine Warenkunde

***Fruchtgemüse.** Dazu zählen Auberginen, Avocados, Bohnen, Erbsen, Kürbisse, Paprika, Tomaten und Zucchini. Bohnen und Erbsen sind Hülsen- oder Samenfrüchte, während Gurken, Kürbisse und Zucchini zu den Kürbisgewächsen gehören.*

Tipps

➡ Tomaten nie im Kühlschrank aufbewahren, weil sie sonst ihr Aroma verlieren.

➡ Der relativ kleine Hokkaidokürbis hat ein kräftig orangefarbenes Fruchtfleisch und ist hocharomatisch.

➡ Harte Auberginen und Avocados reifen bei Zimmertemperatur nach.

Sommerzeit ist Gemüsezeit

Die Qual der Wahl haben Sie von Juni bis etwa Oktober. In diesen Monaten haben die meisten Früchte beliebter Kulturpflanzen ihre Hauptsaison. Kaufen Sie nach Möglichkeit Freilandware. Avocados gibt es das ganze Jahr über und je nach Sorte ist die Schale hellgrün bis braun. Reife Früchte geben auf leichten Druck etwas nach, harte reifen bei Zimmertemperatur schnell nach. Von den Auberginen gibt es die ei- und keulenförmige oder auch flaschenförmige Version. Die keulenförmige Aubergine ist für mich das mediterrane Produkt. Sie enthält deutlich weniger Wasser, weniger Kerne und ist etwas fester. Je dicker Auberginen sind, desto weicher sind sie in der Mitte. Bei den Bohnen können Sie zwischen Stangen- und Buschbohnen wählen, die fest, knackig und frei von braunen Stellen sein müssen. Frische Erbsenschoten sollten schön grün und nicht gelblich aussehen und fleckenlos sein. Bei Paprikaschoten haben Sie die Wahl zwischen grünen, roten und gelben. Ich bevorzuge wegen der Süße und des Aromas rote und gelbe Exemplare.

Kürbisgemüse

Vom Kürbis gibt es mehrere 100 Sorten. Doch meine Favoriten sind der Muskatkürbis, weil er schön gelb und fruchtig ist, der Hokkaidokürbis und der Ackerkürbis, der auch in Herrmannsdorf angebaut wird. Zucchini stammen vom Riesenkürbis ab und werden auch hierzulande im Freiland kultiviert. Kaufen Sie jedoch nur kleine Früchte, sie schmecken besser als die großen. Anfang Juli sind auch Zucchiniblüten aktuell. Gefüllt oder frittiert sind sie eine Delikatesse. Bei den Gurken verwende ich am liebsten die Gartengurke. Sie muss schön grün aussehen und sollte keine gelben Stellen haben, denn diese schmecken bitter.

Tomatenvielfalt

Tomaten sollten prall, tiefrot und fest sowie makellos und unbeschädigt sein, egal ob Sie sich für Strauch-, Flaschen- oder Fleischtomaten entscheiden. Vollreife Früchte erkennen Sie an dem intensiven Rot. Die heimischen Früchte werden nicht so schön rot und schmecken süß, während die sonnengereiften Importe säuerlich und fruchtig sind.

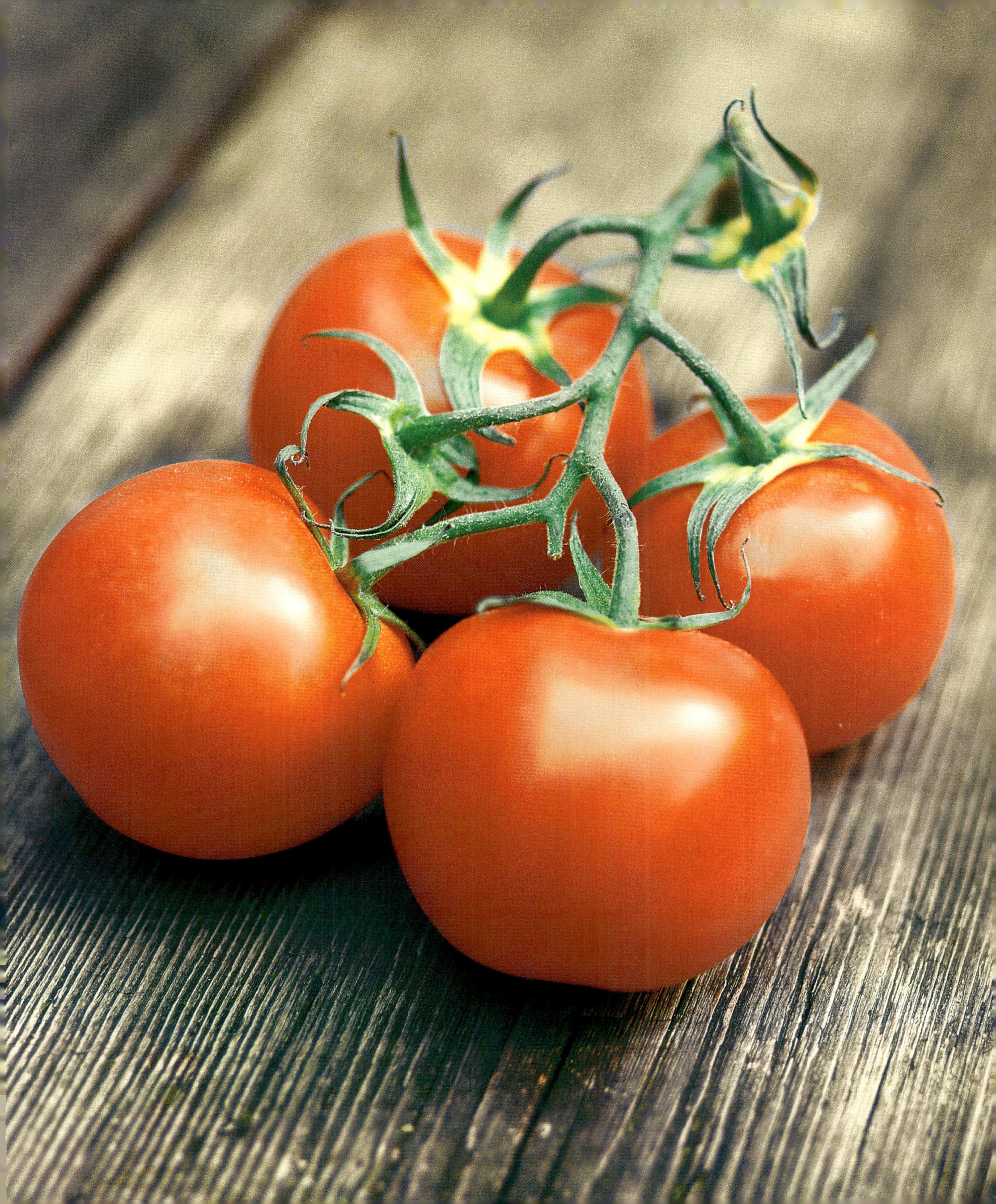

Schälen, Putzen, Häuten

Wurzelgemüse braucht nicht viel an Vorbereitung, bevor es in den Topf kommt. Sauber putzen, dünn schälen und je nach Rezept etwas zerkleinern reichen bei dieser Gemüsesorte in der Regel aus, vorausgesetzt, die Qualität stimmt.

Tipps

➡ Spargel wird in Güteklassen eingeteilt und je nach Dicke gibt es entsprechend die Handelsklassen Extra sowie I–III.

➡ Spargel sollte fest, prall und schneeweiß sein. Braune Stellen oder zu biegsame Stangen sind ein Zeichen für schlechte Qualität.

➡ Ungeschälter Spargel hält sich in Klarsichtfolie oder im Gefrierbeutel ein paar Tage im Kühlschrank frisch.

➡ Geschälten Spargel wickeln Sie bis zur Zubereitung am besten in ein feuchtes Tuch.

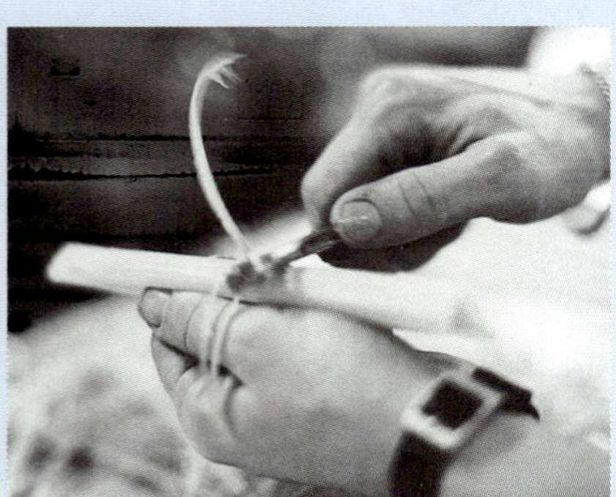

Spargel richtig schälen

Schälen Sie weißen Spargel immer vom Kopf weg nach unten, möglichst gleichmäßig, damit keine Fäden übrig bleiben. Beginnen Sie mit dem Schälen etwa drei Zentimeter unter dem Kopfende. Am besten ist der tagesfrisch gestochene, der ist so saftig, dass Sie kaum etwas entfernen müssen. Zum Schälen sind spezielle Spargelschäler nützlich, die Sie millimetergenau justieren können. Ich verwende lieber den einfachen und preiswerteren Gemüseschäler, der schält genauso gut. Bevor Sie loslegen, testen Sie, ob der Spargel holzig ist, dann wissen Sie, wie viel Sie wegschneiden müssen. Bleiben holzige Stellen dran, schmeckt Spargel bitter. Grünen Spargel müssen Sie nicht schälen. Es reicht, wenn Sie das untere, holzige Stück abbrechen. Wenn Sie den Spargel leicht biegen, finden Sie die richtige Stelle zum Abbrechen. Oberhalb dieser Stelle ist der Spargel zart.

Eigenwillige Schwarzwurzeln

Schwarzwurzeln haben eine unangenehme Eigenart: Sie verfärben die Hände beim Schälen, denn dafür ist die orangefarbene, gummiartige Flüssigkeit im Innern verantwortlich. Tragen Sie beim Putzen am besten Handschuhe oder legen Sie die Stangen zum Schälen auf ein Küchentuch. Bürsten Sie die Stangen unter fließendem kaltem Wasser vor dem Schälen ab, denn meistens sind sie außen sehr schmutzig. Eine andere Möglichkeit ist, die Stangen nach dem Waschen ungeschält zu kochen und anschließend zu schälen. Durch die Hitze oxidiert der Milchsaft im Innern nicht mehr und Ihre Hände bleiben beim Schälen sauber.

Knollen und Stangen putzen

Sehr schmutziges Wurzelgemüse, wie Knollensellerie oder Möhren, sollten Sie zuvor unter kaltem fließendem Wasser gründlich waschen, dann schälen. Für Gemüsesalat werden die Wurzeln wegen des Eigengeschmacks erst gegart und danach geschält. Petersilienwurzeln und Pastinaken müssen Sie immer schälen. Bei Lauch und Frühlingszwiebeln entfernen Sie den Wurzelansatz und die dunkelgrünen, etwas dickeren Blattenden, bei jungen Frühlingszwiebeln nur den Wurzelansatz.

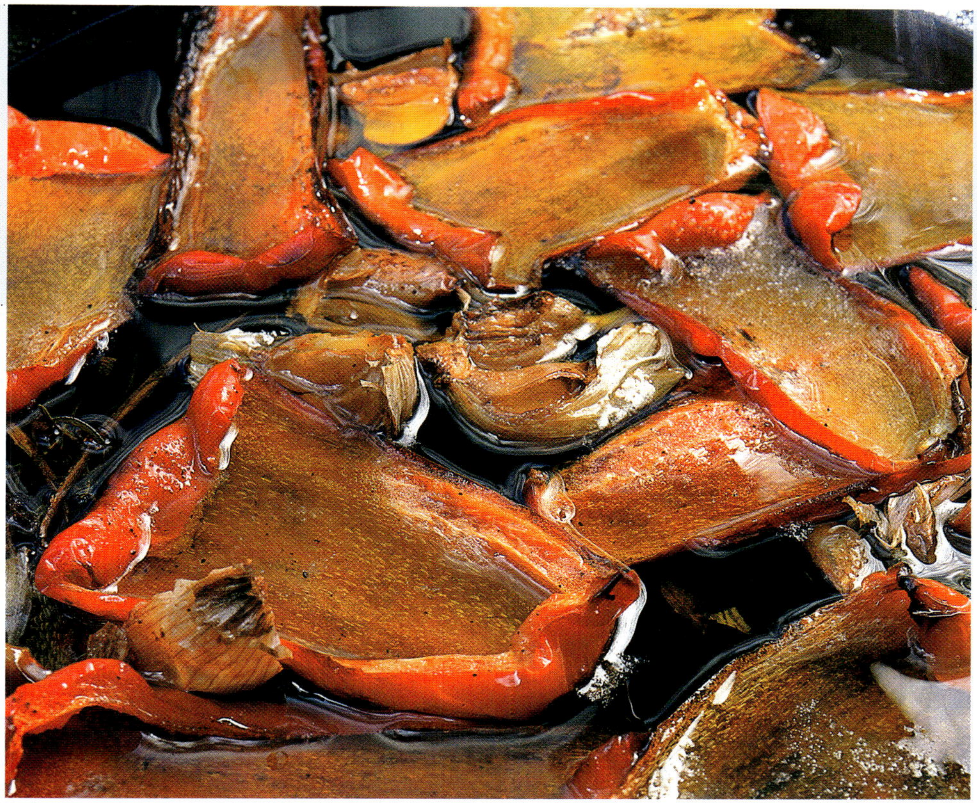

Gehäutete Paprikastücke sind eine dekorative Beigabe zu knackigem Salat.

Paprikaschoten häuten

Paprikaschoten schmecken ohne Haut besser und sind bekömmlicher. Zunächst die Paprikaschoten vierteln, von den Stielansätzen, Kernen und Trennhäutchen befreien und mit der Schnittfläche nach unten auf ein Backblech legen. Die Früchte im vorgeheizten Backofen backen, bis die Haut schwarz wird und Blasen wirft. Das Blech herausnehmen, die Paprikaschoten mit einem feuchten Tuch abdecken und abkühlen lassen; dann die Haut abziehen. Ich bevorzuge eine andere Methode: Olivenöl in einer Pfanne nicht zu heiß werden lassen und die Viertel mit Knoblauch und einem Kräuterzweig hellbraun anbraten. Die Pfanne beiseite stellen. Die Paprikaviertel umdrehen und im Öl ziehen lassen, dann herausnehmen und häuten.

Zucchiniblüten füllen

Zucchiniblüten sind extrem empfindlich und müssen behutsam behandelt werden. Zum Säubern sollten sie nur kurz ins Wasser getaucht werden. Dann den Blütenkelch vorsichtig öffnen und den Blütenstempel hin und her bewegen, bis er sich löst. Die Füllung locker hineingeben. Die Blüte behutsam zusammenfalten und braten.

Empfehlungen

- *Wenn Sie die Paprikaschoten etappenweise braten, können Sie das Öl bis zu fünf Mal wieder verwenden.*
- *Dadurch bekommt es einen herrlichen Paprikageschmack und ist dann noch gut zum Einlegen geeignet.*
- *Die Füllungen für Zucchiniblüten können auf vegetarischer Basis sein, aus Fisch oder Krustentieren, Fleisch oder Innereien bestehen.*

Kochen, Dünsten, Braten

Bei der Zubereitung von Wurzelgemüse sind der Kreativität klare Grenzen gesetzt. Diese Gemüseart wird meistens gekocht oder gedünstet; in wenigen Ausnahmen schmeckt Wurzelgemüse aber auch leicht angebraten.

Empfehlungen

- *Lauch schmeckt am besten gedünstet oder gedämpft – mit Butter, Salz, Pfeffer und einem Spritzer Zitronensaft.*
- *Sie können Lauch jedoch auch leicht anbraten, aber nur sanft. Lauch ist empfindlich und schmeckt schnell bitter.*
- *Lauch können Sie fein schneiden und wie Kräuter zum Salat geben. Oder blanchieren, hacken und pürieren und als Suppe zubereiten.*
- *Er schmeckt auch leicht mariniert als Zugabe zu kalten Vorspeisen köstlich.*

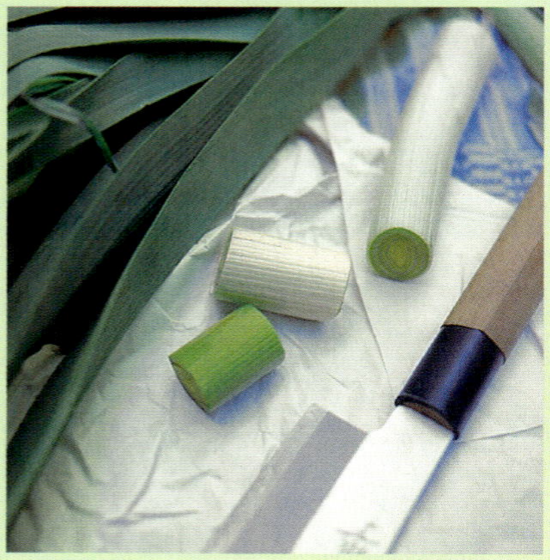

Spargel ganz klassisch

Den meisten Gourmets schmeckt frischer Spargel gekocht am besten. Ins Kochwasser gehören Salz, eine Prise Zucker und ein Stückchen Butter, das den butterigen Geschmack von Spargel unterstreicht. Die Anschaffung eines Spargeltopfes ist nicht nötig, es genügt, wenn Sie einen Topf mit einem Durchmesser von etwa 30 Zentimeter haben. Nach drei bis vier Minuten ist der Spargel fertig, dann sollte er noch eine halbe Minute liegen und nachziehen, bevor Sie ihn servieren. Spargel sollte nicht zu weich sein, sondern noch Biss haben. Wenn Sie ihn auf eine Gabel legen und er biegt sich, dann ist er zu weich. Je weicher er wird, desto mehr Wasser nimmt er auf. Spargel muss beim Kochen weiß bleiben, wird er leicht gelb, liegt er schon zu lange im Kochwasser.

Spargel einmal anders

Spargel können Sie auch braten, dies ist eine eher unbekannte, aber wohlschmeckende Variante. Dafür den rohen weißen Spargel in eine Pfanne geben, etwas Olivenöl hinzufügen und leicht anbraten, bis der Spargel einen dezenten Röstgeschmack bekommt. So passt er ausgezeichnet zu Kalb- und Rindfleisch oder Geflügelgerichten. Grünen Spargel sollten Sie dagegen nie braten, denn das Blattgrün verbrennt leicht und verleiht dem edlen Gemüse einen bitteren Geschmack.

Kurz oder lang

Wurzelgemüse sollten Sie generell à la minute oder in Stücken als Schmorgemüse zubereiten, damit es die Schärfe verliert. Pastinaken und Petersilienwurzeln passen hervorragend zu Wild und geschmorten Rindfleischgerichten. Sie können sie zum Schmoren mit in die Pfanne geben oder separat zubereiten. Ich schneide Sellerie, Petersilienwurzeln, Pastinaken, Möhren, weiße Rübchen und Steckrüben immer in gleich große Stücke und dünste alles zusammen in der Pfanne. Kleine, junge Rote Beten schmecken gegart als Gemüsebeilage zu gekochtem Fleisch, karamellisiert oder leicht gedünstet zu Salat. Garen Sie Rote Bete oder Sellerie immer ungeschält und im Ganzen in reichlich Wasser mit Meersalz, Lorbeerblatt und Kümmel; dann erst schälen.

Kohlgemüse braucht Fett und Farbe

Die Vorbereitung spielt bei Kohl keine große Rolle. Es reicht, bei Rosenkohl, Wirsing, Weiß-, Rot- und Spitzkohl die äußeren Blätter zu entfernen. Bei Blumenkohl und Brokkoli müssen die Strünke und Hüllblätter abgeschnitten werden.

Mit Fett und Kräutern

Unabhängig davon, ob Sie Kohlgemüse kochen, dünsten oder braten, auf alle Fälle muss Kohl vorher blanchiert werden, damit er den bitteren Geschmack verliert. Winterkohl, wie Wirsing oder Grünkohl, schmeckt am besten, wenn er deftig und mit reichlich tierischem oder pflanzlichem Fett zubereitet wird – das unterstreicht seinen typischen Geschmack. Neben dem Geschmacksträger Fett sorgen Kräuter, vor allem deren ätherische Öle, für Bekömmlichkeit. Weil Kohl ein heimisches Gemüse ist, passt glatte oder krause Petersilie ausgezeichnet dazu – am besten nur grob gehackt.

Zur Abwechslung Kohl braten

Auch Kohl brate ich gerne – der leichte Röstgeschmack, der dabei entsteht, verstärkt den Eigengeschmack. Das gilt für alle Kohlsorten. Beachten Sie dabei: Wirsing, Spitz- und Weißkohl nie direkt in die Pfanne geben, sondern immer erst kurz blanchieren und die Blätter gut abtropfen lassen. Den harten Strunk entfernen und die Blätter in wenig heißem Olivenöl oder Schweineschmalz in einer Pfanne anbraten, bis sie Farbe bekommen. Dann salzen und pfeffern und den Kohl zugedeckt fertig garen. Noch feiner wird er, wenn Sie nach der Hälfte der Garzeit etwas Butter dazugeben.

Neues Geschmackserlebnis

Grünkohl ist ein Thema für sich. Das deftige Gemüse aus dem Norden hat eine grobe Blattstruktur und wird vor allem in der westfälischen Küche mit reichlich Schmalz, Zwiebeln, Speck, Äpfeln oder Honig zubereitet. Als kräftige Beilagen dürfen außerdem Speckschwarten, geräucherte Speckstücke oder Kasseler nicht fehlen. Ich bevorzuge dagegen eine andere, leichtere Zubereitungsart: Bei mir wird der Grünkohl zuerst vier bis fünf Minuten in kochendem Wasser blanchiert. Gut abgetropft brate ich ihn anschließend in Schweineschmalz, Gänseschmalz oder Entenfett mit ein paar Zwiebelwürfeln an. So zubereitet, haben Sie ein völlig neues Geschmackserlebnis. Auf diese Art passt er hervorragend zu kurz gebratenem Wildfleisch oder auch zu Schmorbraten.

Empfehlungen

- *Junger Weiß-, Rot- oder Spitzkohl passt roh mariniert zu vielen Gerichten.*
- *Der erste Weiß- oder Spitzkohl schmeckt ausgezeichnet zu gebratenem Süßwasserfisch.*
- *Er wird einfach mit dem Fisch in der Pfanne gebraten, mit einer Hand voll Petersilie und einem Spritzer Zitronensaft abgerundet – köstlich!*

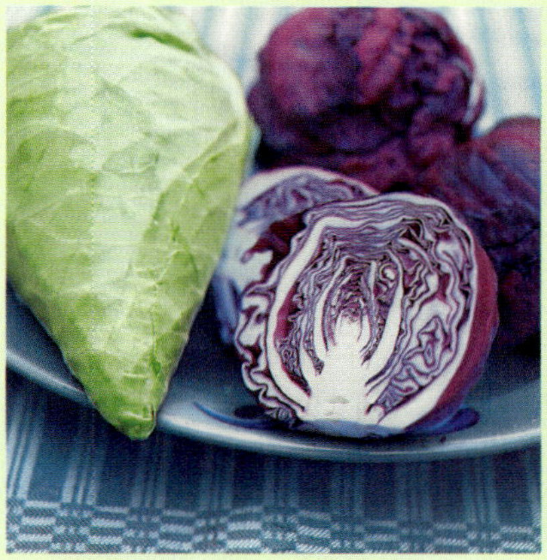

Einlegen, Pürieren, Würzen

Braten, Dünsten und Schmoren sind die gängigsten Zubereitungsmethoden für die meisten Fruchtgemüse. Je nachdem wie Sie das Gemüse zubereiten, es schmeckt am besten, wenn Sie wie die Südländer zum Braten ein gutes Olivenöl verwenden.

Empfehlungen

- *Frisch zubereitete Tomatensauce sollte so naturell wie möglich sein. Verzichten Sie deshalb auf das Würzen mit getrockneten Kräutern.*
- *Wenn Sie mit Basilikum würzen möchten, erst kurz vor Schluss einige abgezupfte Stängel in die Sauce geben und mit klein geschnittenen Blättchen bestreut servieren.*
- *Eine Prise Zucker dazugeben – das nimmt der Säure die Spitze und rundet den Geschmack ab.*

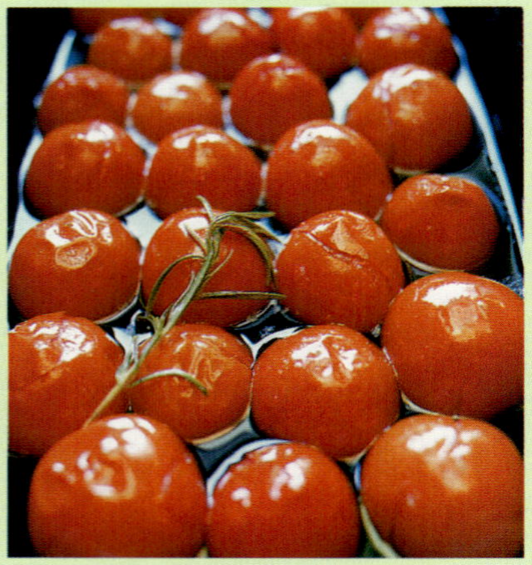

Das Auge isst mit

Im Sommer verwende ich Avocados sowie rote und gelbe Paprika ohne Haut als frische, dekorative Beigabe zu knackigen Salaten. Frische Gartengurken schmecken als Salat oder geschmort als Gemüse. Dafür die Gurken schälen und grob würfeln, in etwas Butter bissfest dünsten und mit frischem Dill geschmacklich abrunden. Das passt hervorragend zu Süßwasserfischen und gekochtem Kalbfleisch. Frischer Kürbis schmeckt als Püree oder süßsauer eingelegt sehr gut. Den Kürbis halbieren, schälen und von den Kernen befreien und nach Belieben in Rauten, Dreiecke, Streifen oder Würfel schneiden. Die Kürbisstücke in einer Marinade aus Weißwein, Essig, Zucker, Zimt und Lorbeerblatt marinieren.

Püriert oder gerollt

Auberginen lassen sich abwechslungsreich zubereiten: Sie schmecken gebacken, gegrillt und frittiert, aber auch als Püree oder Roulade. Für das Püree die Auberginen in Stücke schneiden, dann mit Zwiebeln und Knoblauch in Olivenöl anbraten und zugedeckt dünsten lassen. Das Gemüse mit dem Pürierstab pürieren und mit Salz und Pfeffer abschmecken. Das Auberginenpüree passt ausgezeichnet als Beilage zu Lammgerichten oder zu gebratenem Kalbfleisch. Für Rouladen die Auberginen längs in etwa drei Millimeter dicke Scheiben schneiden. Die Scheiben in Olivenöl von beiden Seiten anbraten, salzen und pfeffern. Die Auberginen herausnehmen, mit gebratenem, mariniertem Kalbfleisch belegen, aufrollen und schmoren lassen.

Schlicht, aber effektvoll

Fruchtgemüse würze ich nur mit Salz und Pfeffer. Eine besondere Note bekommt das Gemüse durch ein passendes, frisches Kraut, das erst kurz vor dem Ende der Garzeit dazukommt. So harmonieren Auberginen gut mit Rosmarin und Thymian. Zucchini schmecken am besten mit Thymian und zu Kürbis passt glatte Petersilie oder Dill. Basilikum, Schnittlauch und Dill sind ideale Begleiter für Tomaten. Bohnengerichte vertragen neben Borretsch auch Dill. Avocados schmecken mit Dill, Zitronensaft und Olivenöl gut.

Möhren-Sellerie-Salat

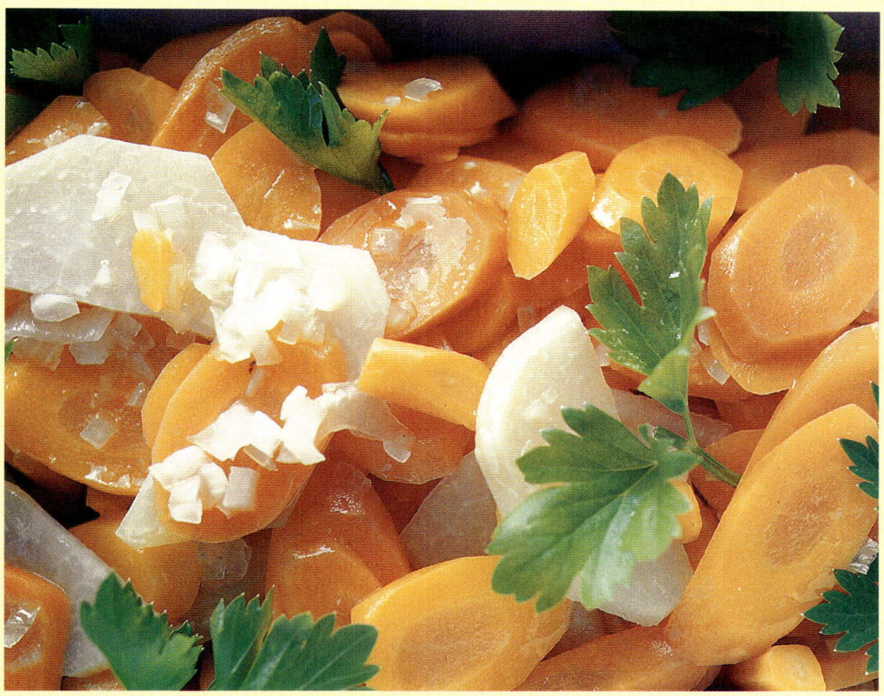

Für 4 Personen

- *4 kleine Möhren*
- *2 kleine, junge Sellerieknollen*
- *230 ml Apfelessig*
- *2 Lorbeerblätter*
- *Salz*
- *1 TL Zucker*
- *1 Bund glatte Petersilie*
- *1/2 Schalotte*
- *50 ml Sonnenblumenöl*
- *1 TL süßer Senf*
- *frisch gemahlener Pfeffer*

● Die Möhren schälen, die Sellerieknollen gründlich abbürsten, abbrausen und halbieren. 1 l Wasser mit 200 ml Essig, Lorbeerblättern, 1 Prise Salz und Zucker zum Kochen bringen. Sellerie und Möhren darin zugedeckt – je nach Größe – in etwa 40 Minuten weich garen.

● Das Gemüse aus dem Sud nehmen und etwas abkühlen lassen. Den Sellerie schälen. Dann Sellerie und Möhren entweder in dünne Scheiben oder in sehr feine Streifen schneiden. Die Petersilie waschen, trockenschütteln und die Blättchen abzupfen.

● Die Schalotte schälen und fein hacken. Öl mit Senf und restlichem Essig verquirlen, die Schalotte unterrühren. Petersilie, Möhren- und Selleriestreifen mit der Vinaigrette mischen, alles mit Salz und Pfeffer abschmecken und locker auf Tellern anrichten.

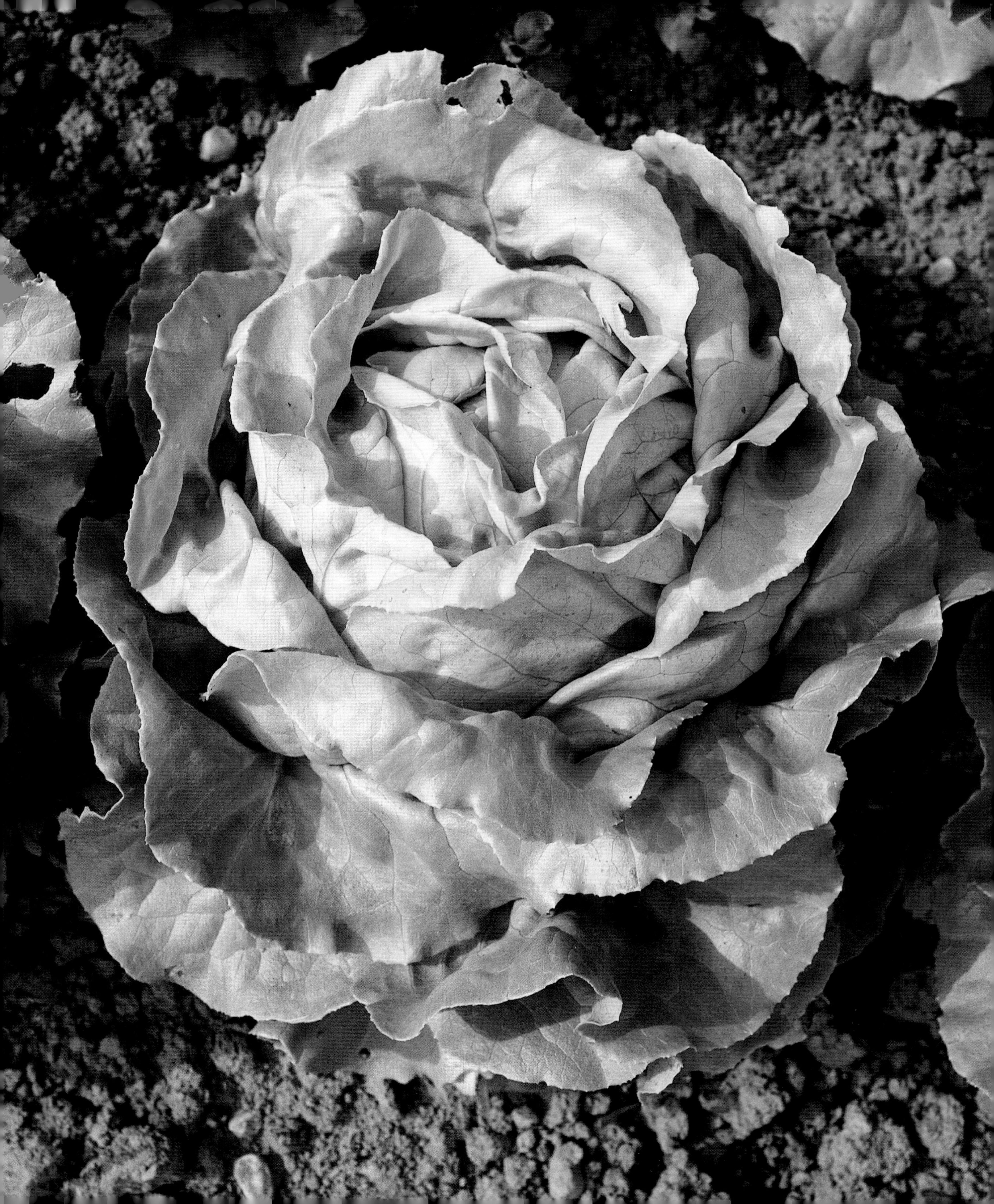

Thielemanns kleine Warenkunde

Blattgemüse und Blattsalate. *Die Produktpalette reicht von Spinat und Mangold über Bärlauch und Portulak bis hin zu Kohlgemüse und Wildkräutern, umfasst aber auch beliebte Blattsalate wie Kopf- und Feldsalat, Rucola, Chicorée, Radicchio und Kresse.*

Blatt für Blatt – Topqualität

Blattgemüse, das in Herrmannsdorf verwendet wird, stammt zu 90 Prozent aus der dorfeigenen Gärtnerei – ein Gütesiegel für Biogemüse. Was der dorfeigene Garten nicht bietet, kommt aus einer kleinen Klostergärtnerei und ein Teil auch aus dem Biogroßhandel, der wiederum nur Ware von kontrollierten Biobetrieben bezieht. Halten Sie sich ebenso konsequent wie ich daran, dass nur das auf den Tisch kommt, was auch gerade Saison hat. Stellen Sie außerdem hohe Ansprüche an die Qualität. In Herrmannsdorf wird das Gemüse nach Bedarf frisch geerntet und ist knapp eine Stunde später in der Küche. Wenn der Morgentau noch auf dem Gemüse perlt, dann sind meine Qualitätsansprüche erfüllt. Diese Topqualität werden Sie selten finden.

Frische über alles

Neben den rechtlichen Bestimmungen für Biogemüse gelten für mich zusätzlich noch andere Kriterien. Gute Gemüsequalität sehe und fühle ich, das setzt Erfahrung und gute Produktkenntnisse voraus. Ansonsten gilt: Alles muss frisch aussehen und knackig sein. Junger Spinat soll kleine, zarte Blätter und dünne Stiele haben. Spinat mit großen, gerunzelten Blättern und dicken Stielen sollten Sie unbeachtet liegen lassen. Chicorée muss geschlossen sein. Radicchio darf keine welken Spitzen und Blätter haben, sondern muss eine feste Struktur aufweisen. Kaufen Sie kein Gemüse, das gelb aussieht und faule Stellen hat. Es sollte sich fest anfühlen sowie knackig und frisch sein.

Die Favoriten

Für die Gemüseküche bevorzuge ich Spinat, Mangold, Romana, jungen Bärlauch und Portulak, roten und weißen Chicorée sowie diverse Blattsalate. Bei den Salaten wähle ich Sorten mit einem typischen Eigengeschmack. Frisée, die krausblätterige Variante des Endiviensalats, hat einen sehr eigenwilligen Charakter mit einem leicht bitteren Geschmack. Wählen Sie bei Kopfsalat dicke, feste Köpfe mit gelbem Herz. Neben der grünen Variante gibt es noch die rote. Diese Sorte hat zartere Blätter, der Kopf ist locker und die Blätter sind frei von Bitterstoffen.

Wissenswertes

Mangold *ist mit roten oder weißen Stielen erhältlich. Blätter und Stiele sollten knackig frisch aussehen.*

Bei ***Chicorée*** *gibt es eine rote und eine weiße Sorte. Die Sprossen sollten geschlossen sein.*

Friséesalat *hat geschlitzte oder gefiederte Blätter. Die Köpfe sollten frisch aussehen.*

Putzen, Waschen, Blanchieren

Wenn Sie Blattgemüse in Topqualität einkaufen, dann sind umfangreiche Vorbereitungen nicht nötig. Damit neben der Qualität auch die gesunden Inhaltsstoffe erhalten bleiben, sollten Sie alles erst kurz vor der Zubereitung vorbereiten.

Tipps

➡ Salat und Gemüse nach dem Waschen unbedingt in der Salatschleuder trocknen. Trocken zubereitet schmeckt beides optimal.

➡ Würzen Sie Blattgemüse nur mit Salz und Pfeffer. Zum Abrunden bieten sich Frühlingszwiebeln, Dill, Schnittlauch und Petersilie an.

➡ Zum Parfümieren von Mangold, eventuell auch Spinat, passt hervorragend eine Spur Ingwer – aber wirklich nur ein Hauch.

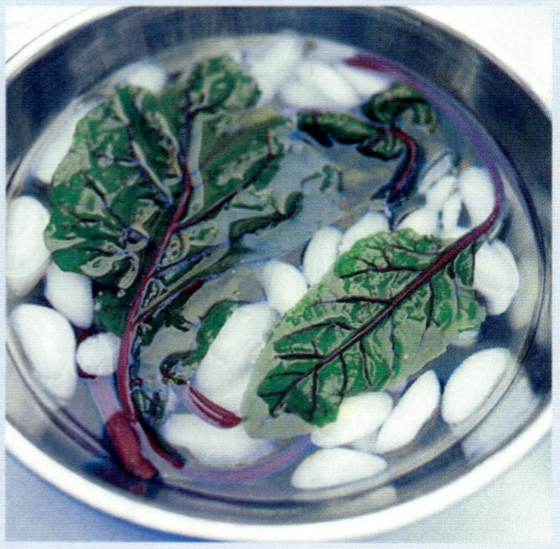

Blattgemüse putzen

Jungen Spinat und Mangold brauchen Sie nicht zu putzen. Wenn jedoch bei beiden die Stiele grob sind, sollten Sie diese möglichst entfernen – sie sind zäh und schmecken nicht. Falls überhaupt nötig, müssen Sie beim Salat nur die äußeren, dunkelgrünen Blattspitzen entfernen und von den harten Mittelrippen befreien. Da ich nur hochwertige Produkte verwende, behalte ich bei Salat grundsätzlich die ganze Blattform bei. Meine Devise: Das Produkt möglichst im natürlichen Zustand belassen. Für mich ist das einfach eine Frage des Geschmacks. Ein ganzes Salatblatt schmeckt anders als ein zerzupftes.

Waschen – aber nur kurz

Damit junges Gemüse oder der zarte Salat nicht auslaugen, sollten Sie beides nur kurz waschen – einmal genügt. Stark verschmutzten Salat waschen Sie am besten so lange, bis das Wasser klar bleibt. Bei Spinat und Feldsalat sind oft mehrere Waschvorgänge nötig. Waschen Sie gründlich, doch behandeln Sie Gemüse oder Salat äußerst behutsam, damit die Blätter unversehrt und knackig bleiben. Salat auf keinen Fall lange im Wasser lassen, sonst wird er welk, glasig und matschig.

Würzzutaten zerkleinern

Frische Kräuter sind als aromatisierende Zutat für Salat und Gemüse unentbehrlich. Am liebsten verwende ich die klassischen Küchenkräuter, mein Favorit aber ist Dill. Er verleiht dem Salat eine elegante Harmonie. Die Kräuter kurz vor der Zubereitung nur grob schneiden – aber niemals hacken! Grob geschnittene Kräuter behalten weitgehend ihre Struktur und schmecken fein, jedoch nicht intensiv.

Blanchieren

Mithilfe dieser Methode können Sie Blattgemüse kurz vorgaren – je nach Menge in mehreren Etappen. Danach lassen sich beispielsweise Mangoldblätter leichter aufrollen. In einem großen Topf Salzwasser aufkochen lassen, das Gemüse eintauchen und je nach Sorte einige Minuten blanchieren; wieder herausnehmen, in eine Schüssel mit Eiswasser tauchen (siehe Abbildung), abtropfen lassen und etwas ausdrücken.

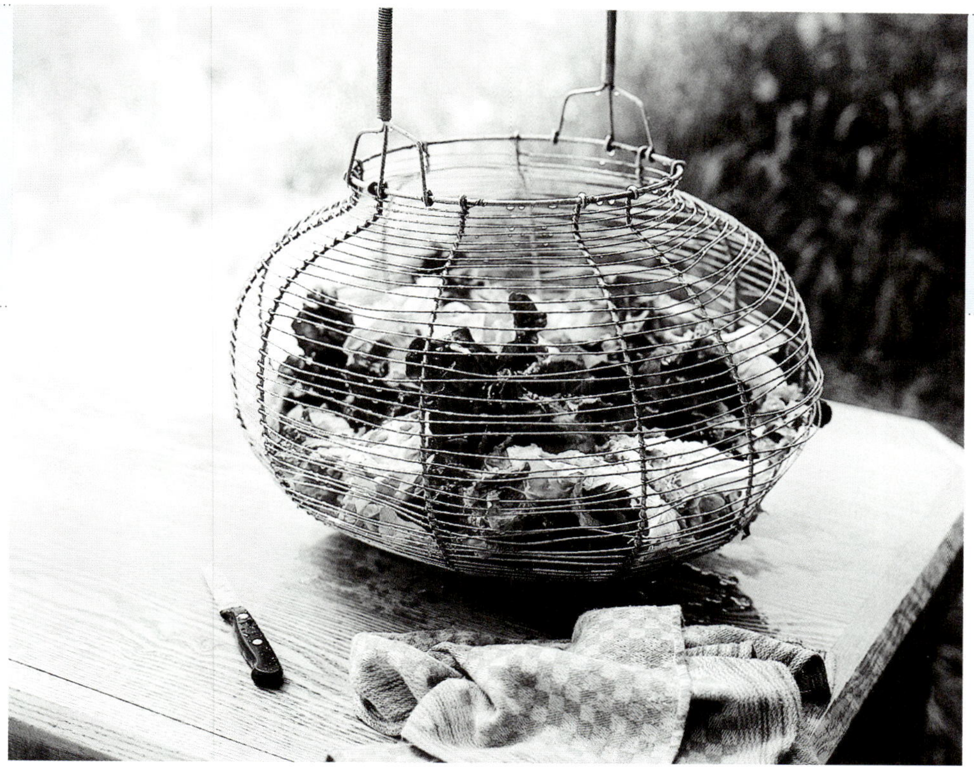

Salatblätter, frische Kräuter und jungen Spinat nach dem Waschen erst in einer Salatschleuder trockenschleudern, dann nach Belieben verarbeiten.

Gemüsefond gehört dazu

In Herrmannsdorf wird täglich Gemüsefond gekocht und für die Zubereitung sämtlicher Gemüse- und je nach Geschmack auch für Fleischgerichte verwendet. Erlaubt ist, was die Saison gerade zu bieten hat. Werfen Sie also Schalen von Wurzelgemüse und Strünke von Kohl, die beim Putzen anfallen, nicht weg. Für den Fond etwas Olivenöl im Topf erhitzen. Schalen, Strünke, Spargelenden und eine Tomate dazugeben. Das Gemüse darin anschwitzen, bis es zusammenfällt, dann mit Wasser aufgießen und nach Belieben würzen. Dazu verwende ich am liebsten Aromaten wie ein Lorbeerblatt, eine ganze Knoblauchknolle und frische Kräuter. Rosmarin, Thymian oder ein Salbeiblatt stehen hierbei an erster Stelle. Meist gebe ich noch eine Chilischote dazu, diese gibt dem Fond eine dezente Schärfe. Und wie bei allen anderen Fonds auch: Vergessen Sie das Salz nicht! Geben Sie es gleich von Anfang an ins Kochwasser – das Salz zieht den typischen Geschmack aus dem Gemüse. Lassen Sie den Fond bei schwacher Hitze mindestens eineinhalb Stunden vor sich hin köcheln. Passieren Sie ihn erst durch ein Sieb, bevor Sie den Fond weiterverwenden.

Tipps

➡ Wenn Sie verschiedene Gemüsesorten einkaufen, verarbeiten Sie sie systematisch – kurzlebige wie Spinat zuerst und danach die haltbareren wie Kohlgemüse.

➡ Bewahren Sie fein strukturiertes Blattgemüse und auch Kräuter in einer gut verschließbaren Kunststoffdose, in einem feuchten Tuch oder in Klarsichtfolie auf.

➡ Lagern Sie Frischgemüse kühl und dunkel, am besten im Gemüsefach des Kühlschranks, möglichst getrennt von Obst.

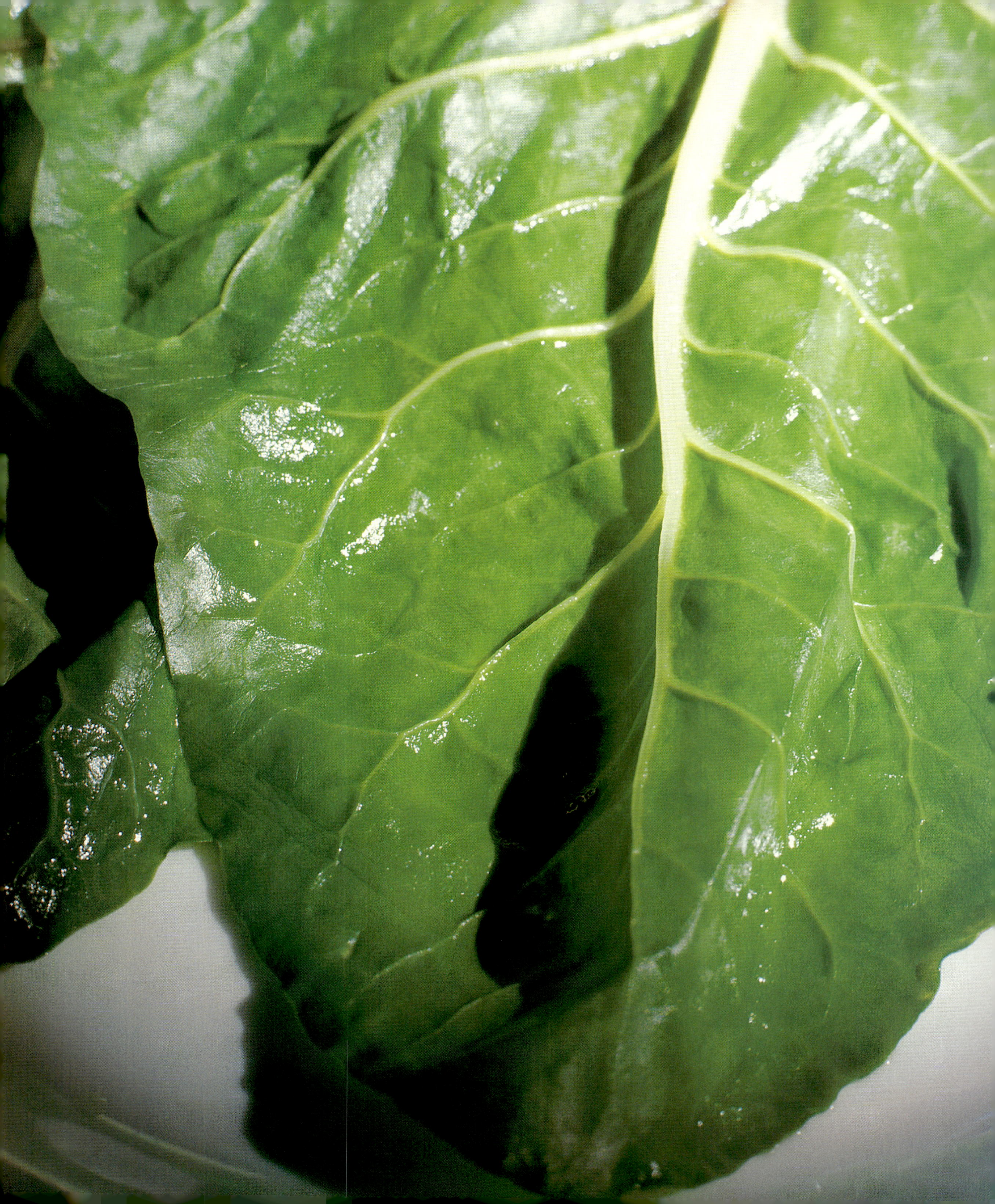

Schonend garen, frisch mixen

Ob gedünstet, gedämpft, geschmort oder gebraten, ob als Vorspeise oder als Beilage – Blattgemüse lässt sich vielseitig verwenden und abwechslungsreich zubereiten – idealerweise ganz pur, so schonend wie möglich und so kurz wie nötig.

Im Sud oder im Dampf

Blattgemüse schmeckt am besten gedünstet, der Profi liebt es besonders à la vichyssoise. Dafür etwas Butter zerlassen, ein paar Zwiebeln darin anschwitzen, das gut abgetropfte Gemüse dazugeben und ebenfalls kurz anschwitzen, etwas Gemüsefond angießen, würzen und das Gemüse im geschlossenen Topf in etwas Sud gar dünsten. Bei dieser Methode behält es weitgehend seine Farbe. Nur kurz gedämpft wird alles Zarte mit einer Garzeit von maximal zehn Minuten. Dabei bleiben sowohl die Beschaffenheit als auch der Geschmack des Gemüses erhalten, nur grünes Gemüse verliert etwas an Farbe. Zum Dämpfen benötigen Sie ein Gitter oder einen gelochten Dämpfeinsatz – er ist meist verstellbar und passt in jeden Topf. Das Wichtigste ist ein gut schließender Deckel, denn es soll kein Dampf entweichen. Geben Sie nur wenig Gemüsefond in den Topf, damit das Gargut nicht mit der Flüssigkeit in Berührung kommt. Das Gemüse in den Siebeinsatz oder auf einen Teller geben und in den Topf oder auf das Gitter stellen. Den Fond mit Salz und Pfeffer abschmecken und das Gemüse bei mittlerer Hitze im Dampf garen.

Aromatisches Schmorgemüse

Typisch für geschmortes Gemüse ist die etwas dunklere Farbe – ein feiner Unterschied zum Dünsten. Junger Mangold oder zarter Romana sind ideal zum Schmoren, vorzugsweise mit Stielen und die Blätter nur halbiert. Für die leichtere Variante: Olivenöl erhitzen, etwas grob gehacktes Wurzelgemüse dazugeben und anrösten, dann mit Gemüsefond aufgießen. Wurzelgemüse gehört unbedingt beim Schmoren dazu, doch möglichst keinen Lauch verwenden, stattdessen Petersilienwurzeln, Möhren und Zwiebeln. Den vorbereiteten Mangold oder die Romanablätter darauf legen – sie dürfen bis zu einem Drittel oder bis zur Hälfte im Fond liegen. Den Deckel auflegen und das Gemüse im vorgeheizten Backofen fertig garen. Bei der kräftigeren Version schmore ich ein kleines Stück Speckschwarte mit, aber nicht zu viel, denn das Gemüse soll seinen typischen Eigengeschmack behalten.

Empfehlungen

- *Ich bevorzuge klare Gemüsesuppen und verwende weder Mehl, Wein noch Sahne.*
- *Das Gemüse wird in Form geschnitten, in Olivenöl angeschwitzt, mit Fond aufgegossen und mit Lorbeerblatt und Gewürzen abgeschmeckt.*
- *Die Klarheit der Suppe ist noch vorhanden, gleichzeitig ist sie sämig und das Gemüse hat eine leichte Struktur.*
- *Meine Spezialität: Nach dem Garen wird das Gemüse durch die flotte Lotte gedreht, damit noch etwas von der Gemüsestruktur erhalten bleibt.*

Pur schmeckt's am besten

Das Angebot an Blattsalaten ist sehr vielfältig. Doch wählen Sie nur Salate mit einem eigenen Charakter, dazu gehören der krause Friséesalat, Batavia mit seinen grünen und rötlichen Blättern, Eichblatt- und Kopfsalat, Radicchio sowie Feldsalat.

Empfehlungen

- *Salat soll nach Salat schmecken und nicht nach Wasser oder Dressing.*
- *Salat deshalb als ganze Blätter und möglichst trocken zubereiten. Am besten in einer Salatschleuder trocknen.*
- *Verwenden Sie für das Dressing hochwertiges und kaltgepresstes Oliven- oder Sonnenblumenöl.*
- *Mixen Sie für das Dressing zwei Drittel Öl mit einem Drittel Essig, Salz, Pfeffer und einer Prise Zucker oder etwas Akazienhonig. Zucker nimmt dem Essig die Spitze.*

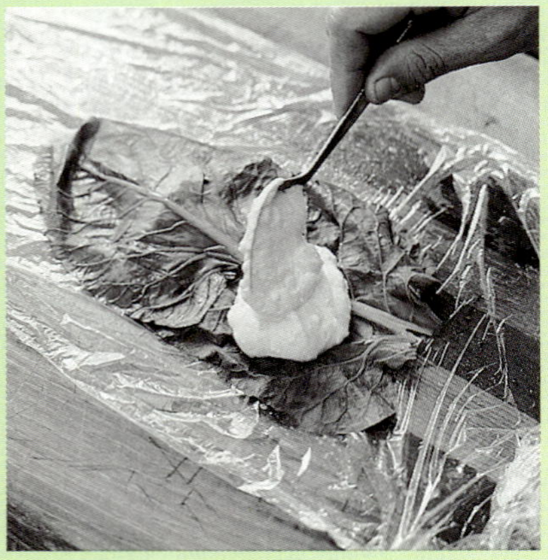

Helles Blattgemüse braten

Nicht jedes Blattgemüse ist zum Braten geeignet – je heller es ist, desto besser. Chicorée, Radicchio oder Romana lassen sich wunderbar braten, auch junges Weißkraut. Zum Braten etwas Olivenöl in einer dunklen Pfanne erhitzen. Das Gemüse zusammen mit einem Kräuterzweig darin von allen Seiten in wenigen Minuten hellbraun anbraten und mit Salz und Pfeffer abschmecken – fertig! Doch Vorsicht! Das Gemüse nicht zu stark erhitzen – es bilden sich leicht Bitterstoffe. Wenn ich zum Beispiel Rucola als Gemüse zubereite, dann mache ich mir sogar die Bitterstoffe zu Nutze, indem ich Rucola, auch Romana und Mangold, mit Strunk zubereite. Es bleibt nur so viel Strunk übrig, dass das Gemüse als Ganzes erhalten bleibt. Dann wird es in Butter mit Zwiebelwürfeln gedünstet und mit Salz, Pfeffer und Thymian gewürzt.

Salat – pur und harmonisch

Wie bei Gemüse achte ich auch bei Salat auf die klare Linie, doch ich mache dabei Ausnahmen. Wenn ich beispielsweise Kopfsalat zubereite, mische ich meist einige Blätter Rucola unter. Das gibt dem Salat einen besonderen Kick. Ansonsten können Sie nach Belieben mixen, denn die genannten Blattsalate passen sehr gut zusammen. Wenn Sie die Produkte kennen, wissen Sie genau, was sich kombinieren und mixen lässt. Ich bleibe aber meist bei einer Sorte, unabhängig davon, ob ich den Salat als Vorspeise, Hauptgang oder als Beilage serviere. Wenn ich ihn ausnahmsweise mische, dann achte ich stets auf die Harmonie. Bei einer Kreation aus karamellisierten Roten Beten und Friséesalat bringt der karamellisierte Zucker die Süße und gleicht den bitteren Geschmack des Friséesalats aus. Salat als Vorspeise schmeckt ausgezeichnet in Verbindung mit mariniertem Fisch, aber auch mit gebratenem oder gekochtem Fleisch.

Salat anmachen

Salat soll nach Salat schmecken – das ist mein Ziel. Deshalb gieße ich zuerst hochwertiges kaltgepresstes Olivenöl über den Salat, dann einen guten Essig – wie in Italien. So wird der Salat optimal vor der Säure des Essigs geschützt.

Mangold-Topfen-Roulade

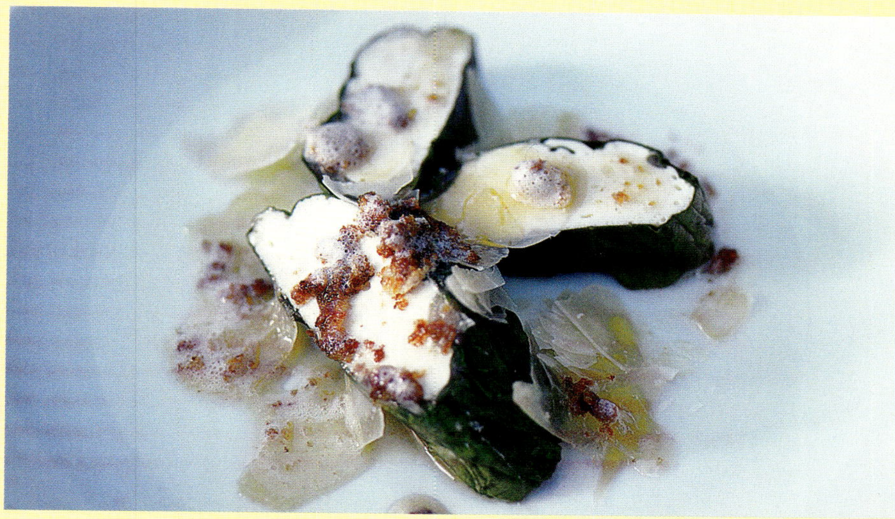

Für 4 Personen

- *350 g Topfen (40% Fett)*
- *1 Staude Mangold (ca. 500 g)*
- *Salz*
- *1 Schalotte*
- *100 g Butter*
- *frisch gemahlener Pfeffer*
- *1 Bund Kerbel*
- *6 Eigelb (von glücklichen Hühnern)*
- *frisch geriebene Muskatnuss*
- *Butter für die Form*
- *50 g Parmesan*
- *1 EL Bier oder Aceto Balsamico (Riserva)*

● Den Topfen in einem Sieb über einer Schüssel im Kühlschrank über Nacht abtropfen lassen. Mangold waschen und putzen, Stiele abschneiden. Salzwasser zum Kochen bringen, die Mangoldblätter darin in etwa 1 Minute blanchieren. Die Stiele in etwa 3 cm lange schmale Stifte schneiden. Schalotte schälen und würfeln. Die Butter zerlassen, Schalotte und Mangoldstiele darin weich dünsten. Mit Salz und Pfeffer würzen.

● Den Kerbel waschen, trockenschütteln und fein hacken. Den Topfen mit den Eigelben glatt rühren, mit Salz, Pfeffer und Muskat würzen. Den Kerbel unterziehen. Den Backofen auf 140 °C vorheizen.

● Mangoldblätter auf einer Arbeitsfläche überlappend zu 8 Portionen ausbreiten. Die Topfenmasse darauf verteilen (Abbildung Seite 36). Die Blätter seitlich über die Füllung schlagen, die Blätter aufrollen, die Enden eventuell mit einem Holzspießchen feststecken.

● Eine Form mit Butter ausstreichen, die Rouladen einlegen, mit etwas Butter bestreichen und im Backofen (mittlere Schiene) 20–25 Minuten garen. Die restliche Butter in einem Topf braun werden lassen. Die Rouladen schräg aufschneiden, mit den gedünsteten Mangoldstielen auf Tellern anrichten und mit der Butter übergießen. Den Parmesan darüber hobeln, den Essig darüber träufeln.

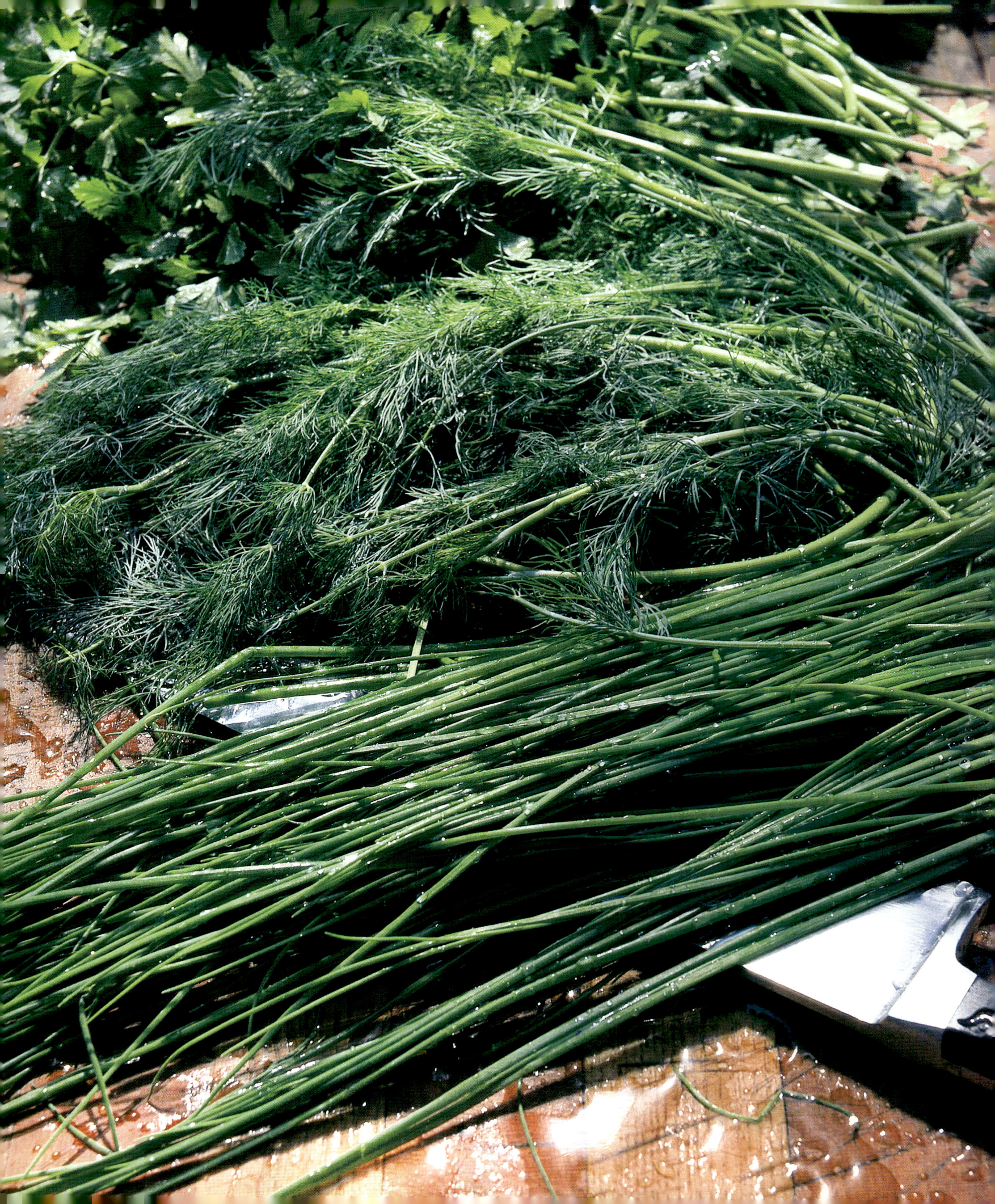

Thielemanns kleine Warenkunde

Kräuter. *Das Kräuterangebot ist sehr groß und reicht bei den heimischen Kräutern von Petersilie, Schnittlauch über Dill bis hin zu Borretsch und Bohnenkraut. Bei den mediterranen Kräutern sind Rosmarin, Salbei und Thymian sehr beliebt.*

Kräuter rund ums Jahr

Heimische und mediterrane Kräuter spielen das ganze Jahr über eine Rolle. Frische Kräuter kitzeln unsere Geschmacksnerven, regen die Verdauung an, runden den Geschmack von Speisen ab und verleihen ihnen eine gewisse Frische und Leichtigkeit. Im Sommer werden sie in der dorfeigenen Gärtnerei unter ökologischen Bedingungen angebaut und stehen bei Bedarf jederzeit frisch und in bester Qualität zur Verfügung. In kälteren Monaten werden sie in einer ebenso guten Qualität vom Biogroßhandel bezogen, der dem Anspruch an Bioprodukte gerecht wird.

Heimische Kräuter

Meine Favoriten sind Petersilie, Dill und Schnittlauch. Bei Petersilie können Sie zwischen glatten und krausen sowie großen und kleinen Formen wählen. Ich bevorzuge die glatten und am liebsten nehme ich die kleinwüchsigen, denn diese sind geschmacksintensiver und haben feine Stiele, die ich mitverwenden kann. Bei Dill können Sie sowohl die fedrigen Zweige als auch die Samen verarbeiten. Dieses Kraut schmeckt leicht herb. Schnittlauch hat ein feines zwiebelartiges Aroma, wächst überall und passt zu sehr vielen Gerichten.

Mediterrane Kräuter

Rosmarin, eine immergrüne Staude mit nadelförmigen Blättern, liebt ein mildes Klima, schmeckt äußerst aromatisch und manchmal auch stark kampferartig. Salbei ist eine der ältesten Würzpflanzen, ist das ganze Jahr über erhältlich und hat im Mai, kurz vor der Blüte, das meiste Aroma. Thymian ist mit Majoran verwandt. Seine Hochzeit ist zwischen Juni und September. Wenn er ganz frisch ist und Sie die Blättchen zwischen den Fingern zerreiben, duftet er besonders kräftig.

Auf Frische achten

Frische Kräuter dürfen keine Faulstellen haben und sollten eine stabile Blattstruktur aufweisen. Kaufen Sie Kräuter möglichst lose und meiden Sie alle, die zu stark ausgewachsen sind und bereits Blüten ausgebildet haben. Die Schnittflächen dürfen nicht angetrocknet sein. Die Zweige sollten einwandfrei aussehen und angenehm duften.

Die Favoriten

Dill
Passt zu Möhren, Schwarzwurzeln, Steckrüben, Salat, Gurken, Fisch, gekochtem Rind- und Kalbfleisch.

Petersilie
Das Kraut ist ein Allrounder und schmeckt gut zu Wurzelgemüse.

Schnittlauch
Schmeckt in Suppen, Saucen und im Salat; passt zu Gurken und Gerichten mit Süßwasserfischen.

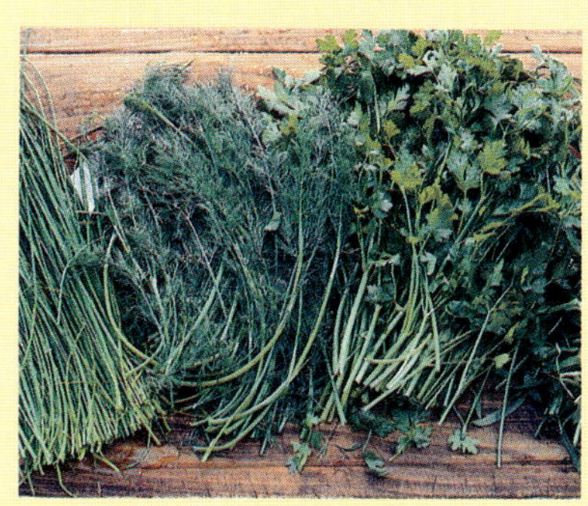

Waschen, Abzupfen, Schneiden

Verarbeiten Sie Kräuter so frisch wie möglich und bereiten Sie sie erst kurz vor der Verwendung vor. Die Vorbereitung ist nicht sehr aufwändig, daher brauchen Sie dafür nicht viel Zeit einzuplanen. Und die meisten Handgriffe sind eigentlich immer gleich.

Tipps

➡ Kräuter schmecken frisch am besten. Doch wenn sie einmal nicht sofort verarbeitet werden können, lassen sie sich kurz aufbewahren.

➡ Locker und luftdicht verpackt bleiben sie im Gemüsefach des Kühlschranks einigermaßen frisch.

➡ Zum Verpacken sind geeignet: eine Kunststoffdose mit Deckel oder ein Kunststoffbeutel, der sich fest verschließen lässt.

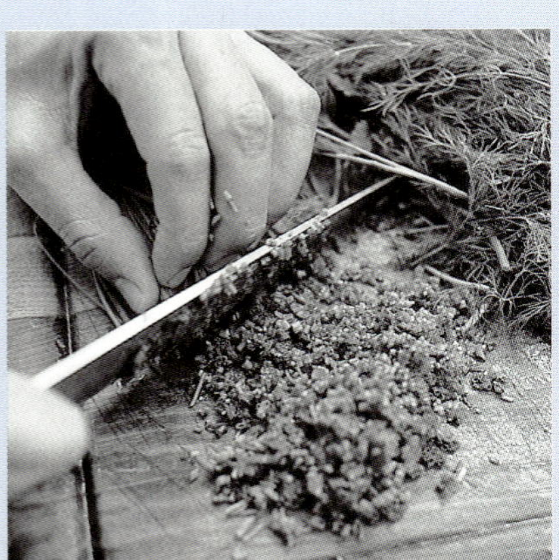

Behutsam behandeln

Kräuter sind am wertvollsten, wenn sie frisch geerntet verwendet werden können. Die beste Erntezeit ist kurz vor der Blüte, zum Beispiel bei Oregano, Estragon, Kerbel, Majoran oder Basilikum. Manche Kräuter betören durch einen ausgeprägten Duft, der sich besonders dann entfaltet, wenn Sie ein einzelnes Blatt zwischen Ihren Fingern zerreiben. Dieser meist angenehme Duft stammt von den ätherischen Ölen. Sie sind leicht flüchtig und beeinflussen unseren Organismus. So reagiert er sofort, wenn Sie den Duft von Kräutern wahrnehmen. Die ätherischen Öle stimulieren den Geruchssinn und stimmen den Körper auf den weiteren Verdauungsprozess ein. Weil diese Öle so leicht verdunsten, ist ihr Anteil nur bei pflückfrischen Kräutern sehr hoch. Damit Sie davon profitieren können, sind Frische und eine sanfte Behandlung wichtig.

Waschen und Trocknen

Kräuter sollten grundsätzlich gewaschen werden. Halten Sie den ganzen Bund oder nur die Menge, die Sie brauchen, unter fließendes, kaltes Wasser. Sehr schmutzige Kräuter lassen sich auch in einer Schüssel in stehendem Wasser waschen. Dann das Wasser mehrmals wechseln, bis es sauber bleibt. Nach dem Waschen lassen sich Kräuter sehr gut in der Salatschleuder trocknen. Die Kräuter möglichst nicht zu lange schleudern. Sie sollten nicht nass sein, dürfen aber noch etwas Feuchtigkeit haben, damit sie weder welk noch unansehnlich werden. Dill sollten Sie niemals trockenschleudern, sondern per Hand trockenschütteln, weil seine Struktur viel zu zart ist.

Abzupfen und Zerkleinern

Bei den heimischen Kräutern sind die Stiele geschmacksintensiver als das Blatt oder der ganze Zweig. Deshalb entferne ich nur die groben Stiele und schneide die zarten samt Blätter grob klein. Ich vermeide es, Kräuter zu fein zu hacken, weil sie beim Hacken zermatscht werden und sich ihre ätherischen Öle sofort verflüchtigen. Ob Sie zum Zerkleinern der Kräuter ein Messer oder das Wiegemesser verwenden, ist Ansichtssache. Ich schneide sie am liebsten mit dem Messer klein (siehe Abbildung).

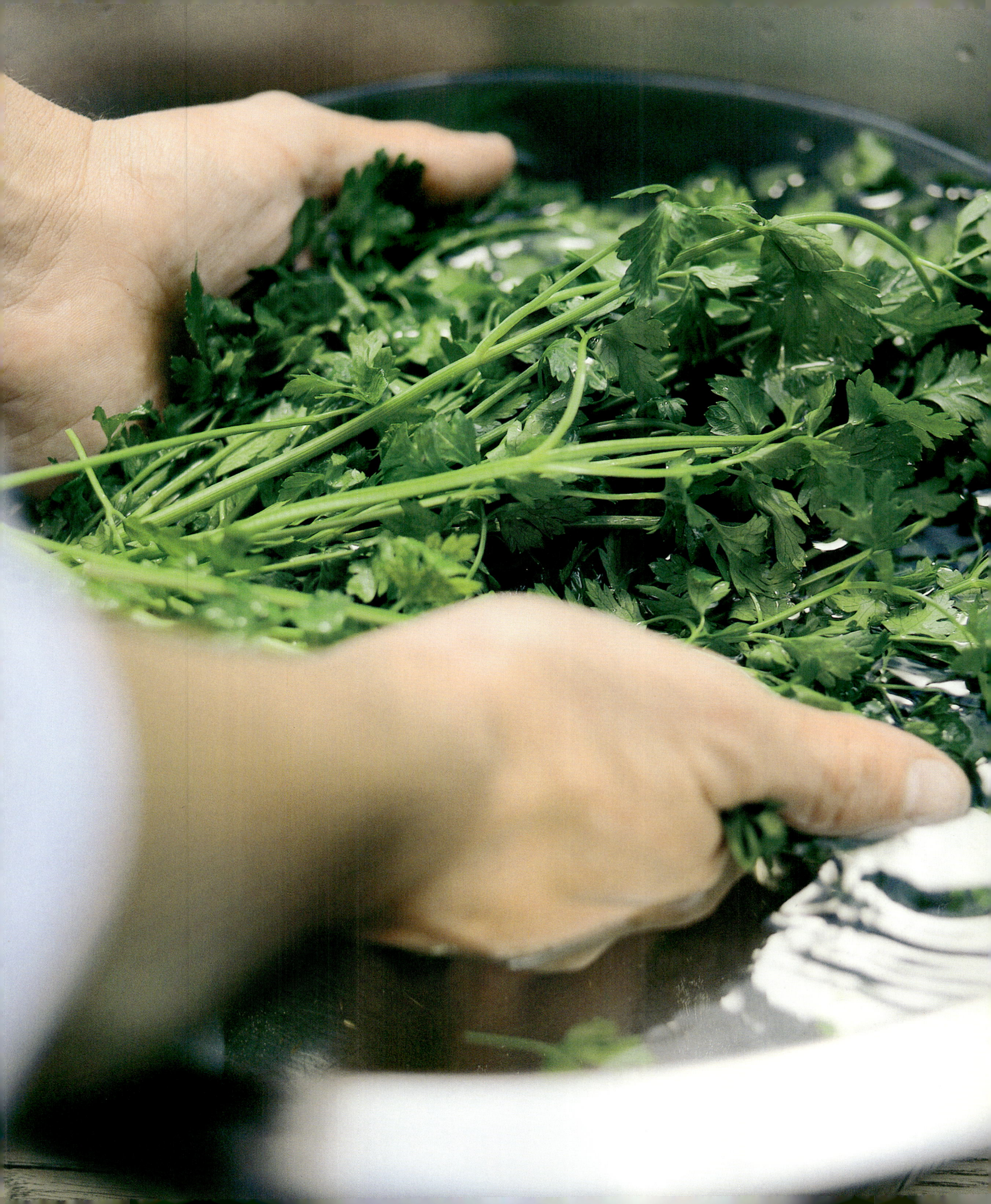

Mit Kräutern aromatisieren

Mediterrane Kräuter – am besten ein ganzer Zweig – eignen sich hervorragend zum Mitkochen, während die aromatischen Blätter der heimischen Kräuter – grob klein geschnitten – erst kurz vor dem Servieren dazugegeben werden.

Empfehlungen

- *Mediterrane Kräuter sollten Sie gut dosiert verwenden. Ein ganzer Zweig vermittelt weniger Aroma als die einzelnen Blättchen.*
- *Rosmarin, Thymian, Salbei und Oregano sind sehr intensiv im Geschmack und passen zu Gerichten mit Tomaten und Oliven.*
- *Für eine Jus (Fleischsaft) beispielsweise nur zwei bis drei Rosmarinnadeln klein schneiden und kurz mitgaren.*

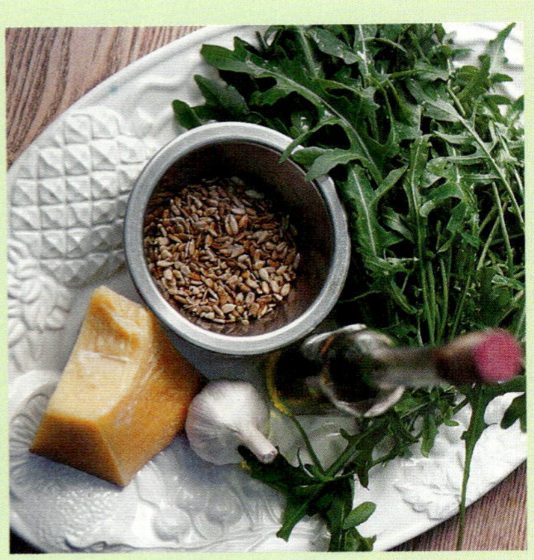

Weniger ist mehr

Saucen und Suppen werden nur leicht aromatisiert. Dazu lasse ich ganze Kräuterzweige kurz vor dem Ende der Garzeit in der heißen Suppe oder Sauce ziehen. Bei einer klaren Tomatensuppe mit Basilikum gehe ich anders vor, was aber ebenso effektvoll ist. Da die Suppe am Ende immer abpassiert wird, gebe ich einen ganzen Zweig Basilikum ins Sieb und gieße die Suppe vorsichtig darüber. So gelangt der aromatisch-würzige Geschmack von Basilikum in die Suppe. Zur Abrundung werden die zarten Blättchen grob klein geschnitten und über die Tomatensuppe gestreut.

Welche Kräuter passen wozu?

Dill ist mein Favorit unter den heimischen Kräutern. Sein frischer, würziger Geschmack passt zu sämtlichen Salaten, natürlich zu Gurken, aber auch zu Bohnen und bestimmten Sorten von Wurzelgemüse. Spargel oder junger Spitzkohl schmeckt sehr gut mit Schnittlauchröllchen. Das sehr würzige Universalkraut Petersilie harmoniert mit Gemüse aller Art, außer mit Blattgemüse wie Mangold und Spinat. Halten Sie sich beim Aromatisieren mit Schnittlauch und Petersilie an diese Regel: Kräftige Gemüse vertragen Petersilie und feine zarte Sorten eher Schnittlauch. Das würzige, pfeffrige Bohnenkraut gehört unbedingt an Bohnengerichte. Bei Borretsch verwende ich hauptsächlich die Blüte, weil sie sehr dekorativ aussieht, aber auch das Blatt mit einer schönen Struktur zur Verfeinerung von Feldsalat. Der intensive Majoran ist mir zu dominant. Nur bei Leber brate ich etwas Majoran gleich mit. Der feine, intensive Geschmack von Kerbel harmoniert mit hellem Fleisch und schmeckt in der Suppe sehr gut. Fischsaucen lassen sich mit Kerbel wunderbar verfeinern. Auch Füllungen aus grob gehacktem Kerbel, Semmelbröseln und Eigelb – für Geflügelkeulen oder Geflügelbrüstchen – schmecken ausgezeichnet. Minze verwende ich in der warmen Küche gar nicht, dafür kommt sie bei Desserts zum Einsatz: Fruchtsäure und Minze sind ein perfektes Duo. So schmeckt Minze zu Melonen, reifen Äpfeln und saftigen Birnen, in Rahmeis, zu leicht säuerlichen Cremes und fruchtigen Kaltschalen.

Pesto von der Ölrauke

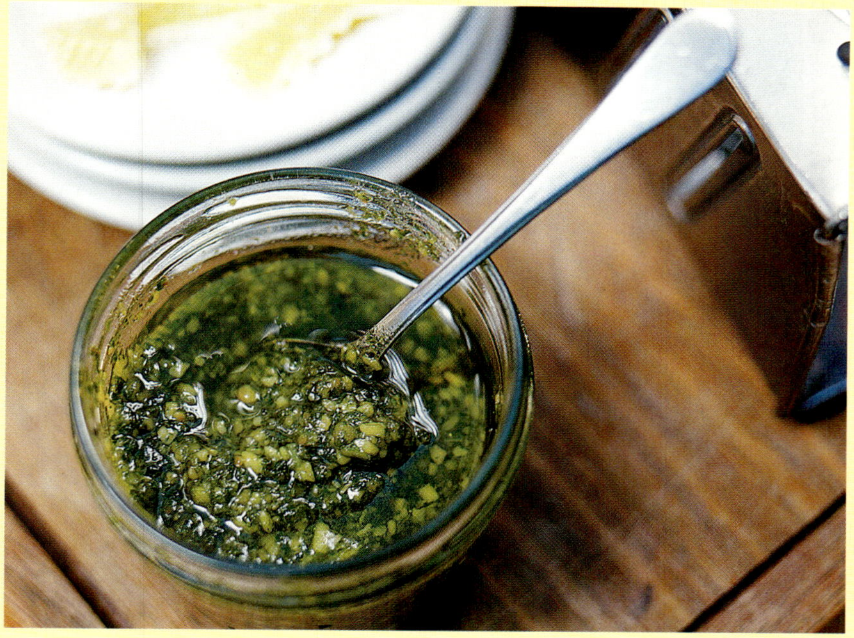

Für 1 Glas

- *550 ml Olivenöl extra vergine*
- *3 Knoblauchzehen*
- *50 g Blattspinat*
- *100 g Ölrauke*
- *3 Sardellenfilets*
- *1 unbehandelte Zitrone*
- *4 EL geröstete Sonnenblumenkerne*
- *120 g frisch geriebener alter Herrmannsdorfer oder Parmesan*
- *frisch gemahlener Pfeffer*
- *Salz*

● 1/2 l Olivenöl in einen Topf geben und die Knoblauchzehen samt Schale darin bei schwacher Hitze in 1–2 Stunden weich garen. Die Knoblauchzehen herausnehmen, aus der Schale drücken und in einen Mixbecher geben. Das gesamte Olivenöl hinzufügen.

● Spinat und Rauke waschen, verlesen und die groben Stiele entfernen. Die Blätter zerkleinern. Die Sardellen klein schneiden. Die Zitrone heiß abwaschen und mit Küchenpapier trockenreiben. Die Schale fein abreiben. Spinat, Rauke, Sardellen und Zitronenschale mit den Sonnenblumenkernen und dem Käse zum Öl geben und alles mit dem Pürierstab sehr fein pürieren.

● Die Masse mit Pfeffer und Salz (je nach Schärfe des Käses) würzen. Das Pesto in zuvor sterilisierte Gläser füllen. Das Glas verschließen. Im Kühlschrank hält sich das Pesto 3–4 Wochen.

● Dieses Pesto passt zu gebratenem Fisch ebenso wie zu Pasta oder auch zu gekochtem Fleisch. Bei angebrochenen Gläsern das Pesto immer mit einer Schicht Öl bedecken.

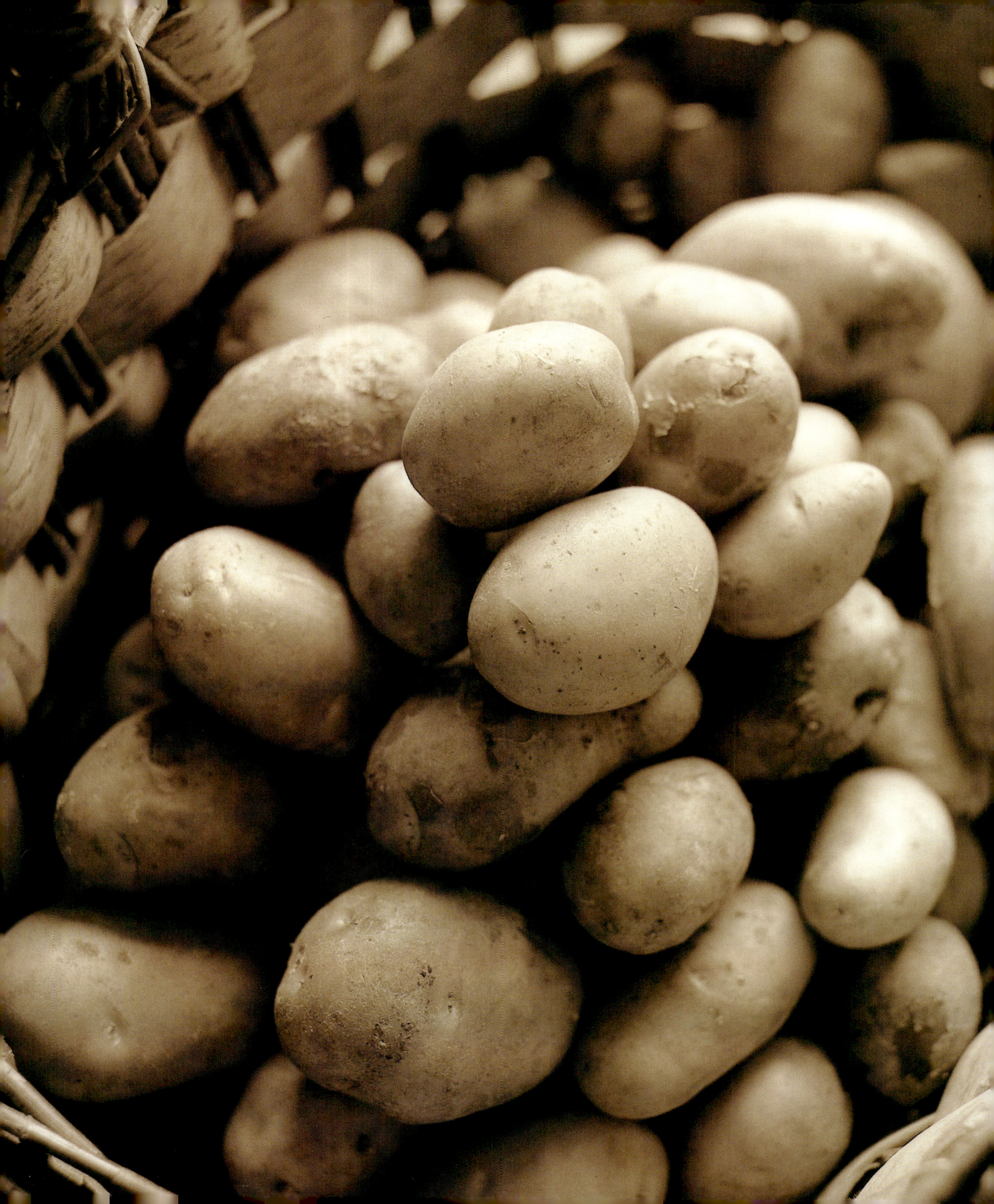

Thielemanns kleine Warenkunde

Kartoffeln. *Botanisch betrachtet ist die Kartoffel eine unterirdische Sprossenverdichtung – keine Frucht. Die sichtbaren Vertiefungen an jeder Knolle, Augen genannt, sind Seitenknospen, aus denen erst Keime, dann Triebe einer neuen Pflanze herauswachsen.*

Nicht jede Kartoffel ist gleich

Rund 160 Kartoffelsorten in vier verschiedenen Reifegraden hat der Markt zu bieten. Von Juni bis Juli gibt es die sehr frühen Kartoffeln, ab Mitte August bis Ende September mittelfrühe und Anfang September kommen mittelspäte bis sehr späte Sorten in den Handel. In Herrmannsdorf kommen nur Kartoffeln vom Biobauern auf den Tisch. Die fühlen sich sehr fest an, haben im Innern eine schöne gelbe Farbe und eine stramme Schale. Je älter die Kartoffel im Laufe des Jahres wird, desto mehr verliert sie an Qualität, vor allem, wenn sie Triebe ausbildet. Der Keim entzieht ihr Wasser, wodurch Frische und Eigengeschmack beeinträchtigt werden. Dennoch bin ich ein Freund alter Kartoffeln. Die jungen Knollen sind im Geschmack zu nichtssagend und wässrig.

Einkaufen nach Kochtypen

Alle Speisekartoffeln, die in den Handel kommen, müssen bestimmte Kocheigenschaften haben. Deshalb sollten Sie Ihre Biokartoffel nicht nur nach ökologischen Kriterien auswählen, sondern auch nach dem Verwendungszweck. Je nach Sorte variiert der Stärkegehalt und der Gehalt an anderen Inhaltsstoffen. Je höher der Stärkeanteil ist, desto trockener, mehliger und lockerer ist die Kartoffel. Für mehr Festigkeit der Knolle sorgt wahrscheinlich ein etwas höherer Eiweißgehalt. Je nachdem, wie Sie Kartoffeln zubereiten möchten, können Sie sich zwischen fest kochenden, vorwiegend fest kochenden und mehlig kochenden Sorten entscheiden.

Linda, Agria und Quarta

Ich verarbeite zwei Kartoffelsorten: Linda und Agria. Manchmal weiche ich auf eine dritte Sorte aus, die Quarta. Diese hat ähnliche Eigenschaften wie die Agria. Alle drei gehören zu den mittelfrühen Sorten und eignen sich auch zur Einkellerung. Typisch Agria ist die langovale Form. Sie ist vorwiegend fest kochend – kann auch mehlig sein. Das Fleisch ist schön gelb. Linda ist ebenfalls langoval und fest kochend, die Schale ist gelb und genetzt. Im Innern ist sie dunkelgelb. Quarta ist rundoval, hat eine gelbe glatte Schale und hellgelbes Fleisch. Wie die Agria ist sie vorwiegend fest kochend.

Bitte beachten

- *Kartoffeln möglichst dunkel und kühl lagern, am besten im Keller bei fünf bis zehn Grad.*
- *Licht und Wärme lassen die Knolle schneller keimen.*
- *Licht fördert die Grünfärbung und somit die Bildung von Solanin, einem giftigen Stoff.*
- *Deshalb sollten Sie grüne Kartoffeln möglichst nicht mehr verzehren.*

Waschen, Bürsten, Schälen

Bereiten Sie immer nur die Menge an Kartoffeln vor, die Sie für Ihr Kartoffelgericht benötigen – nicht mehr! Grundsätzlich gilt: Geschälte Kartoffeln weder wässern noch lange stehen lassen, sondern sofort zubereiten.

Empfehlungen

- *Zum Aufschlagen von Püree weder den Pürierstab noch den Schneebesen verwenden, sonst wird die Masse wie Kleister. Nehmen Sie einen Kochlöffel aus Holz.*
- *Chips und Pommes frites vor dem Braten in Olivenöl in Wasser legen, damit ein Teil der Stärke entweichen kann.*
- *Geraspelte rohe Kartoffeln nicht ganz ausdrücken. Denn Rösti gelingen besser, wenn die Masse nicht zu trocken ist.*

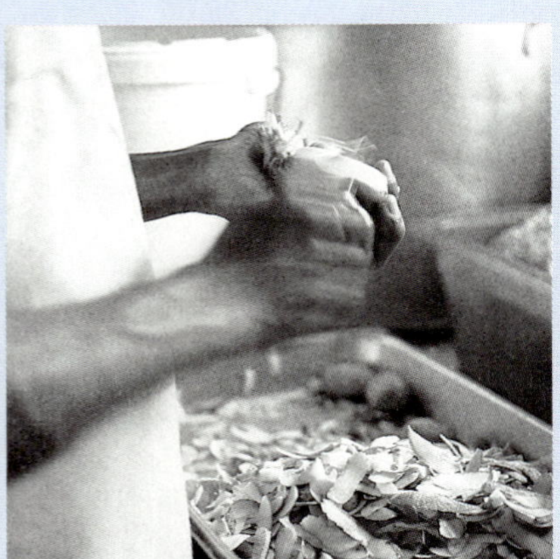

Gründlich waschen

Kartoffeln vom Biobauern müssen besonders gut gewaschen werden – am besten in stehendem Wasser im Spülbecken. Wer auch die Schale essen oder Pellkartoffeln kochen möchte, sollte die Knolle außerdem mit einer Gemüsebürste kräftig schrubben, bis die Schale sauber ist. Bei Pellkartoffeln darf das Kochwasser nicht dreckig sein, sonst schmeckt die Kartoffel unangenehm erdig. Wenn etwas ältere Kartoffeln schon gekeimt haben, sollten Sie außerdem die Keime entfernen. Kartoffeln aus dem Supermarkt müssen erst nach dem Schälen kurz unter kaltem fließendem Wasser abgebraust werden, da sie meist vorgewaschen sind.

Putzen und Schälen

Salzkartoffeln, Kartoffelpüree, Chips und Pommes frites werden aus geschälten Kartoffeln zubereitet. Das Schälen klappt am besten mit einem Messer, Spar- oder Pendelschäler (siehe Abbildung). Beide Schäler haben eine Spitze, mit der Sie die Augen und auch braune Stellen leicht entfernen können. Wenn ich Chips oder Pommes frites zubereite, lege ich die hauchdünnen Scheiben oder Kartoffelstifte kurz in kaltes Wasser, damit etwas Stärke entweichen kann.

Schnippeln und Würfeln

Für Püree oder Kartoffelteige die Kartoffeln sehr klein schneiden. Denn je größer die Oberfläche, desto besser lassen sich die gegarten Kartoffeln abdampfen. Für Chips die Kartoffeln in hauchdünne Scheiben hobeln und für Pommes frites in ein Zentimeter dicke Stifte schneiden. Gewürfelt werden die Kartoffeln für rohe Bratkartoffeln. Für Salzkartoffeln werden die Knollen längs geviertelt, möglichst sehr gleichmäßig. Etwas dickere Kartoffelstücke sind für Suppen und Eintöpfe ideal.

Raspeln und Stampfen

Rösti und Kartoffelpuffer werden aus rohen geraspelten Kartoffeln hergestellt. Für Kloßteige und Kartoffelpüree werden die gegarten Kartoffeln entweder heiß gestampft oder durch die Kartoffelpresse gedrückt. Für das Aufschlagen des Pürees brauchen Sie kochend heiße Milch, die bereitstehen muss, und einen Kochlöffel aus Holz.

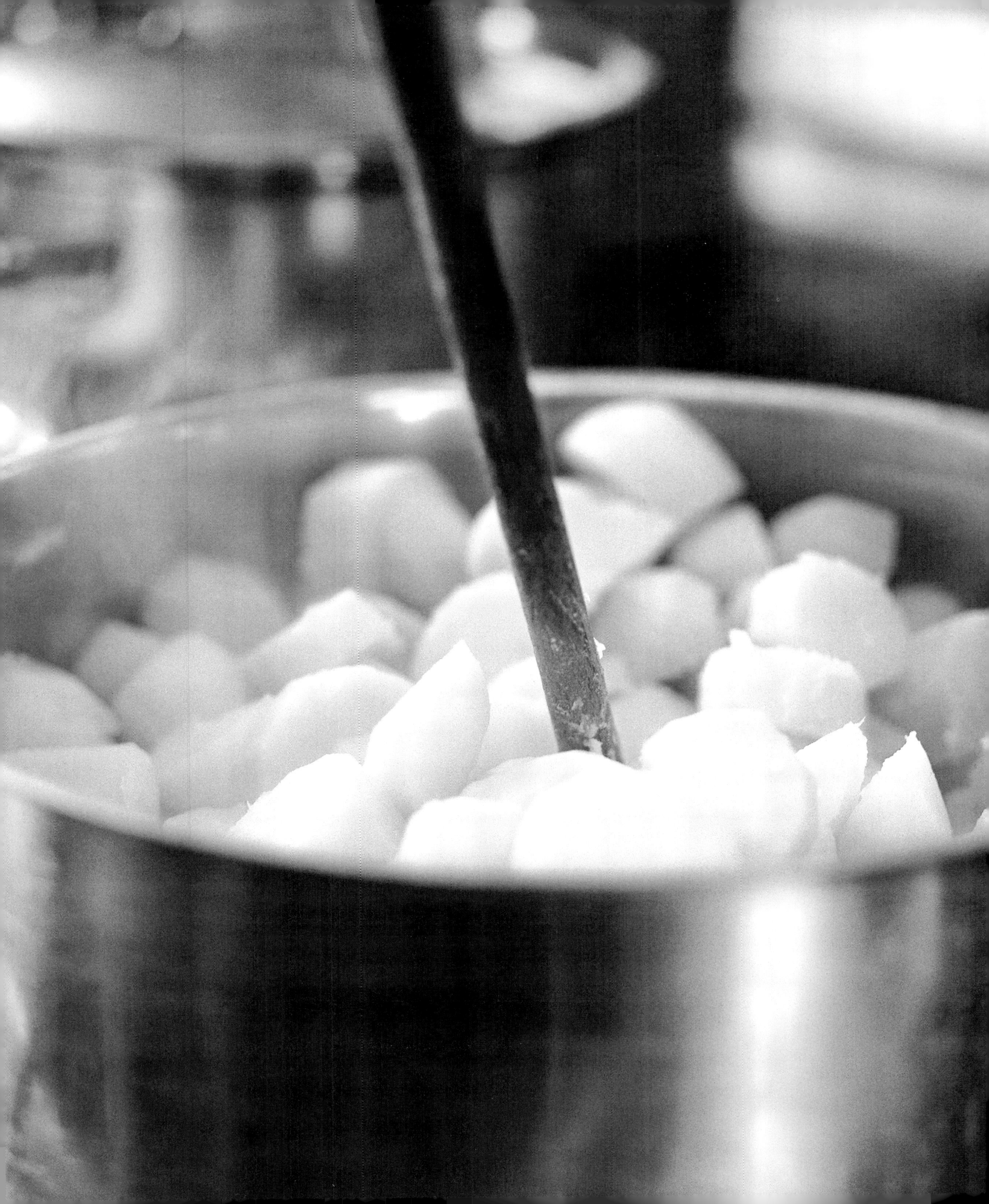

Kochen, Abdampfen, Sieden

Die tolle Knolle lässt sich äußerst vielseitig zubereiten. Sie schmeckt gekocht – mit und ohne Schale, knusprig braun gebraten, mit Kräutern gewürzt sowie püriert oder schön geformt – als Knödel, Gnocchi oder Fingernudeln.

Tipps

➡ Für Pellkartoffeln sind die Kleinen die Feinen. Sie werden gepellt und ganz gebraten oder im Fond geschwenkt, bis sie warm sind.

➡ Püree gelingt am besten, wenn die Kartoffeln mehlig sind, heiß gestampft und mit kochend heißer Milch verrührt werden.

➡ Große mehlige Kartoffeln sind für Kartoffelteige ideal, weil sie reichlich Stärke enthalten.

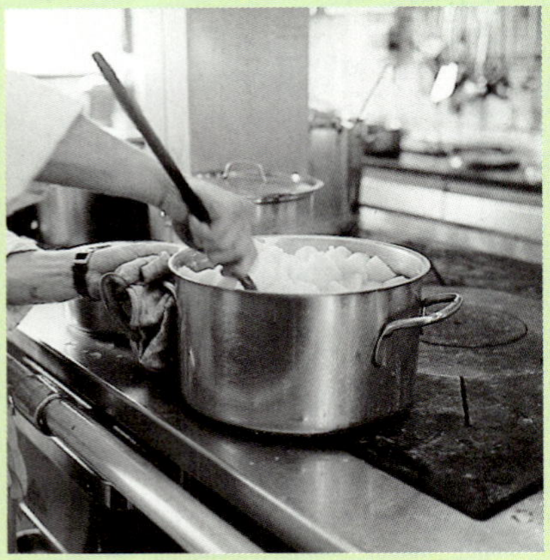

Welche Kartoffel passt wozu?

Fest kochende Kartoffeln platzen beim Kochen mit Schale nicht auf, sind schön fest, feinkörnig und gut geeignet für Salat, Salz- und Pellkartoffeln, aber auch für Bratkartoffeln. Vorwiegend fest kochende Kartoffeln springen beim Garen etwas auf und sind ideal für Salzkartoffeln sowie Pell- und Bratkartoffeln. Püree, Kartoffelpuffer, Suppen und Eintöpfe sowie Kartoffelteige gelingen am besten mit mehlig kochenden Kartoffelsorten. Diese platzen beim Kochen etwas stärker auf, sind trockener und grobkörniger.

Kochen und Abdampfen

Für Salzkartoffeln setzen Sie möglichst gleich große Kartoffelstücke in kaltem Wasser auf. Dabei die Kartoffeln mit Wasser bedecken – es darf etwa ein Zentimeter über den Kartoffeln sein. Den Topf schließen und das Wasser bei starker Hitze aufkochen lassen. Die Hitze verringern und die Kartoffeln kochen, bis sie weich sind. Dann abgießen und den Topf mit den Kartoffeln ohne Deckel noch einmal auf die heiße, aber bereits abgeschaltete Herdplatte stellen. Lassen Sie die Kartoffeln etwa zwei Minuten ausdampfen. Solange noch Flüssigkeit an den Kartoffeln haftet, brennt auch nichts an. Während des Abdampfens den Topf ein- bis zweimal hin und her rütteln, damit die Restflüssigkeit verdampfen kann. Für sämtliche Kartoffelteige ist das Abdampfen besonders wichtig. Denn je besser sie abgedampft werden, desto weniger Mehl oder Stärke muss unter die Kartoffelmasse gearbeitet werden (siehe Abbildung). Je weniger Feuchtigkeit in einem Knödel ist, desto besser hält er zusammen. Für Gnocchi sollten Sie die Kartoffeln schon am Vortag kochen, abdampfen lassen und anschließend bis zur Verarbeitung mit einem Küchentuch abdecken. Das Tuch entzieht den Kartoffeln den letzten Rest an Feuchtigkeit. Doch niemals mit Folie abdecken, sie bewirkt eher das Gegenteil.

Knödel – eine runde Sache

Kartoffelklöße werden immer aus mehlig kochenden Pellkartoffeln zubereitet. Nach dem Abdampfen die noch heißen Kartoffeln pellen, durch die Kartoffelpresse drücken und rasch mit Mehl, Ei,

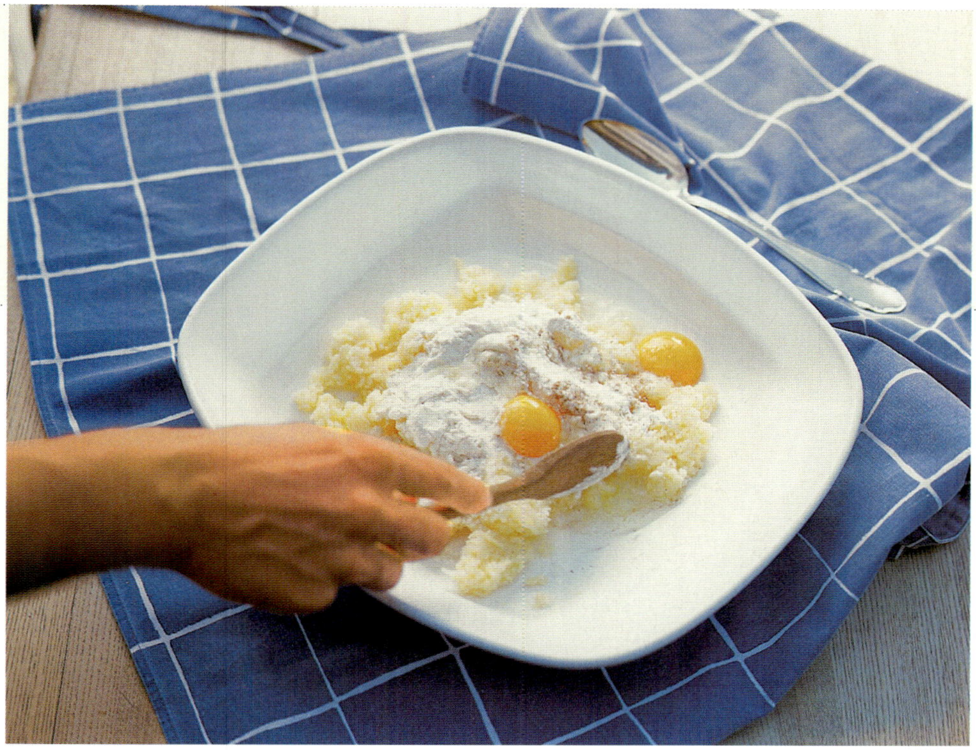

Aus mehlig kochenden Kartoffeln lassen sich köstliche Klöße zubereiten – eine ideale Beilage zu Gulasch oder Schweinebraten.

Salz, Pfeffer und einer Prise Muskat zu einem glatten Kartoffelteig verarbeiten. Für Knödel mit Topfen besteht der Teig zu zwei Dritteln aus Kartoffeln und zu einem Drittel aus trockenem Topfen sowie Ei und Gewürzen. Aus dem Kartoffelteig kleine oder mittelgroße Knödel formen und diese in reichlich kochendes Salzwasser gleiten lassen. Wenn sie an die Oberfläche steigen, den Deckel halb auflegen und die Knödel bei schwacher Hitze gar ziehen lassen. Wer Knödel mit einer dichten und glatten Oberfläche haben möchte, rührt etwas Weizenstärke mit kaltem Wasser an und gibt die Mischung ins Kochwasser.

Gnocchi & Co.

Auch der Teig für Gnocchi, Fingernudeln und Kartoffelmaultaschen wird aus mehlig kochenden Kartoffeln hergestellt und muss etwas fester sein als der Kloßteig. Die Konsistenz ist optimal, wenn sich der Teig leicht vom Schüsselrand löst. Für Gnocchi den Teig in kleine Klöße formen und diese mit einer Gabel flach drücken. Für Fingernudeln walnussgroße Portionen vom Teig abnehmen. Mit bemehlten Händen in Form rollen. Die Fingernudeln in siedendem Salzwasser kurz garen, herausnehmen und trocknen lassen, dann in Butter oder Schmalz braten.

Tipps

- Knödel und Gnocchi werden optimal, wenn die Kartoffeln nach dem Abgießen abdampfen.
- Kartoffelteig nie stehen lassen, sondern sofort verarbeiten, wenn der Probekloß gelungen ist.
- Beim Garziehen von Knödeln oder Fingernudeln darf das Kochwasser nur leicht sieden, sonst zerfallen sie.

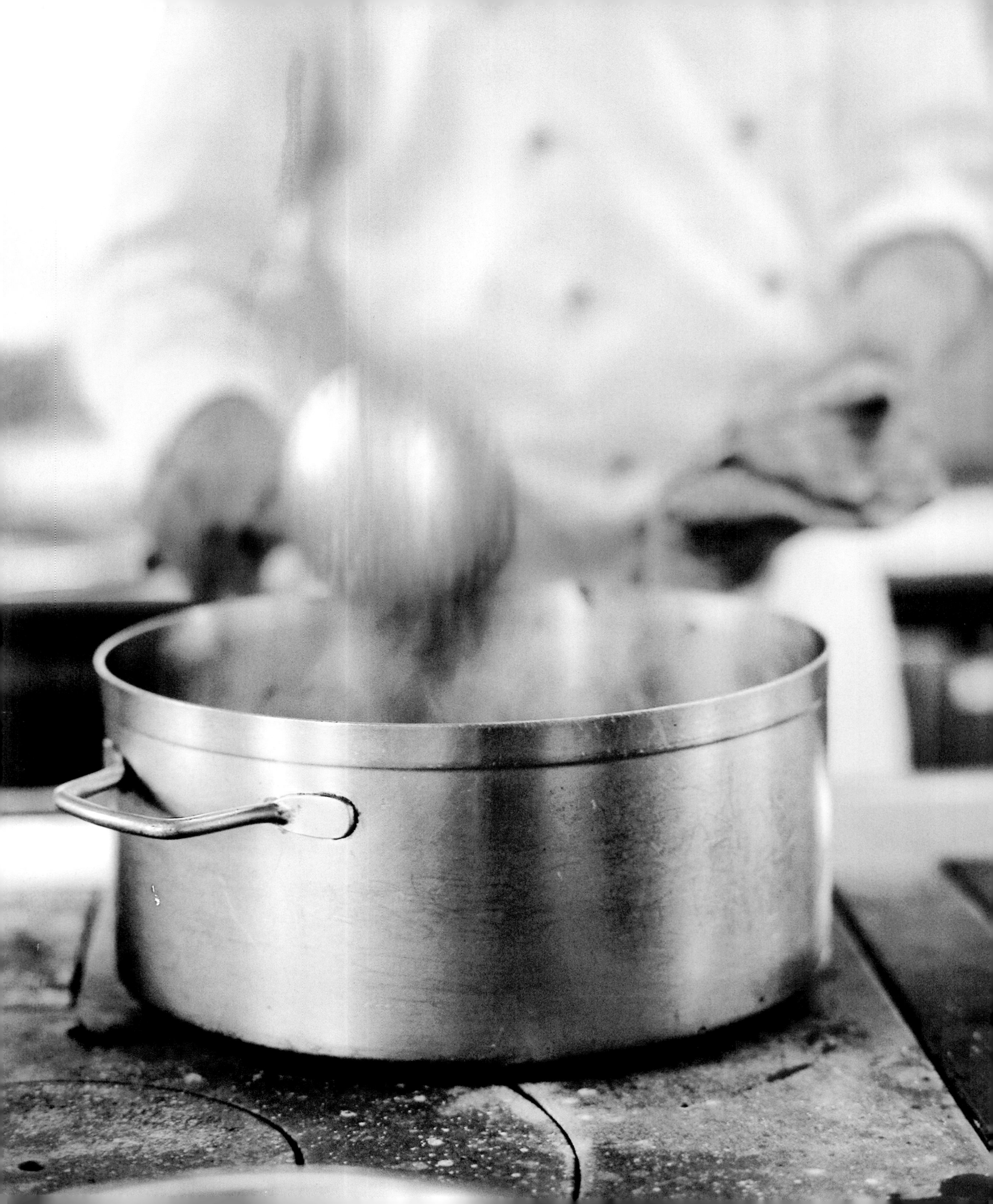

Kartoffel-Lauch-Maxime mit Sommertrüffel

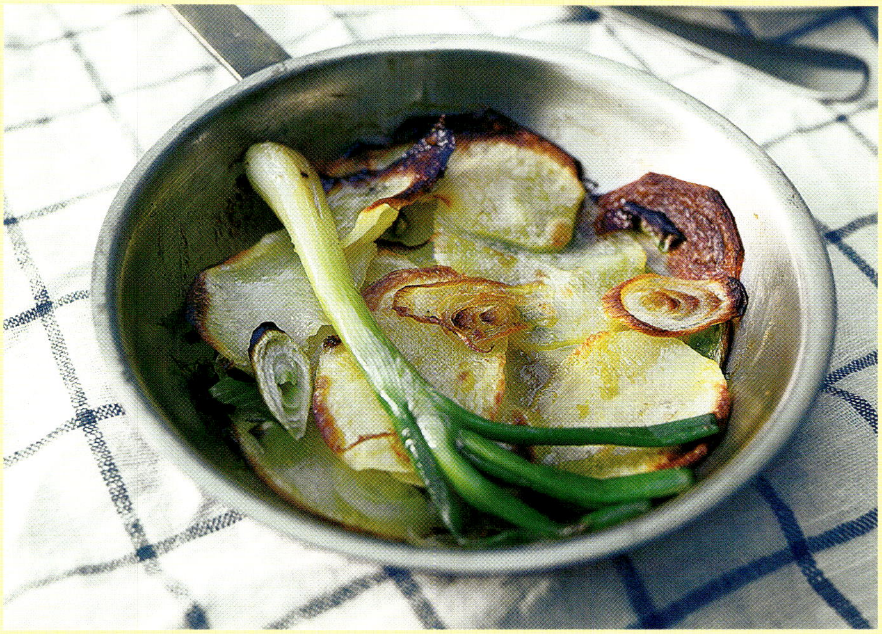

Für 4 Personen

- *4 große vorwiegend fest kochende Kartoffeln (z. B. Agria)*
- *1 große Lauchstange*
- *5 Rosmarinnadeln*
- *Salz*
- *frisch gemahlener Pfeffer*
- *100 g Butter*
- *1 Sommertrüffel (ca. 40 g)*

- Die Kartoffeln schälen und in etwa 2 mm dünne Scheiben hobeln. Den Lauch putzen, längs aufschneiden, gründlich abbrausen und ebenfalls in etwa 2 mm dünne Scheiben schneiden.

- Den Backofen auf 210 °C vorheizen. Die Rosmarinnadeln fein hacken. Kartoffel- und Lauchscheiben mit den Rosmarinnadeln mischen, salzen und pfeffern. Die Mischung etwa 1 1/2 cm hoch in einer ofenfesten Form verteilen.

- Die Butter in einem Topf zerlassen und gleichmäßig über die Kartoffel-Lauch-Mischung gießen. Das Gemüse im Backofen (Mitte) in etwa 25 Minuten goldgelb backen.

- Die Form herausnehmen und das Gemüse auf vorgewärmten Tellern anrichten. Reichlich Sommertrüffel darüber hobeln.

- Dazu passen hauchfeine Scheiben von der Kalbskeule, die roh mit einer Mischung aus Olivenöl, Zitronensaft, Salz, Pfeffer und frisch geriebenem Parmesan mariniert werden.

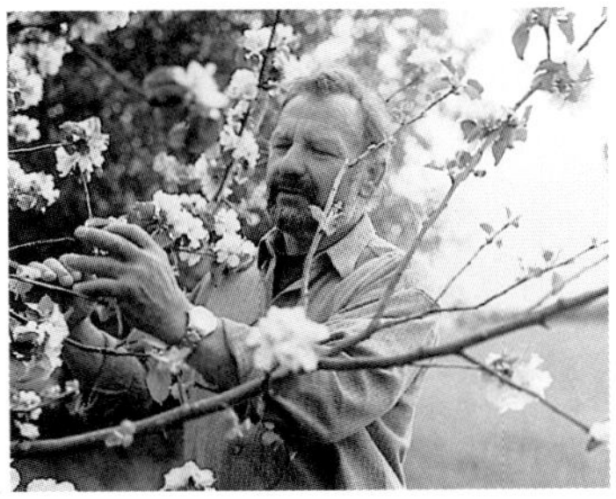

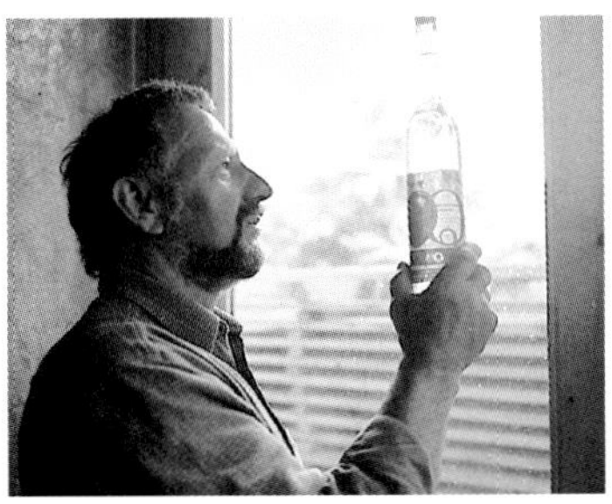

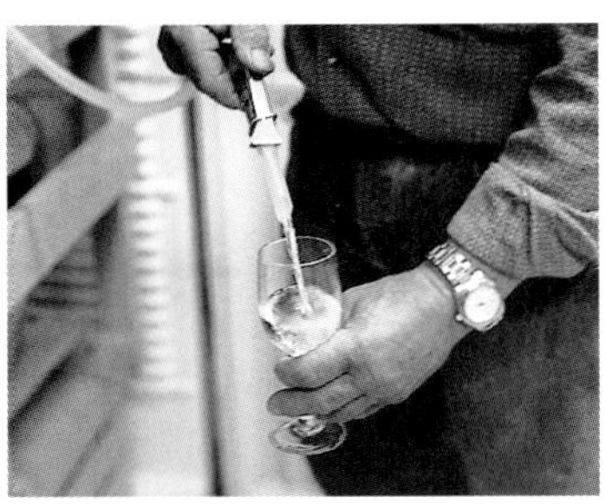

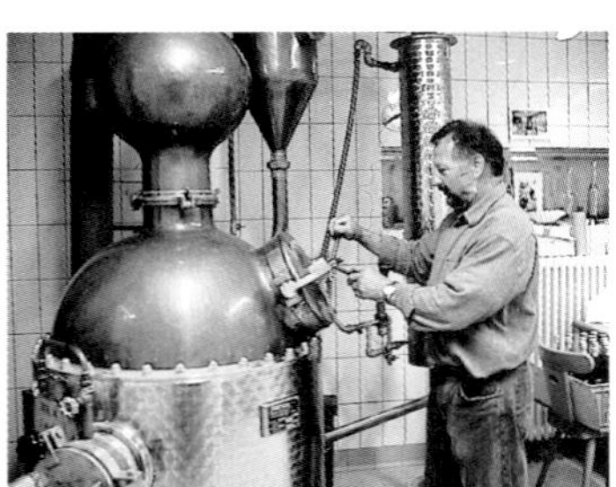

Ernten. Maischen. Reifen. Brennen.
Der Feinbrand wird am Schluss mit Wasser verdünnt und auf die gewünschte Trinkstärke gebracht.

Eine klare Sache

Man könnte sagen, dass ich zum Schnapsbrennen gekommen bin wie die Jungfrau zum Kind, aber der Vergleich hinkt ein bisschen. Auch wenn es ein besonders merkwürdiger Weg war, wie ich zum Festl, dem Schnapsbrenner von Herrmannsdorf, geworden bin, es war mit Sicherheit der richtige.

Von Haus aus bin ich eigentlich Maurer und in den Anfangszeiten von Herrmannsdorf hatte ich dort sogar einmal beruflich zu tun. Gefallen hat mir das damals schon sehr. Auf einem Fest, bei dem Karl Ludwig Schweisfurth auch dabei war, bin ich mit ihm ins Gespräch gekommen – er hat sich ja immer für alle Menschen um sich herum interessiert. Ich habe ihm halb im Scherz, halb ernst gemeint vorgeworfen, dass es in Herrmannsdorf vom Bäcker bis zum Schweinezüchter, vom Gärtner bis zum Bierbrauer alles gäbe – nur der Schnaps fehle eben noch. Tatsächlich ist Schweisfurth darauf eingegangen und forderte mich auf, das doch zu machen, wenn ich es könnte. Nun muss ich sagen, dass ich selbst von einem ganz kleinen landwirtschaftlichen Anwesen her komme und mich deshalb auskenne. Maurer habe ich nur gelernt, weil so ein »Gütl«, wie wir das in Bayern nennen, natürlich nie genug abwirft, um sich davon ernähren zu können.

Das war nun eine ganz andere Herausforderung für mich. Alles musste hochoffiziell gemacht werden, mit allen amtlichen Auflagen und Voraussetzungen. Das Beste war, dass in Schweisfurths Familie jemand eine Brennlizenz hatte – Grundlage für jede professionelle Verwertung von Schnapsbrennerei. Wir haben ein Brenngerät angeschafft, das so gebaut ist, dass man die ganze Arbeit in zwei Arbeitsgängen machen muss – es gibt da verschiedene Möglichkeiten. Ich habe mich weiter informiert, was alles zu tun ist, mit Ämtern verhandelt, denn es muss genau festgelegt werden, wie viel Schnaps pro Jahr gebrannt werden darf. Unsere Mengen sind klein – wir wollen nur für unseren Hofmarkt und die Herrmannsdorfer Landwerkstätten edle Tropfen anbieten. Im Jahr brennen wir ungefähr 250 Liter Schnaps. Selbstverständlich unterliegen wir strengsten Kontrollen, wie jeder andere auch, der dieses Gewerbe betreibt.

Wir verwerten das Obst aus den so genannten Sonnenfallen in Herrmannsdorf. Das sind hufeisenförmig angelegte Hecken, die nach Süden ausgerichtet sind, wo es besonders gut gedeihen kann. Wichtig für einen guten

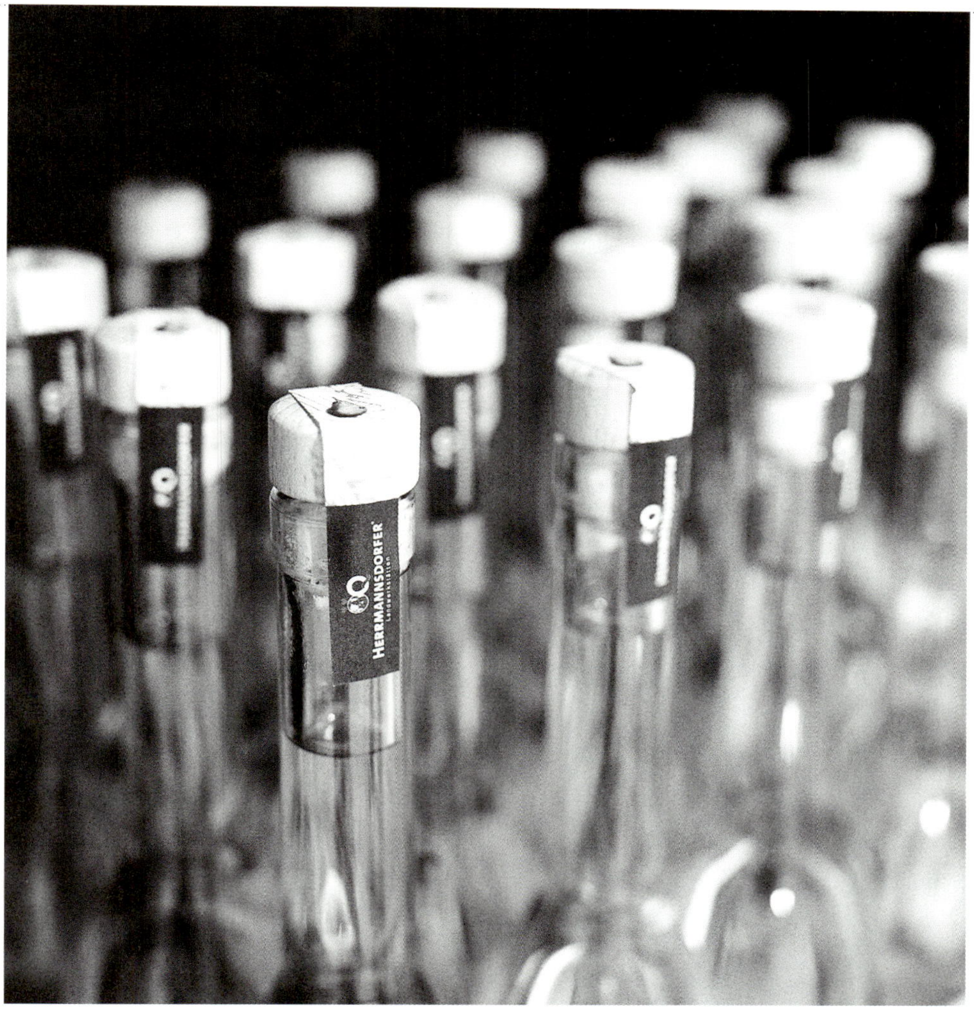

Zwetschgen-, Apfel-, Birnen- und Williams-Christbirnenschnaps. Die Flaschen werden von Hand abgefüllt und ebenfalls von Hand etikettiert.

Ich muss zugeben, dass ich früher auch schon mal ein paar meiner eigenen Äpfel eingemaischt und auch das Brennen ausprobiert habe – ich wusste also, wie es anzupacken war. Jeder Bauer macht das mit seinem Obst. Natürlich nur für den Hausgebrauch.

Obstschnaps ist, dass Zwetschgen und Äpfel ganz ausgereift sind, ehe sie verwendet werden, sie müssen »fruchtig« sein – entsprechend schmeckt dann auch der Schnaps. Essenziell für einen hervorragenden Geschmack ist die Zeit der Reifung, denn das macht die Qualität aus. Je länger der Schnaps lagern kann, desto milder, öliger, fruchtiger schmeckt er dann.

Ich mache meine Arbeit mit großer Lust und Leidenschaft. Die Brennerei gibt es jetzt seit 1995 und ich bin froh, dass sich Karl Ludwig Schweisfurth entschließen konnte, sie zu installieren. Sie ist hier in dem ökologischen Betrieb eigentlich das Tüpfelchen auf dem i. Manche Dinge müssen einfach sein – zur Abrundung des Gesamten.

Sylvester Schwaiger, Schnapsbrenner

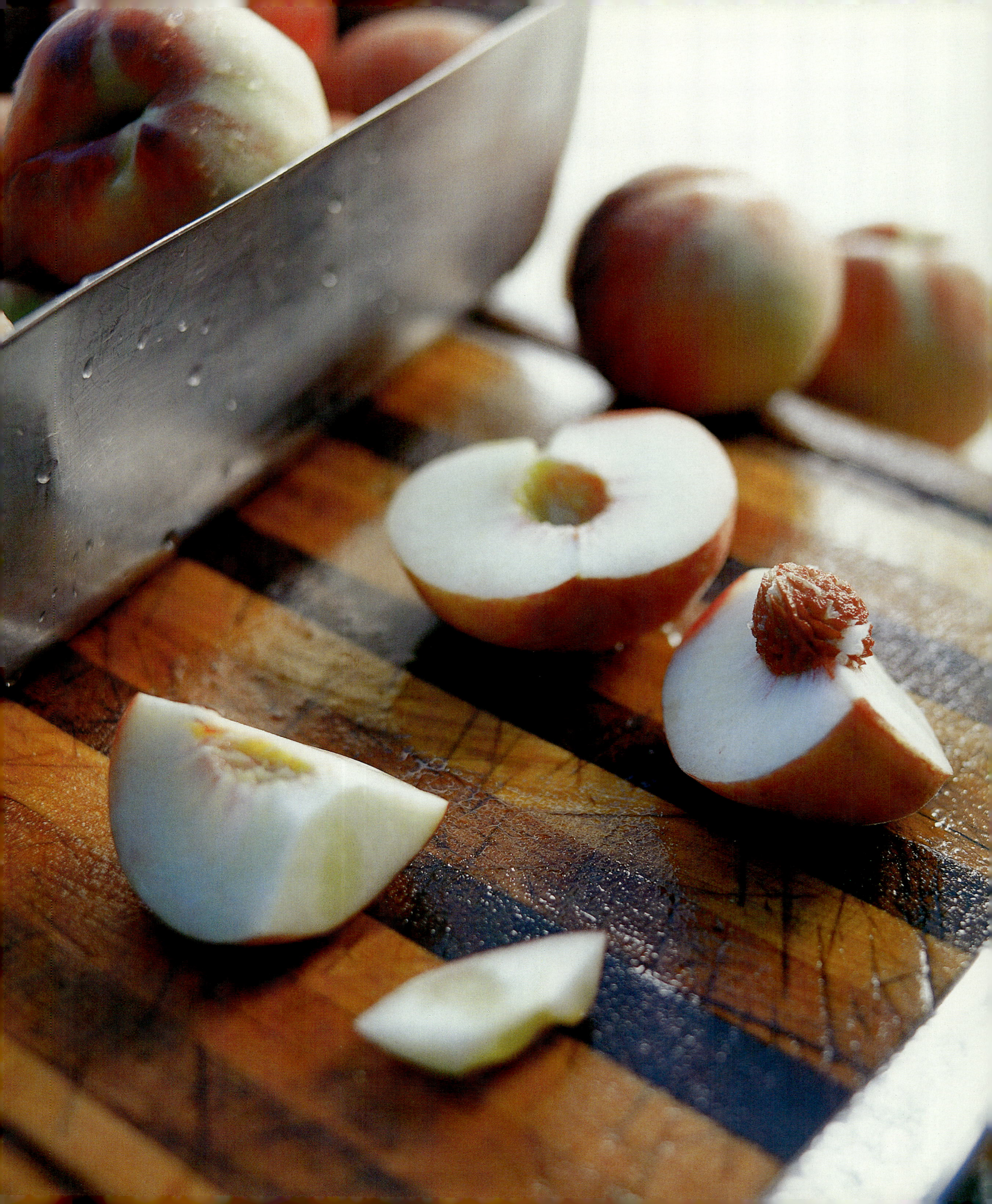

Thielemanns kleine Warenkunde

***Obst.** Knackige Äpfel, saftige Birnen, pralle Kirschen, verführerisch aussehende Pfirsiche und herrlich duftende Beeren gehören zum Standardangebot der Märkte und Obsthändler. Außerdem bereichern eine Fülle an exotischen Früchten das Sortiment.*

Frisch und duftend

Kaufen Sie Obst in bedarfsgerechten Mengen und orientieren Sie sich an dem saisonalen Angebot. Lassen Sie sich nicht täuschen, denn ein malerisches Äußeres ist keine Garantie für einen guten Geschmack. Ob Steinobst oder Kernobst, Beeren oder Exoten, Obst muss frisch aussehen und angenehm duften. Frisches Obst darf weder zu hart noch zu weich sein und keine Druckstellen haben. Auch der natürliche Reif auf Himbeeren, Pflaumen und Trauben signalisiert Frische. Wenn Sie Fehlkäufe vermeiden möchten, bitten Sie Ihren Händler um eine Kostprobe. Es ist zwar nicht üblich, aber ein Biss genügt, um festzustellen, ob der rote Apfel geschmacklich hält, was er optisch verspricht. Oft sind die »Schönen« geschmacklos, zu sauer oder mehlig.

Mit Kern oder Stein

Beim Kernobst stehen die Äpfel mit ihrer Geschmacksvielfalt an erster Stelle auf der Hitliste der Früchte. Aus dem herb-säuerlichen Boskoop, dem süßen Cox Orange oder der saftigen Goldparmäne lassen sich sehr verführerische Desserts und köstliche Kuchen kreieren. Die aromatischen und süßen Birnen rangieren an zweiter Stelle. Beliebt ist die saftreiche Alexander Lucas oder die hellgelbe Williams Christ. Wählen Sie beim Kernobst die weißschaligen Pfirsiche mit ihrem rosafarbenen Kern, möglichst aus der Region – sie schmecken unübertroffen aromatisch. Nutzen Sie die kurze Saison der orangegelben Aprikosen mit ihrem feinen, leicht säuerlichen Aroma und greifen Sie zu, wenn es die prallen Süßkirschen gibt.

Beliebte Exoten

Alle exotischen Früchte, die konventionell angebaut werden, gibt es auch als Bioprodukt. Meine Favoriten sind Ananas, Bananen, Feigen, Mango und Melonen. Was Zitrusfrüchte angeht, kommen Orangen, diese allerdings nur im Winter, rosa Grapefruits, Zitronen und Limetten zum Einsatz. Doch die Banane verwende ich am liebsten, weil sie einen guten Eigengeschmack hat und vielseitig verwendbar ist. Bei den Melonen bevorzuge ich die grün gestreifte Charentais-Melone mit ihrem duftenden, orangegelben Fruchtfleisch.

Wissenswertes

***Beerenobst** ist sehr empfindlich und leicht verderblich. Wegen der süßsäuerlichen Frische ist es sehr beliebt.*

*Typisch für **Kernobst** ist der Stiel, ein Überbleibsel der Blüte, und im Innern ein festes Kerngehäuse.*

***Zitrusfrüchte** sind von einer dicken Schale umgeben, die ätherische Öle enthält.*

*Früchte, die zum **Steinobst** gehören, haben ein saftiges Fruchtfleisch und einen einzelnen Stein.*

Schälen, Entkernen, Häuten

Je naturbelassener die Früchte zubereitet werden, desto besser. Doch manche Obstsorten müssen vor der Verarbeitung gewaschen oder abgerieben werden, andere sollten Sie, je nach Verwendung, schälen oder häuten, entkernen oder entsteinen.

Tipps

➡ Das empfindliche Beerenobst nur kurz abbrausen. Himbeeren gar nicht waschen.

➡ Johannisbeeren am besten mit der Rispe waschen, dann die einzelnen Beeren mit einer Gabel abzupfen.

➡ Frische Beeren lassen sich leicht mit dem Pürierstab pürieren. Das Beerenpüree ist Grundzutat für Sorbets, Cremes und Fruchtsuppen.

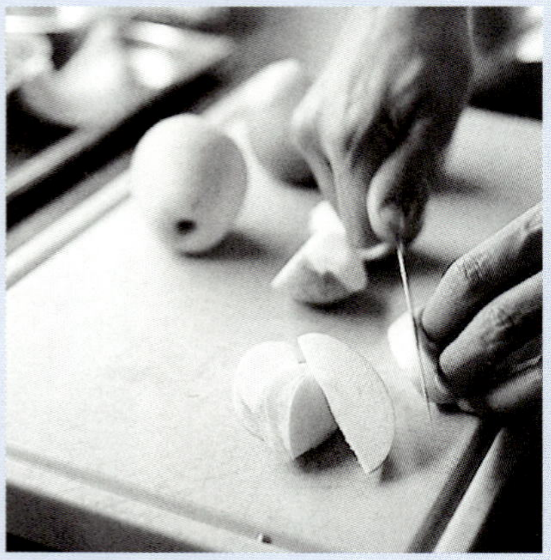

Dünn schälen

Ob ich Äpfel, Birnen, Pfirsiche oder Aprikosen schäle, hängt vom Verwendungszweck ab. Wenn die Zubereitung wie beim Karamellisieren von Früchten nur kurz ist, bleibt die Schale dran, bei längeren Zeiten, wie beim Backen, wird das Obst geschält. Bei Zitrusfrüchten wird sowohl die äußere Schale als auch die weiße Haut, die direkt darunter liegt, entfernt. Mangos und Papayas haben eine etwas dickere Schale, die mit einem scharfen Messer entfernt werden muss. Das gilt auch für Ananas, bei der neben den so genannten braunen Augen auch ein Teil des Strunks weggeschnitten werden muss. Äpfel werden spiralförmig abgeschält und bei Birnen wird die Schale längs in dünnen Streifen entfernt. Die Schale dünn wegschneiden, denn direkt unter der Schale sind wertvolle Inhaltsstoffe.

Entkernen und Entsteinen

Ganze Äpfel und Birnen lassen sich leicht mit einem Entkerner vom Kerngehäuse befreien. Oder Sie teilen die Früchte in Spalten und schneiden aus jeder Spalte die Kerne heraus (siehe Abbildung). Melonen halbieren und mit einem Löffel die Kerne herauskratzen. Die Melonenkerne können Sie mit Zucker kurz ansetzen, dann durch ein Sieb drücken und den Saft mit Zucker aufkochen lassen. Mit diesem köstlichen Melonensaft können Sie marinierte Melonen geschmacklich abrunden. Pfirsiche und Aprikosen an der Naht rundum bis zum Stein durchschneiden. Die Hälften gegeneinander drehen und den Stein entfernen. Gewaschene Kirschen entstielen und mit einem speziellen Kirschentsteiner von den Steinen befreien. Bei Mangos das Fruchtfleisch längs zur breiten Seite – so verläuft der Kern – beidseitig in Scheiben abschneiden. Das übrige Fleisch am Stein ablösen.

Pfirsiche häuten

Zum Marinieren und für Sorbets sollten Sie Pfirsiche häuten. So gelingt's: Die Haut an einer Stelle mit einem Messer über Kreuz einritzen. Die Pfirsiche, je nach Reifegrad, zehn bis 15 Sekunden in kochendem Wasser blanchieren, herausnehmen und in Eiswasser abschrecken, damit die Früchte nicht nachgaren. Danach lässt sich die Haut leicht abziehen.

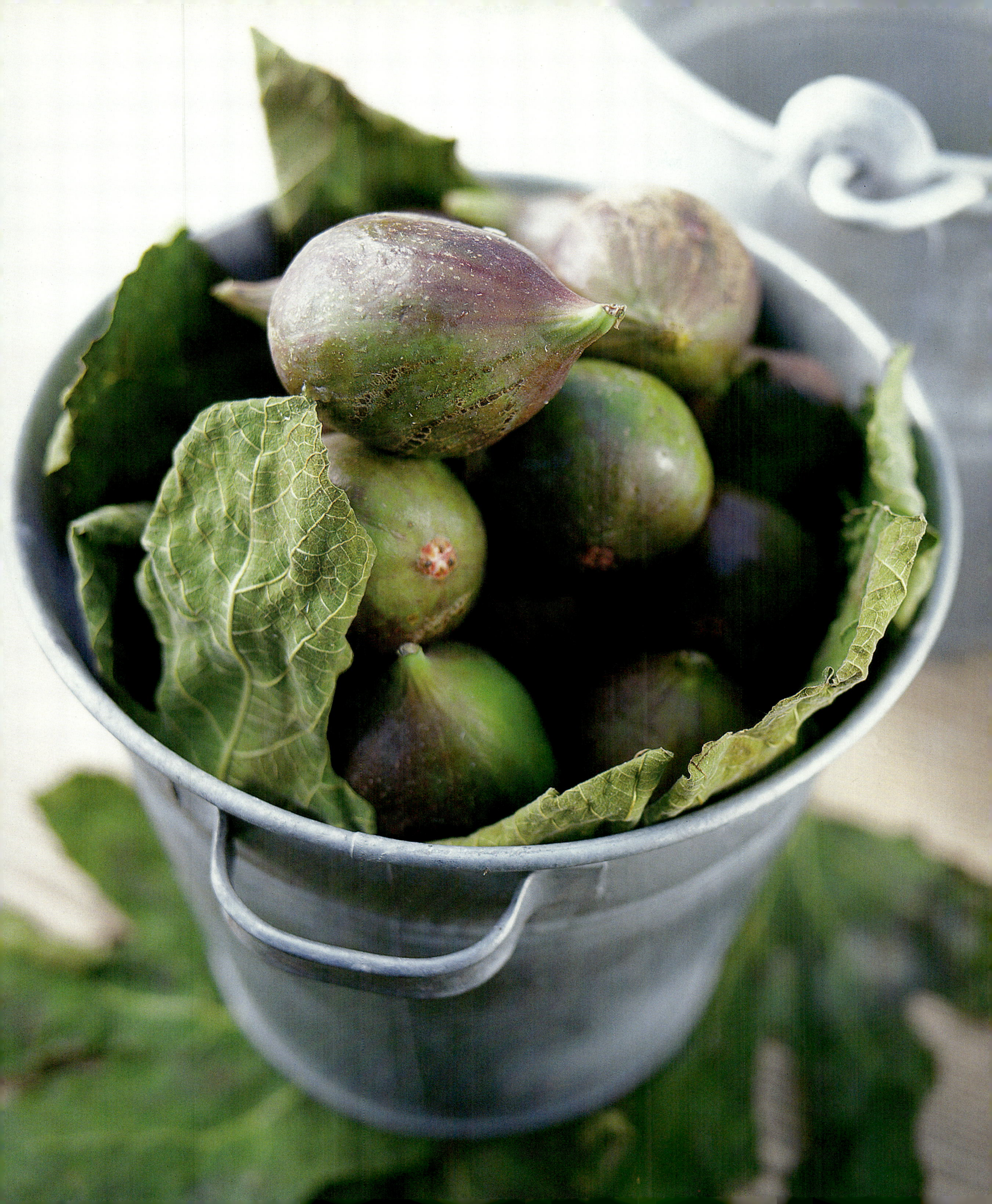

Kompott, Ragout, Kaltschale

So vielfältig wie das Obstangebot ist, so abwechslungsreich lassen sich Früchte zubereiten: Sie eignen sich für Kompott und Ragouts, zum Marinieren und Backen, für Gelees und Sorbets, Grützen und Sülzen sowie für Kaltschalen und Fruchtsalate.

Tipps

➡ Wenn Früchte, zum Beispiel Aprikosen, weich und sauer sind, eignen sie sich gut zur Herstellung von Marmelade.

➡ Dabei kann Zucker den sauren Geschmack etwas ausgleichen.

➡ Läuterzucker eignet sich zum Marinieren und für Sorbets. Dafür Wasser und Zucker im Verhältnis 1:1 aufsetzen und einmal aufkochen lassen.

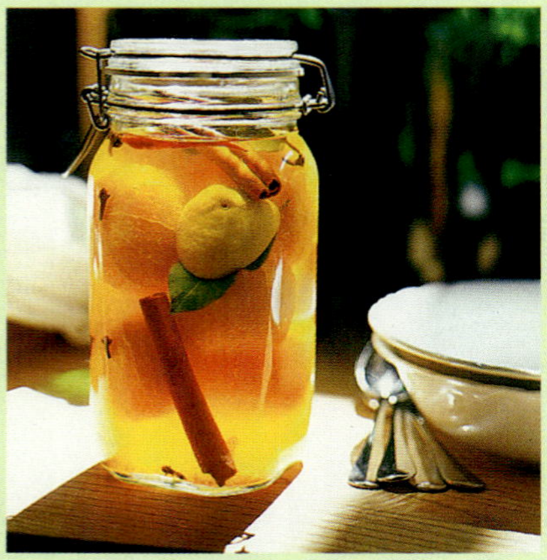

Kompott – Früchtchen im Sud

Für Kompott bleiben Stachelbeeren ganz, Äpfel und Birnen werden in Stücke geschnitten. Dann in einem kleinen Topf Zucker karamellisieren, mit etwas Weißwein ablöschen und den Zucker auflösen. Mit Zitronenschale und Vanillepulver würzen und alles einige Minuten köcheln lassen. Nach Belieben etwas Weizenstärke mit kaltem Wasser anrühren und den Sud damit binden. Die Zitronenschale entfernen und den heißen Sud über die Früchte gießen und ziehen lassen. Für Rhabarberkompott die Stangen schälen und in Stücke schneiden. Die Schalen in einer Mischung aus Wasser, Zucker, Weißwein, Zitronenschale und Mark von einer halben Vanilleschote etwa zehn Minuten kochen lassen; die Schalen herausnehmen. Die Rhabarberstücke in mehreren Etappen in diesem Sud kurz blanchieren, wieder herausnehmen und beiseite stellen. Den Sud mit angerührter Weizenstärke verrühren, sodass er leicht sämig ist, und abkühlen lassen. Den kalten Sud über die Rhabarberstücke geben. Das Kompott schmeckt gut zu Schokoladen- oder Vanilleeis und mit Sahne.

Obst als Ragout

Feste Äpfel, Birnen und Kirschen schmecken wunderbar als Obstragout. So gelingt's: Zucker in einer Pfanne karamellisieren. Ganze Kirschen, Apfel- oder Birnenspalten dazugeben und kurz andünsten. Kirschragout eventuell mit etwas Kirschwasser flambieren, das gibt dem Ragout ein besonderes Aroma. Zum Abrunden ein Stück Butter oder einen Klecks Crème fraîche untermischen und mit goldbraun gerösteten Mandeln oder Walnüssen anrichten.

Gelees und Sorbets

Basis erfrischender Fruchtgelees ist der Saft der jeweiligen Frucht. So gelingt's: Das Obst in Zuckerwasser verkochen und für ein trübes Gelee durch die flotte Lotte passieren. Wenn das Gelee klar sein soll, das Obst durch ein Sieb abgießen oder in ein Tuch geben und den Saft ausdrücken. Gelatine einweichen und tropfnass im heißen Fruchtsaft auflösen. Im Kühlschrank fest werden lassen. Nach Belieben noch frische Obststücke unterheben. Für Sorbets püriere ich zwei Drittel frische Früchte – nicht zu fein – mit einem Drittel Läuterzucker.

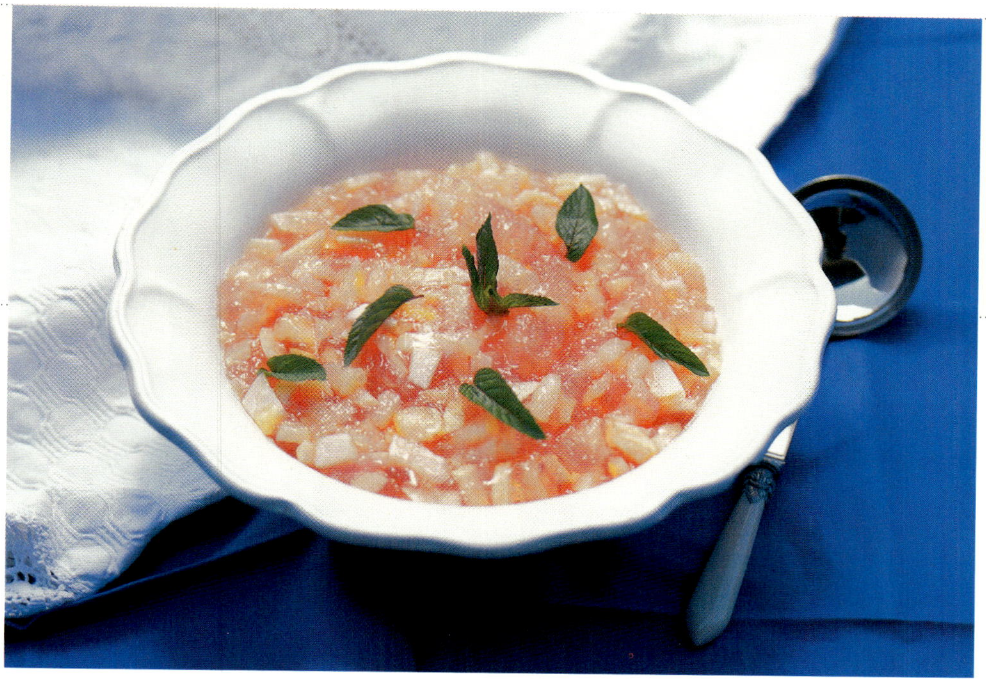

Kalte Fruchtsuppen haben eine lange Tradition: Sie schmecken aus rohen und gekochten Früchten oder aus Fruchtpüree mit frischen Obststückchen.

Marinieren und Einlegen

Weil reife Südfrüchte sehr süß sind, serviere ich sie entweder frisch oder eingelegt in einer Marinade aus Zitronensaft und Läuterzucker. Auch heimisches Obst – Äpfel, Zwetschgen, Aprikosen, Pfirsiche – schmeckt eingelegt sehr gut. Zwetschgen können in einem leichten trockenen Rotwein eingelegt werden. Aprikosen schmecken süßsauer mariniert zu Fleischgerichten. So gelingt's: Die vorbereiteten Aprikosen mit einer heißen Marinade aus Essig, Weißwein, Zucker, Nelke und Zimt übergießen. Frische Feigen, nur ein paar Stunden eingelegt in einer Mischung aus Portwein oder Madeira, Läuterzucker und Zitrone, schmecken als Dessert sehr gut.

Kaltschalen

Fruchtsuppen aus möglichst säuerlichen Früchten schmecken mit einem hohen Fruchtanteil am besten. Für eine Kirschkaltschale bereite ich zunächst aus Wasser, Wein, Zucker und Kirschen einen Kirschfond zu, unter den mische ich dann frische, entsteinte Süßkirschen. Pfirsich- oder Aprikosenkaltschale stelle ich aus gehäuteten Früchten her. So gelingt's: Die Früchte mit Weißwein, Zucker und Aromaten, wie Zitronensaft und Vanillepulver, verkochen. Diese Mischung fein pürieren und eventuell durch ein Sieb streichen. Zum Servieren reife, rohe Pfirsich- oder Aprikosenstücke untermischen. Nach Belieben mit Crème fraîche anreichern.

Empfehlungen

- *Beeren und Kompott aus Steinobst schmecken herrlich frisch mit fein geschnittener Minze oder Zitronenmelisse.*
- *Die Schale von Orangen und Zitronen passt gut zu poelierten Gerichten, die mediterran zubereitet werden.*
- *Ein Spritzer Zitronensaft verleiht kurz gebratenem Gemüse oder gedünstetem Wurzelgemüse einen besonderen Kick.*
- *Limettensaft eignet sich hervorragend zum Marinieren von Fleisch und Fisch.*

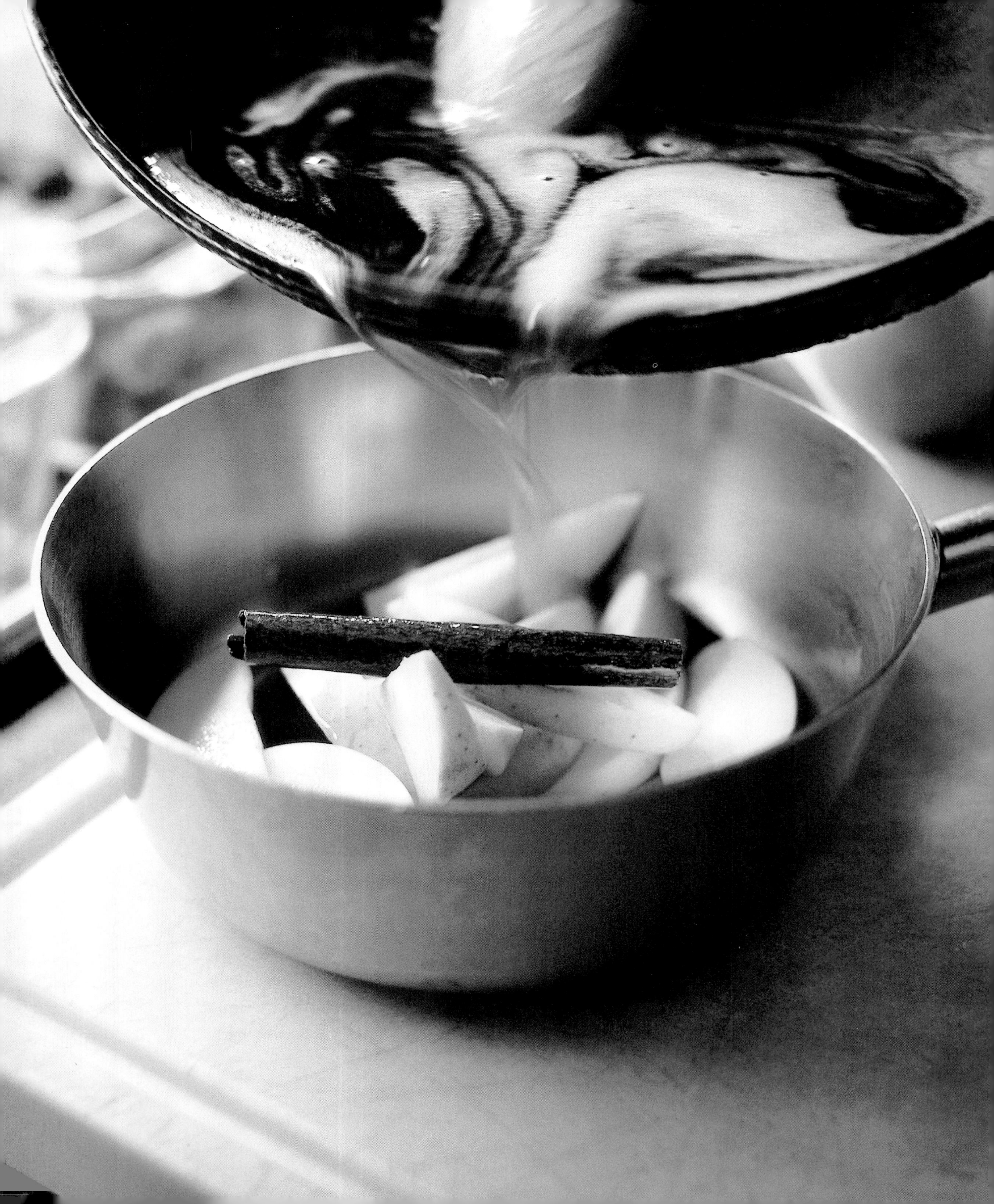

Eingelegte Äpfel mit Orange

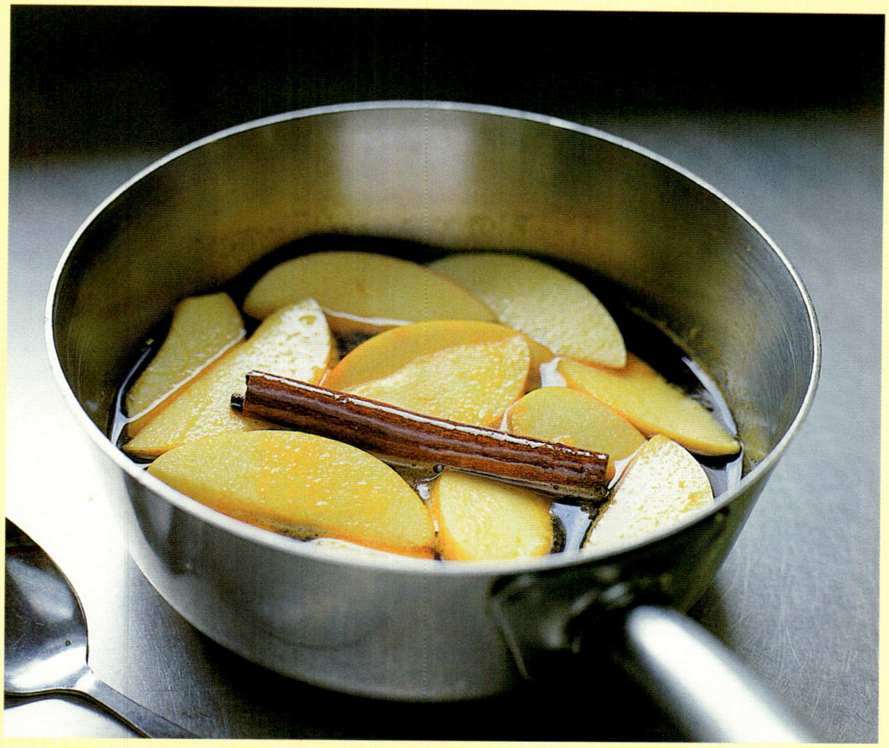

Für 4 Personen

- *4 Äpfel (Cox Orange)*
- *3 saftige Orangen*
- *100 g brauner Zucker*
- *ca. 3 cm Ingwer*
- *1 Gewürznelke*
- *4 cm Zimtstange*
- *4 cl Campari*

● Äpfel vierteln, schälen und vom Kerngehäuse befreien. Orangen auspressen. Den Zucker in einer Pfanne hellbraun karamellisieren lassen. Orangensaft angießen und alles 5 Minuten bei schwacher Hitze köcheln lassen.

● Den Ingwer schälen und in feine Scheiben schneiden, zusammen mit Nelke und Zimtstange in den Orangensaft geben, zugedeckt bei schwacher Hitze 15–20 Minuten ziehen lassen.

● Den Campari hinzufügen. Die Äpfel in eine Schüssel geben und mit der heißen Flüssigkeit übergießen. 1 Tag zugedeckt kalt stellen.

● Sie können die Äpfel warm oder kalt servieren. Dazu passen cremige Süßspeisen, z. B. Bayerische Creme, Vanillesahne und frische Waffeln.

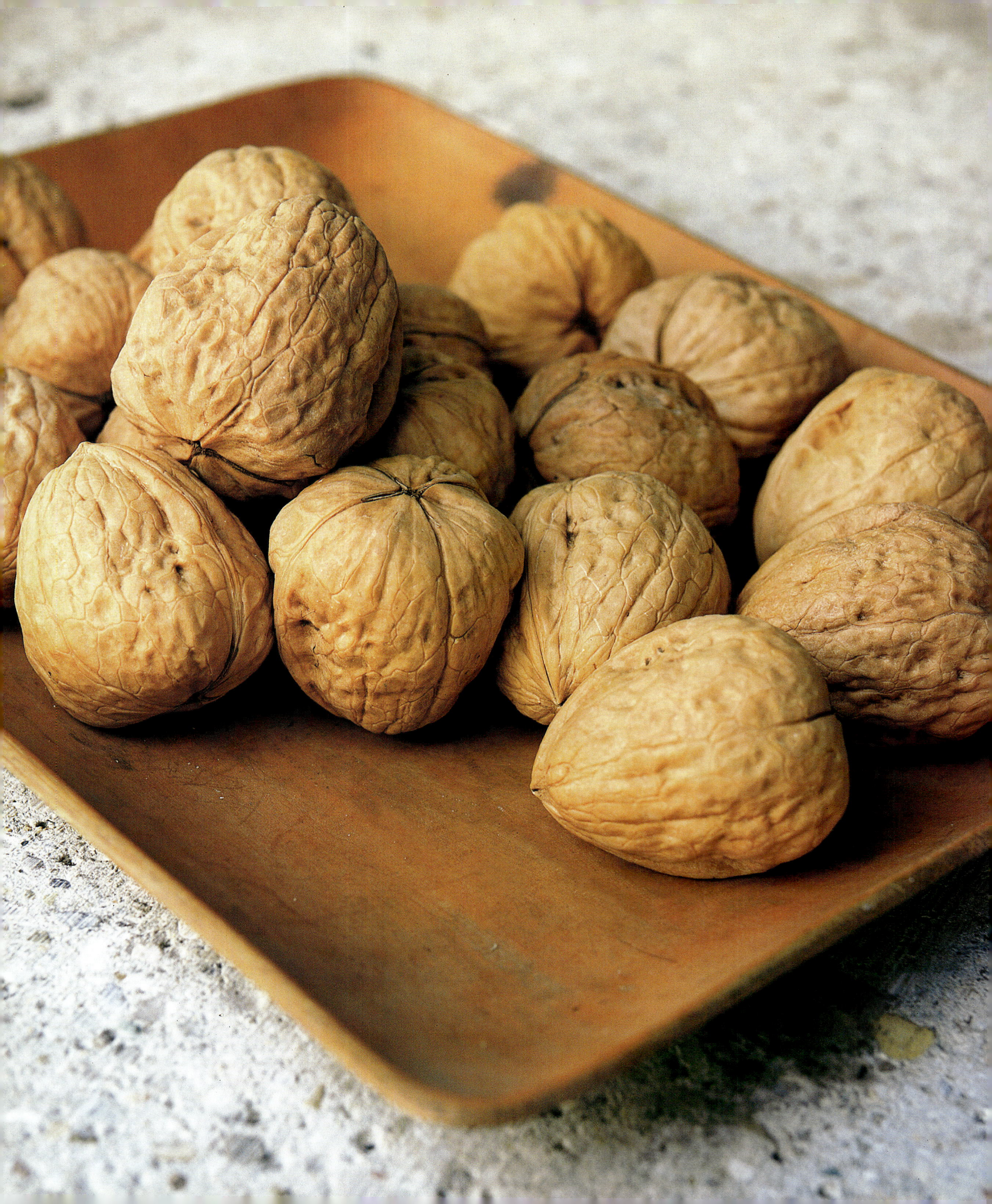

Thielemanns kleine Warenkunde

***Walnüsse und Esskastanien** gehören zum Schalenobst, sind also essbare Samen von Früchten, kurz Nüsse genannt. Walnüsse sind zwar fettreich, aber ebenso vielseitig verwendbar wie die sehr stärkereichen Esskastanien mit ihrem süßen Geschmack.*

Schwarze Nüsse

Wenn die Walnüsse noch unreif und grün sind, muss das Schalenobst geerntet werden, damit es in einem längeren Prozess zu »schwarzen Nüssen« verarbeitet werden kann. Dafür von jeder Nuss am oberen und unteren Ende jeweils ein etwa zwei bis drei Millimeter starkes Stück abschneiden, sodass die Nüsse an beiden Seiten offen sind (dabei unbedingt Handschuhe tragen). Mithilfe einer Rouladennadel sämtliche Nüsse mehrmals durchlöchern und zwei Wochen in kaltem Wasser wässern. Währenddessen das Wasser täglich wechseln, damit die Blausäure nach und nach entzogen wird. Nach dem Wässern aus vier Kilogramm Zucker und vier Liter Wasser Läuterzucker herstellen, abkühlen lassen und die Nüsse darin über Nacht einlegen. Am nächsten Tag die Flüssigkeit abpassieren, ein Kilogramm Zucker dazugeben und aufkochen lassen. Die Mischung abkühlen lassen und zu den Nüssen geben, sodass sie knapp bedeckt sind. Den Vorgang sollten Sie etwa zehn Mal wiederholen. Zuletzt Flüssigkeit samt Nüssen wiederum zum Kochen bringen, heiß in Einmachgläser füllen. In der Weihnachtszeit können sie mit Sahne, zu Topfencreme, Panna Cotta, Eiscreme oder zarten Waffeln gegessen werden.

Schälnüsse

Frisch geerntete Nüsse, auch Schälnüsse genannt, sind eine Spezialität in Weinbaugebieten. Ich verarbeite sie in einem früheren Stadium, wenn sich das innere, später braune Häutchen noch nicht gebildet hat. Wenn es doch schon vorhanden ist, werden die Nüsse blanchiert und von der Haut befreit. So schmecken sie ausgesprochen frisch und passen gut zu Vorspeisen in Verbindung mit Wild, zu Salaten oder mariniertem Wurzelgemüse. Aber auch pur sind sie ein Genuss, dann kommt der frische Nussgeschmack noch besser zur Geltung.

Esskastanien

Bevor Sie Maronen verarbeiten können, müssen sie geschält werden. Dafür die Kastanien beidseitig kreuzweise einritzen, in einer dunklen Pfanne in den vorgeheizten Backofen schieben. Durch die trockene Hitze platzt die Schale auf und lässt sich samt Innenhaut entfernen.

Tipps

➡ Frisch geerntete Nüsse sind eine beliebte Spezialität in Weinregionen.

➡ Durch das mehrmalige Wässern der unreifen Nüsse wird die Blausäure entfernt, die in diesem Reifestadium noch enthalten ist.

➡ »Schwarze Nüsse« dann frühestens zur Weihnachtszeit verzehren. Sie passen am besten zu fettreichen Süßspeisen.

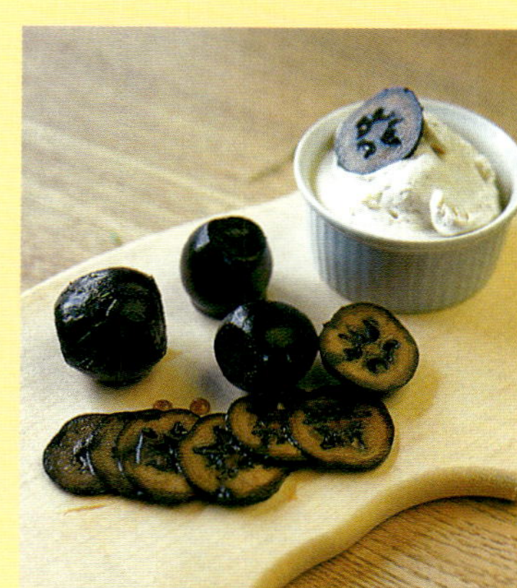

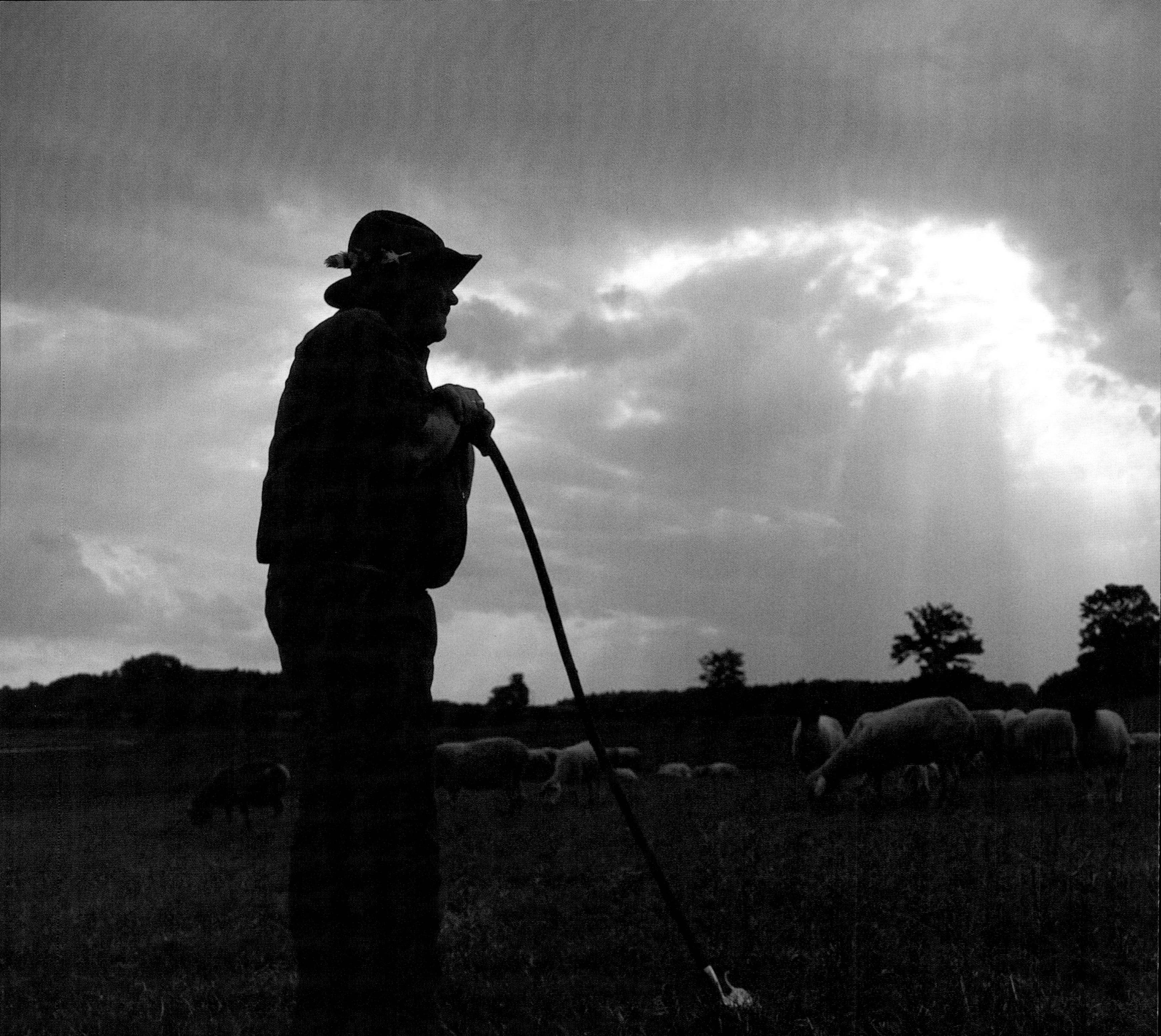

2 Weide und Ackerland

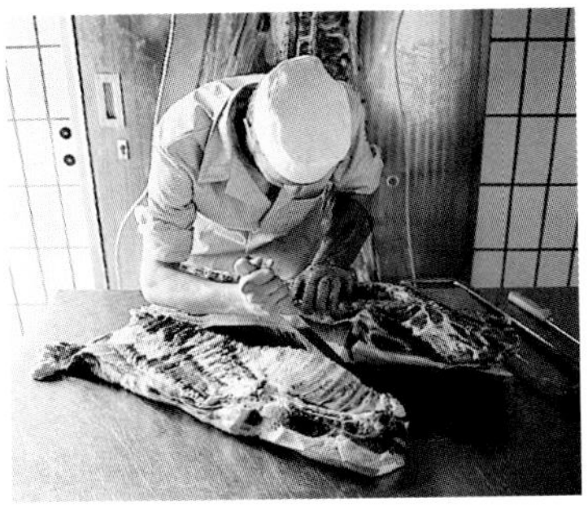

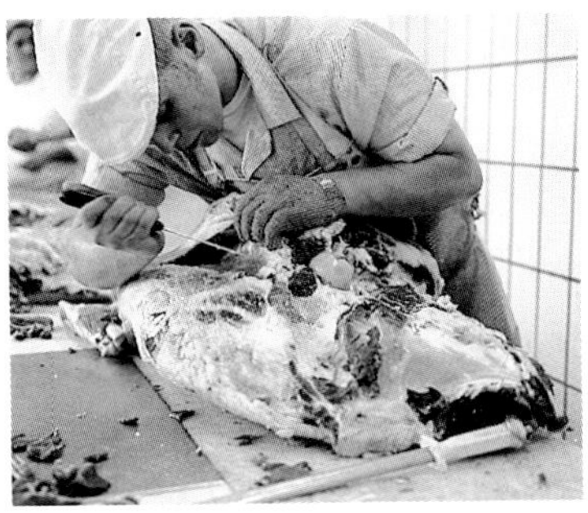

Frisch geschlachtetes Schweine- und Rindfleisch wird fachgerecht zerteilt. Das noch schlachtwarme Fleisch wird dann sofort zu Wurst und Schinken verarbeitet.

Abbildungen auf Seite 67:

Die Gewürze werden vom Meister selbst zusammengestellt, so weiß man am besten um die Qualität.

Gewürze und Salz werden anschließend im Brät verteilt.

Zum Schluss wird das Ganze mit allen Sinnen sorgfältig geprüft.

Jetzt nimmt die Wurst langsam Gestalt an.

Die Metzgerkunst

Der alte Handwerksberuf des Metzgers stand einst in hohem Ansehen. Gleich nach dem Pfarrer oder dem Bürgermeister kam in der Rangfolge der dörflichen Gemeinschaft der Metzger. Mit der Industrialisierung aber ist der Beruf des Metzgers in der gesellschaftlichen Akzeptanz sehr weit abgefallen. Das ist ungerecht.

Ich finde, dass mein Beruf, so wie ich ihn ausübe, auch etwas Künstlerisches hat. Jedenfalls war das für mich auch ein Antrieb – mal abgesehen davon, dass ich immer mit Lebensmitteln zu tun haben wollte –, eine Metzgerlehre zu beginnen. Es mag seltsam klingen, das Metzgerhandwerk so zu definieren, weil viele Menschen damit nur das Bild großer Schlachthäuser, in denen massenweise getötet wird, in Verbindung bringen. Und dass das Ganze eine Art Notwendigkeit ist, die sich aus einer Mischung aus Technik und Hygiene zusammensetzt. Auf diese Art und Weise findet das leider auch täglich immer irgendwo statt. Als ich vor 20 Jahren das Metzgerhandwerk erlernt habe, hat es für mich tatsächlich so technisch, so unpersönlich, so kalt und bar jeden Mitgefühls begonnen. Das allerdings hat mir auch schon als ganz junger Mensch missfallen. Ich wollte etwas anderes tun – nämlich gerade nicht in einem großen Industriebetrieb meine Arbeit zu erledigen, wo man in starre Abläufe eingebunden ist, mit der Forderung nach Tempo, Leistung und Masse im Nacken.

Anfang zwanzig fing ich an, mich über Ökologie zu informieren. Mich hatte die Unachtsamkeit im Umgang mit dem Tier abgestoßen und ich wollte diesbezüglich keine negativen Erfahrungen mehr sammeln. Von meinem Unbehagen und den vielen Gedanken, die ich mir machte, abgesehen, war es schierer Zufall, dass ich auf die Herrmannsdorfer Landwerkstätten und auf Karl Ludwig Schweisfurth gestoßen bin. Auf meinem Weg in die Arbeit kam ich regelmäßig am Herrmannsdorfer Markt vorbei, ging immer wieder hin und sah mir an, was angeboten wurde. Je öfter ich dort war, desto besser verstand ich, dass an diesem Ort genau das stattfand, wonach ich mich sehnte. Das Zusammenkommen war dann kein großes Problem mehr. Ich war zwar bereits Meister, als ich vor zehn Jahren nach Herrmannsdorf kam – und doch musste ich vieles erst neu lernen: die anderen Arbeitsweisen, den anderen Umgang mit dem Tier, das gänzlich andere Verarbeiten von Fleisch. Das Wichtigste für mich war, endlich wieder zur Warmfleischtechnologie zurückzukehren. Sie ist die handwerklich einzig

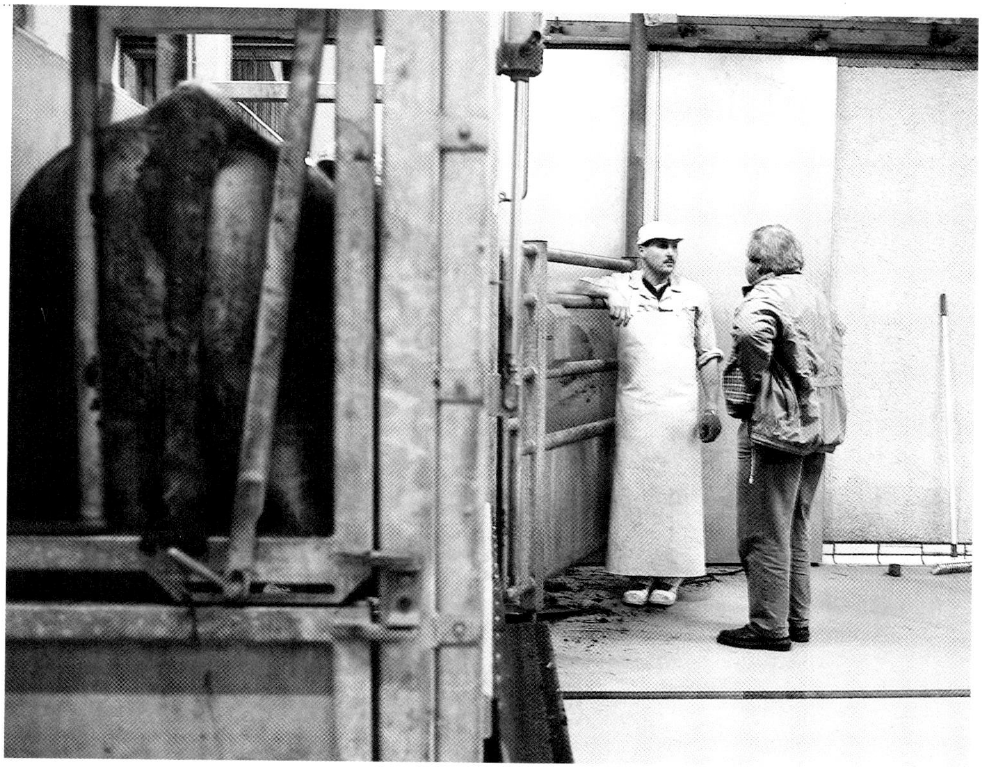

Abschied: Der Biobauer übergibt seine Tiere persönlich an den Metzger.

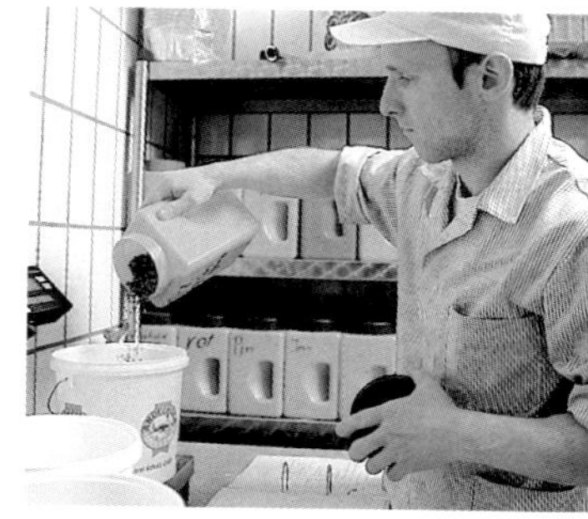

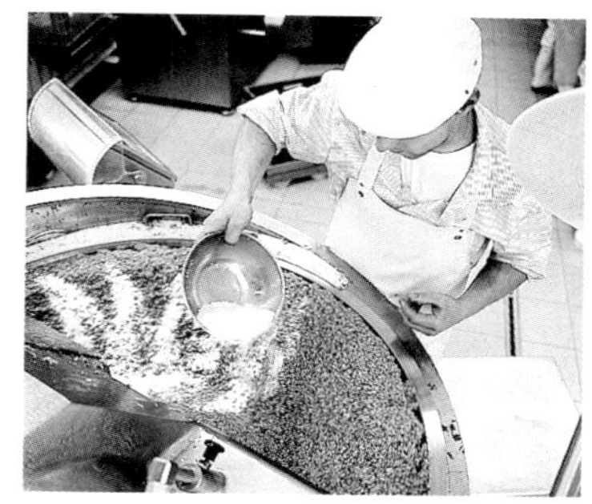

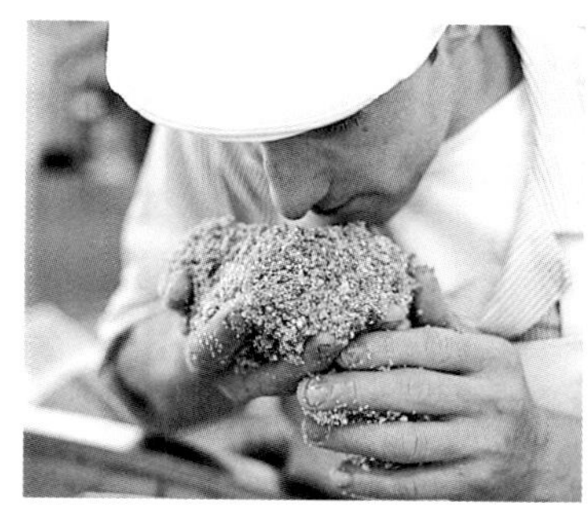

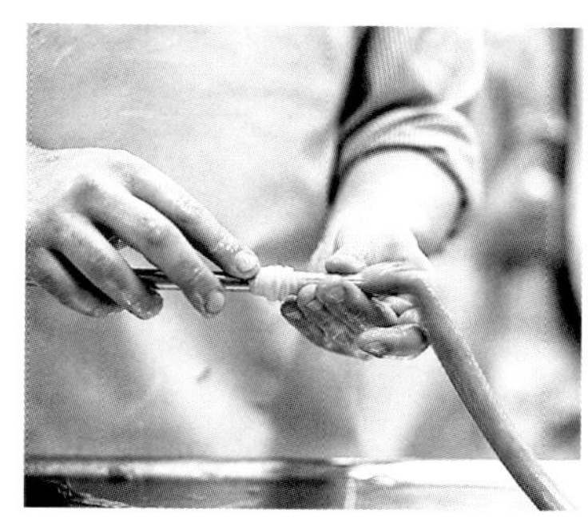

vertretbare Art eines vernünftigen Metzgerdaseins und das Kriterium schlechthin für allerhöchste Qualität. Was das bedeutet, muss ich natürlich ein wenig erklären:

Im frisch geschlachteten Fleisch kommen Kräfte und Wirkungen zum Tragen, die fast chemischer Art sind, sich aber sehr rasch wieder abbauen: Schlachtwarmes Fleisch hat die Fähigkeit, Wasser und Fett zu binden. Verarbeitet man also ein frisch geschlachtetes Tier sofort, braucht man nur etwas Salz dazuzugeben und es entsteht eine homogene Masse, die die Zartheit und den Geschmack des Fleisches zu höchster Vollendung bringt. Bei der industriellen Fertigung muss dieser natürliche Zustand erst lange nach dem Schlachten durch Zusatzstoffe – Phosphate, Zitrate, Emulgatoren und Geschmacksverstärker – wieder hergestellt werden. Natürlich kann die Warmfleischtechnologie nur in überschaubaren Arbeitsabläufen wirklich konsequent angewendet werden. Denn beim Rind hält dieser Warmfleischzustand maximal drei, beim Schwein nur etwa zwei Stunden an.

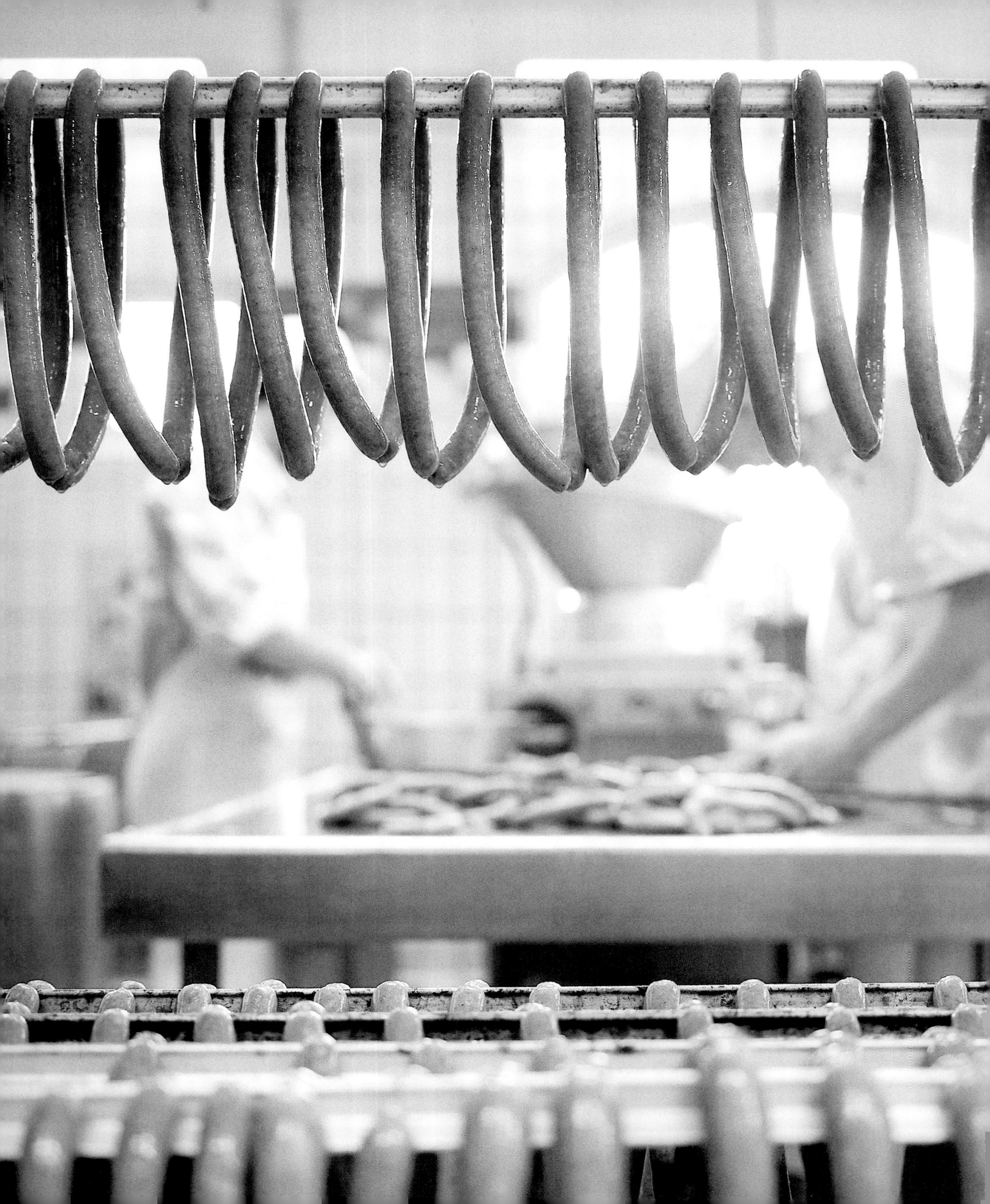

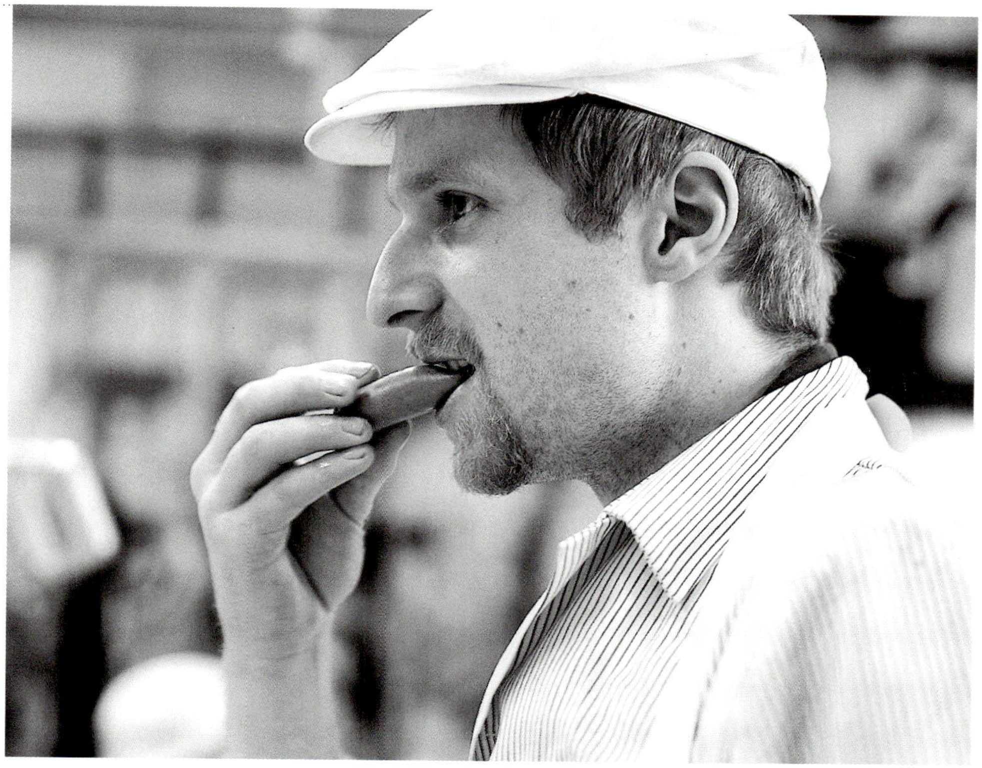

Die fachgerecht aufbereitete Wurst ist fertig zum Räuchern und Brühen (linke Abbildung), der Metzgermeister überzeugt sich selbst und ist mit dem Ergebnis zufrieden.

Der Mensch muss wieder lernen und sich bewusst sein, dass das Tier keine Sache ist, mit der er beliebig umgehen kann. Tiere haben ihr eigenes Recht. Sie werden es einklagen und es sich zurückholen, so oder so – und wahrscheinlich mit Mitteln, die wir nicht kennen.

Karl Ludwig Schweisfurth

Und in dieser sehr kurzen Zeit muss das Fleisch verarbeitet werden. Das ist eines der schlichten Geheimnisse, das wir aber längst einem industriellen Fortschrittswahn geopfert haben. Gerade an dieser Stelle muss ich unbedingt sagen, dass keiner Technikfeindlichkeit das Wort gesprochen werden soll, niemand das Rad rückwärts drehen will. Wichtig ist nur, Technik und Maschinen richtig anzuwenden. Ich muss aber als Mensch immer Meister der Maschine bleiben, sie darf nie mich beherrschen. Karl Ludwig Schweisfurth ist ein Metzger, der das alte Handwerk richtig gelernt hat. Obwohl er für sich selbst auch einmal alles Fortschrittliche in Anspruch genommen hat, hat er sich wieder besonnen und die Renaissance des Metzgerhandwerks im Sinne einer zutiefst kenntnisreichen Ausübung eines traditionellen Handwerks eingeläutet.

Zum Schlachten möchte ich Folgendes sagen: Zwei Aspekte müssen dringend beachtet werden und sind entscheidend für den nachfolgenden Prozess der Fleisch- oder Wurstherstellung. Die Tiere dürfen keine Angst, keinen Stress haben, bevor sie ge-

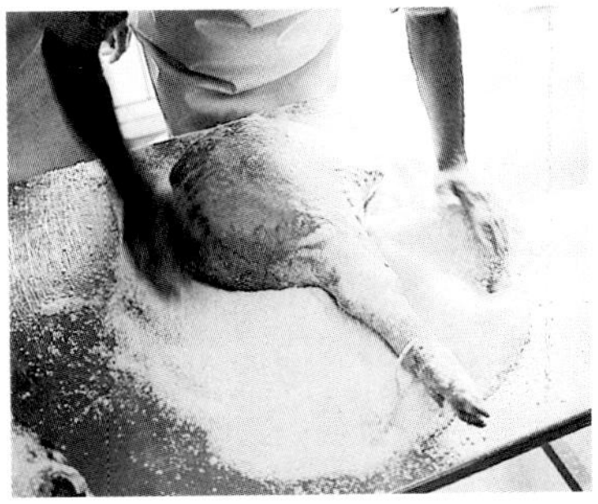

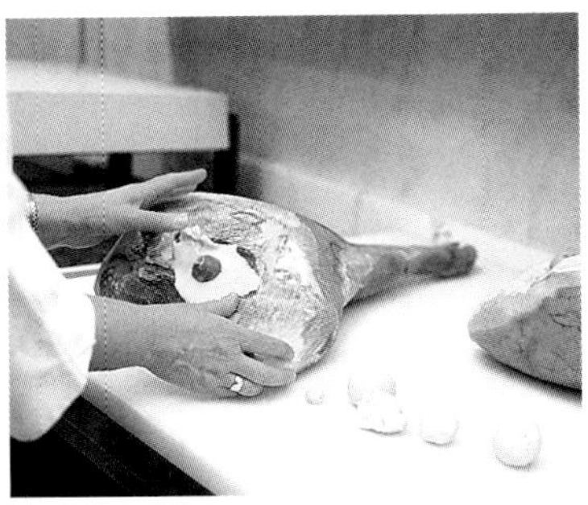

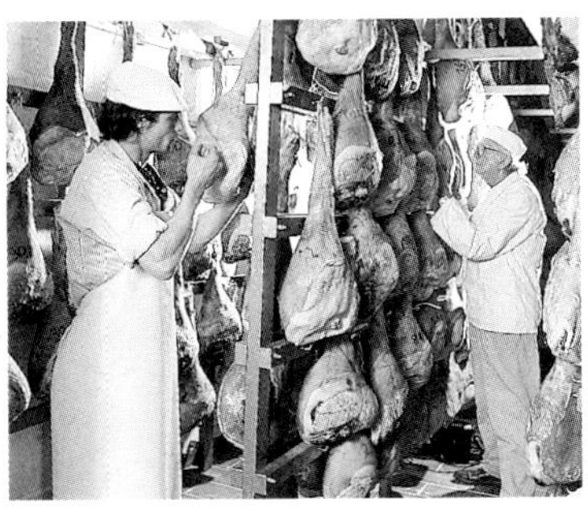

Knochenschinken haltbar zu machen, ist die hohe Kunst des Metzgerhandwerks. Zuerst wird er mit Meersalz eingerieben.

Dann wird die Fleischseite mit einem Schmalz-Mehl-Salz- und Pfeffergemisch, das als Schutzmantel wirkt, behandelt.

Der Knochenschinken braucht nun genügend Zeit, um zu reifen. Mehr als ein Jahr lang prüft ihn der Metzgermeister mit all seinen Sinnesorganen: schauen, fühlen, riechen und schmecken.

schlachtet werden. Das ist nicht nur eine Frage der Würde des Mitgeschöpfes Tier, sondern auch eine des späteren Geschmacks. Panik und Angst verursachen beim Tier einen gewaltigen Energieverbrauch, der sogar messbar ist und zu Reaktionen im Körper führen kann, deren negative Ergebnisse sich unmittelbar auf Qualität und Güte des Fleisches auswirken: zum Beispiel helles, weiches und wässriges Fleisch, das später zäh und trocken in der Pfanne liegt. Nicht nur durch Stress beim Schlachten, sondern schon vorher, beim Transport zum Schlachtort, spielen sich im Körper des Tieres Vorgänge ab, die zu einer Minderung der Fleischqualität führen. Natürlich hat Qualität auch mit Tierhaltung und entsprechender Mast zu tun. Ein Tier hält es gleichfalls nicht aus, ständig zu Höchstleistungen angespornt zu werden.

Beim Schlachten muss auch die ethische Seite bedacht werden. Ich bin überzeugt davon, dass wir Menschen es dem Tier schuldig sind, es als Mitgeschöpf zu achten. Gerade deshalb müssen wir es möglichst schonend und sanft vom Leben in den Tod befördern. Es ist auch wichtig, das Tier auf dem Weg zum Schlachthof möglichst nur mit ihm bekannten Tieren zu transportieren – idealerweise aus einem Wurf. Sonst kann ziemlicher Stress entstehen. Wir haben Züchter, die mit ihren Tieren so verbunden sind, dass sie sie bis zum Schlachthaus begleiten, keinen Strick und keinen Stock brauchen, sondern bis zuletzt das Gefühl der Nähe vermitteln können. Ich weiß, dass ich als Metzger das Tier töten muss – zum Nutzen für den Menschen –, entsprechend habe ich mich zu verhalten. Ich habe der Kreatur gegenüber eine Verantwortung und weiß, dass ich das ernst nehmen muss. Mein Anliegen ist dabei, dass ich Ethik mit Qualität verbinden kann. Zum Nutzen des Tieres wie des Menschen gleichermaßen.

Ich werde alles tun, um den Nachwuchs auf die richtige Schiene zu bringen, aber das ist nicht immer leicht – vor allem, die richtigen Mitarbeiter zu finden. Manches, was die Automatisierung zu bieten hat, ist scheinbar einfacher. Dass dabei der Geschmack, das Verständnis für die Kreatur, die Fertigkeit eines Handwerks und die Freude am sinnvollen Tun außerdem auf der Strecke bleiben, kann nie oft genug erwähnt werden. Noch vor zehn Jahren hätte mancher aus der Metzgerinnung nicht gedacht, dass sich unsere handwerkliche Art wieder durchsetzen lässt, geschweige denn, an die wirtschaftliche Machbarkeit geglaubt. Ich sehe unser Handwerk als einen wichtigen Bestandteil europäischer Kultur, das in seiner ursprünglichen Klarheit und Einfachheit unbedingt erhalten bleiben muss.

Jürgen Körber, Metzgermeister

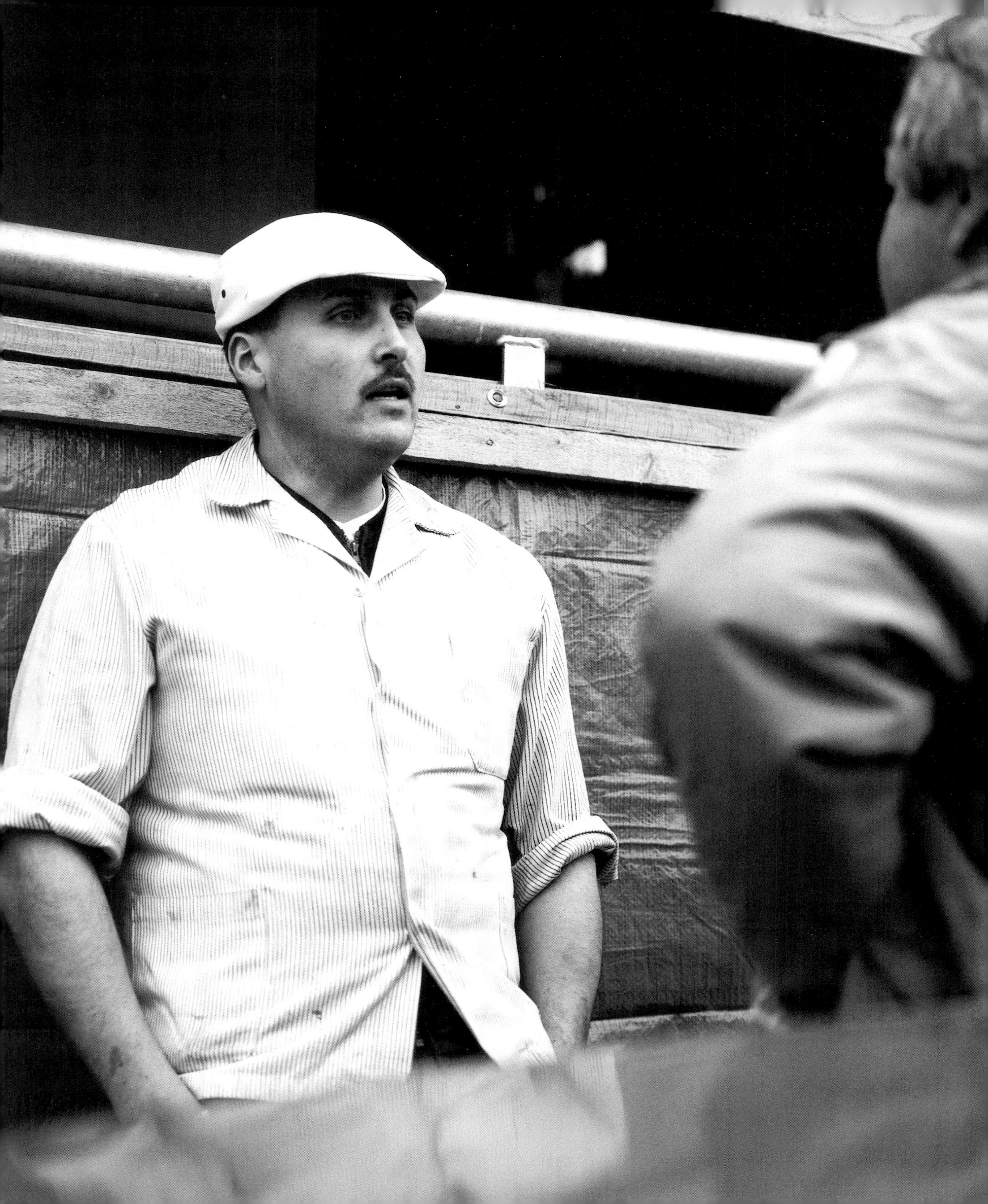

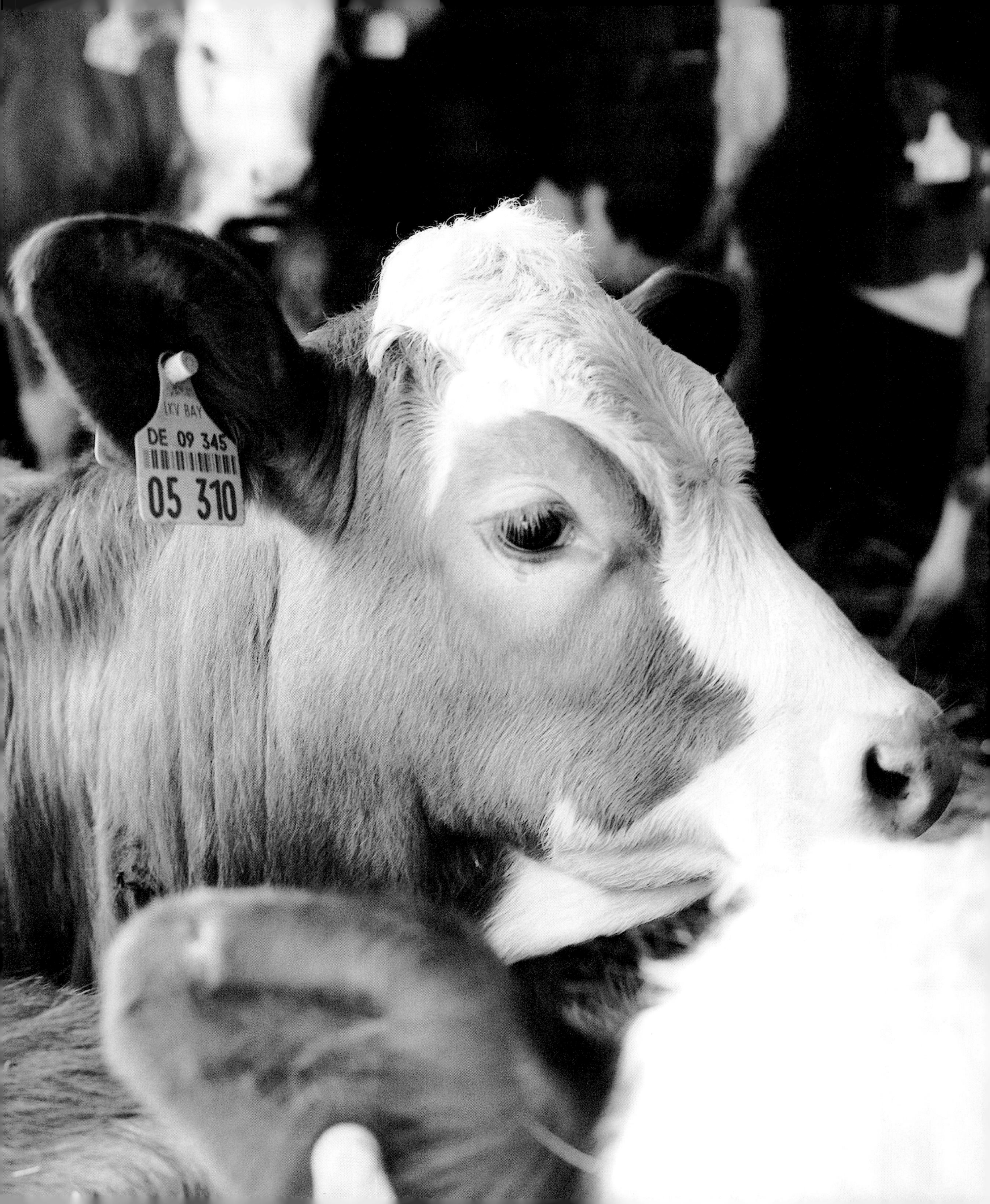
LKV BAY
DE 09 345
05 310

Das Gesetz des Lebens

Menschliches Leben lebt von anderem Leben. Seien es Pflanzen oder Tiere: Wir Menschen können nur überleben, wenn andere Lebewesen uns als Nahrung dienen. »Ich bin Leben, das leben will, inmitten von Leben, das leben will.« So beschreibt Albert Schweitzer dieses Gesetz des Lebens und Überlebens in der Natur.

Die Tiere in der Landwirtschaft verdanken ihr Leben dem Umstand, dass wir ihr Fleisch, ihre Milch oder ihre Eier als »Mittel zum Leben« nutzen wollen. Gäbe es nicht dieses menschliche Interesse an ihnen, gäbe es auch keine Tiere in den Ställen und auf den Weiden. Nur weil sie getötet werden, dürfen sie leben. Vom Beginn bis zum Ende ihres Lebens befinden sie sich in der Obhut des Menschen.

Auch wenn unsere landwirtschaftlichen »Nutztiere« durch uns Menschen und für uns Menschen da sind, erschöpft sich ihr Dasein keineswegs darin. Sie haben zwar einen Nutzwert für uns, sie besitzen jedoch immer auch einen Eigenwert. Sie sind empfindungsfähige Wesen – zwar anders als wir, doch in vielem uns ähnlich. Als unsere Mitgeschöpfe sind sie ebenso wie wir von der Natur mit einer Vielzahl von Bedürfnissen und entsprechenden Verhaltensweisen ausgestattet. Sie leiden darunter, wenn wir ihnen nicht die Möglichkeit geben, ihrer jeweiligen Art gemäß zu leben. Auch sie wollen leben, auch sie wollen *gut* leben.

Sich am Wohl und an der Würde der Tiere zu orientieren und die entsprechende Achtsamkeit des Landwirts auch an der Ladentheke zu honorieren, ist eine ethische Entscheidung, zu der allein wir Menschen in der Lage sind. Unter allen Lebewesen sind wir die Einzigen, die dazu befähigt sind. Nicht zuletzt hierin gründet die Würde des Menschen als des einzigen Lebewesens in der Natur, das sich so in seinen eigenen Interessen zurücknehmen kann, dass es die Interessen und Bedürfnisse anderer Mitgeschöpfe in den Blick bekommt. Den Tieren in ihrer Eigenart gerecht zu werden und sie in ihrer geschöpflichen Würde anzuerkennen untergräbt daher keineswegs die einzigartige Stellung des Menschen im Tierreich. Im Gegenteil: Es wäre auch ein Prüfstein für die »Würde des Menschen«.

Dr. Manuel Schneider, Philosoph und wissenschaftlicher Geschäftsführer der Schweisfurth-Stiftung

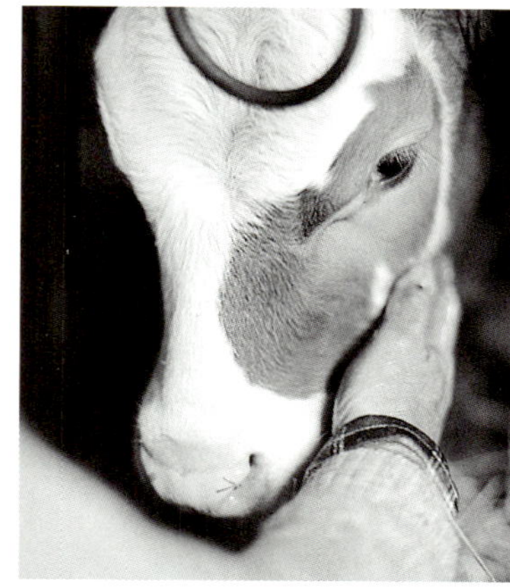

Artgemäße Tierhaltung, so wie sie in den Herrmannsdorfer Landwerkstätten praktiziert wird, versucht, die Balance zwischen der Nutzung von Leben und der Achtung des Lebens zu finden. Sie orientiert sich daran, was wir den Tieren, von denen wir leben, schuldig sind: ein Leben in Wohlbefinden und Würde sowie einen raschen Tod, der für sie ohne Angst und Schrecken ist.

Der Sturkopf

Ich bin fast schon ein bisschen berühmt – landauf, landab, über die Landesgrenzen hinweg kennt man mich als Ochsenbauer. Meine Entwicklung war wenig spektakulär. Ich habe vor 15 Jahren nur ein wenig nachgedacht, dann allerdings haben mich alle zuerst einmal für verrückt erklärt …

Die Zucht von Ochsen ist schwieriger als die von Kälbern oder Bullen. Ein männliches Rind wird im Alter von sechs Monaten kastriert und somit ist der Ochs bevölkerungspolitisch betrachtet ein absoluter Blindgänger … Deshalb muss die Rinderzucht, aus der die Ochsen dann hervorgehen, sehr sorgfältig betrieben werden.

Wenn man in die Jahre kommt und auf seinen Hof und das Land schaut, das einem gehört, dann gerät man oft in die Stimmung, sich zu fragen, ob alle Entscheidungen richtig waren – ob man seinen Nachkommen das richtige Erbe hinterlassen wird. Ich habe manch ungewöhnliche Erfahrung in meinem Leben gemacht, bin durch alle möglichen Entwicklungen durchgegangen und finde, dass eine der besten Begegnungen in meinem Leben die mit Karl Ludwig Schweisfurth war. Viele seiner Gedanken entsprechen den meinen. Allerdings hatte ich schon lange Zeit vor unserem Zusammentreffen Überlegungen angestellt, die heute als »grün« oder »alternativ« gelten. Diese Begriffe brauchte ich gar nicht, ich habe mir einfach meinen eigenen Kopf zerbrochen.

Ich erzähle gern, wie es gekommen ist, dass ich heute der Ochsenbauer bin, der für Herrmannsdorf das Fleisch liefert. Eines ist sicher: Karl Ludwig Schweisfurth ist für mich der Fleischpapst von Europa und wenn der mein Ochsenfleisch für Spitzenqualität hält, dann stimmt das auch! Darauf bin ich stolz, das ist für mich eine riesengroße Auszeichnung. Natürlich war es letzten Endes ein langer Weg, bis ich da angekommen bin, wo ich heute stehe. Und dabei fällt mir immer wieder auf, dass ich stur genug bin, um Dinge durchzusetzen, da halten mich andere Menschen – meine bäuerlichen Nachbarn oder auch meine Familie – erst einmal für verrückt. Aber ich glaube, der Erfolg hat mir und meiner Sturheit bisher immer noch Recht gegeben.

Ich habe vor etwa 15 Jahren mit der Ökologie angefangen. Wie fast jeder der großen Bauern hatte ich in früheren Jahren Kälber zur Mast und 50 oder 60 Bullen. Das war ein klares Geschäft, das auch gut lief. Allerdings: Die Bullen mochte ich eigentlich nicht so recht. Sie raufen unheimlich viel, sie kosten jede Menge Geld und sie nehmen nur das beste Futter. Aus den USA musste ich Sojaschrot einführen, das tat jeder, der Bullenmast betrieb. Währenddessen wuchsen unsere Heustöcke immer höher von dem Gras auf den Wiesen, das keiner wollte. Ein grotesker Zu-

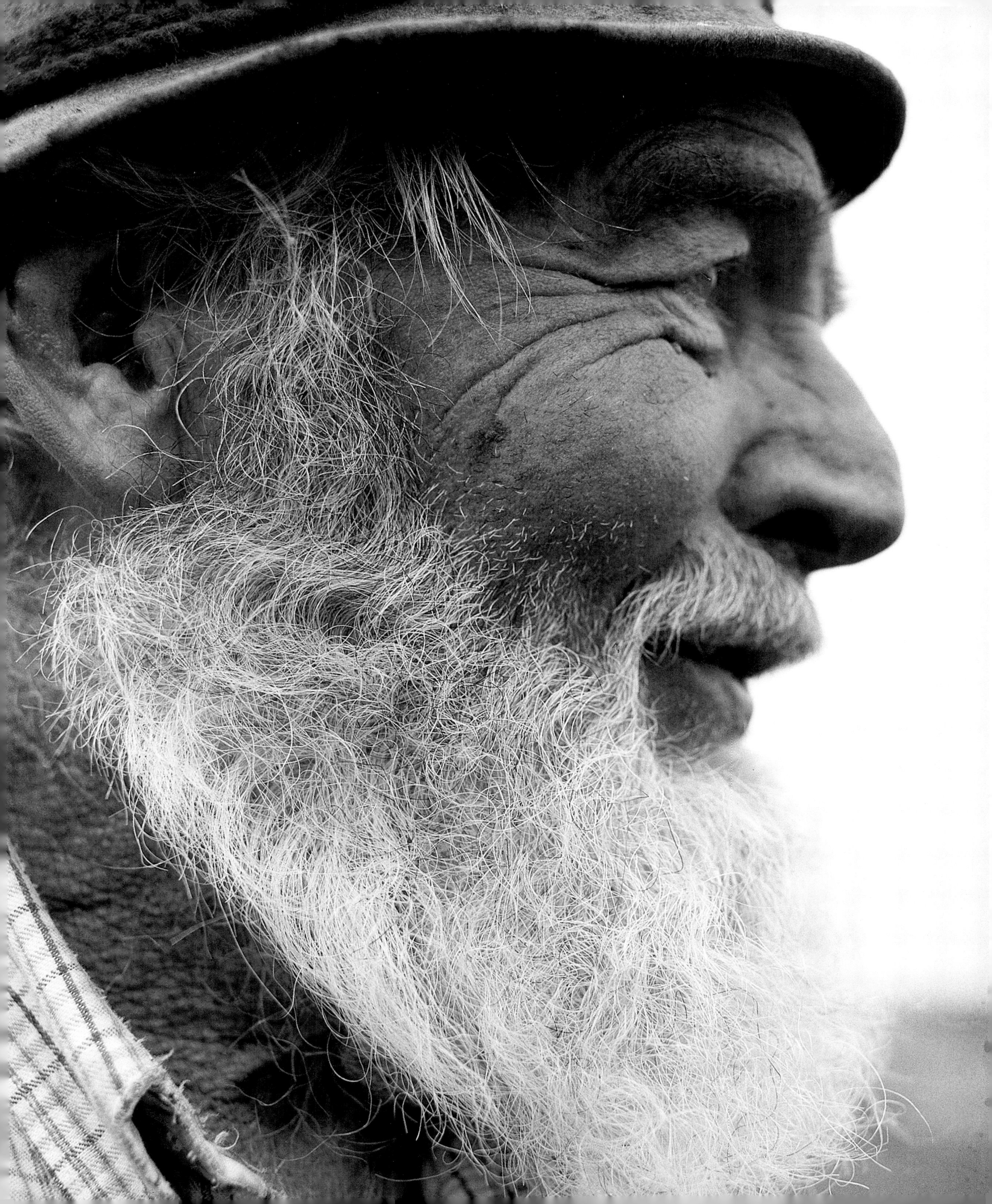

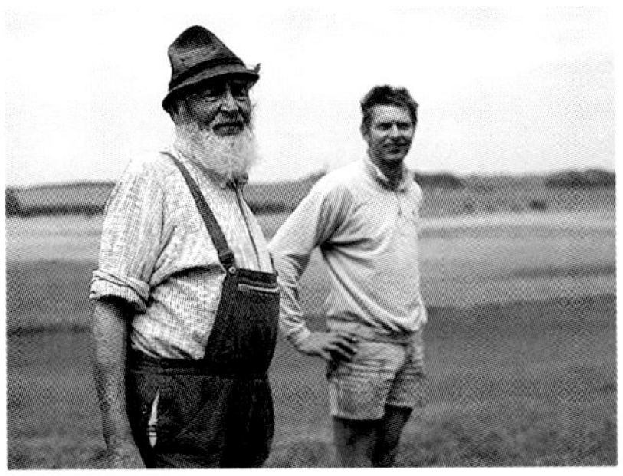

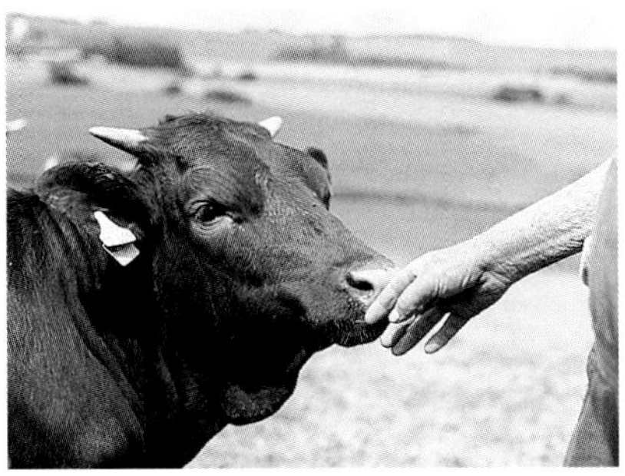

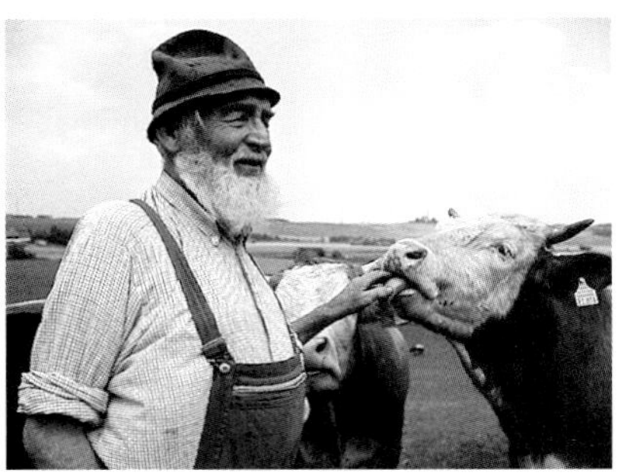

Vater und Sohn im Gespräch über die Nachfolge, die Sepp Abinger bereits angetreten hat.

Ochsen verlieren an Aggressivität, wenn sie Zuneigung bekommen.

Ein Jungtier, gerade erstanden, wird nun der Herde zugeführt.

stand. Denn einheimisches Futter, also unser eigenes Grünzeug, rühren die Bullen gar nicht an. Bullen muss man ganz intensiv mästen. Alles eine teure Angelegenheit.

Mir kam über all das immer wieder mal in Erinnerung, wie ich schon als kleiner Bub mit meinem Vater auf den Viehmarkt gehen durfte und wie er sich dort oft anerkennend mit einer speziellen Sorte, den Pinzgauer Ochsen, befasste, die er aber im gleichen Atemzug auch etwas verächtlich »Überteuerochsen« nannte. Genau verstanden hab ich das als Kind nie, aber in Erinnerung behalten, dass diese Tiere etwas Besonderes darstellten und daher wohl teurer waren als andere Ochsensorten. Eine sehr spezielle Züchtung, deren Name aus der österreichischen Region Pinzgau herrührte, wo sie heimisch waren. Zu jener Zeit brauchte man Ochsen hauptsächlich als Arbeitstiere zum Ackern. Sie waren genügsam und fleißig und fraßen vor allem das, was das Land bot: das heimische Gras. Längst braucht man keine Ochsen als Arbeitstiere mehr. Dafür hat man vor dem Bauernhaus das Dieselross stehen, wie ich das immer nenne. Als mein Ärger über die teuren Bullen, Futterimport, das Stehenbleiben meiner Heustöcke und die Monokultur auf den Äckern wuchs, kamen mir die Pinzgauer Ochsen wieder in den Sinn. Mit dieser Erinnerung an die genügsamen, tüchtigen Tiere im Kopf, habe ich mich auf den Weg gemacht, um zu dem zwar einträglichen, aber für den heimischen Bauern auch teuren Einerlei der Bullenmast eine Alternative zu finden.

Ich beschloss eines Tages, ganz radikal zu werden. Ich wollte total aus der Bullenmast aussteigen und dafür wieder Ochsen züchten. Interessant war, dass um 1987 herum der Ochs so aus der Mode gekommen war, dass nahezu jedes Ochsenfleisch, das auf Speisekarten angeboten wurde, gar keines war – glatter Betrug am Verbraucher eigentlich. Ich fand bald einen Wirt im österreichischen Nachbarland, der mir sehr gern mein Fleisch abnehmen wollte, wenn ich es ihm brächte. Das war zunächst mit einigen finanziellen Einbußen verbunden, denn so eine Umstellung lässt sich nicht innerhalb kürzester Zeit durchführen, dafür braucht man Geduld und meinen Sturkopf eben! Aber das Experiment ist geglückt, der Wirt war mit meinem Fleisch sehr zufrieden, denn ich hielt – und halte – mich, was meine Tiere angeht, an die altmodisch gute Fütterung: In der Jugend muss das Jungtier sehr verhalten gefüttert werden und es muss vor allem auf den Wiesen herumlaufen dürfen, wie die Kinder. Auch junge Ochsen brauchen so etwas wie einen Laufstall, wo sie sich bewegen können. Damit wächst auf ganz natürliche und langsame Weise die Muskulatur. Etwas später kommen

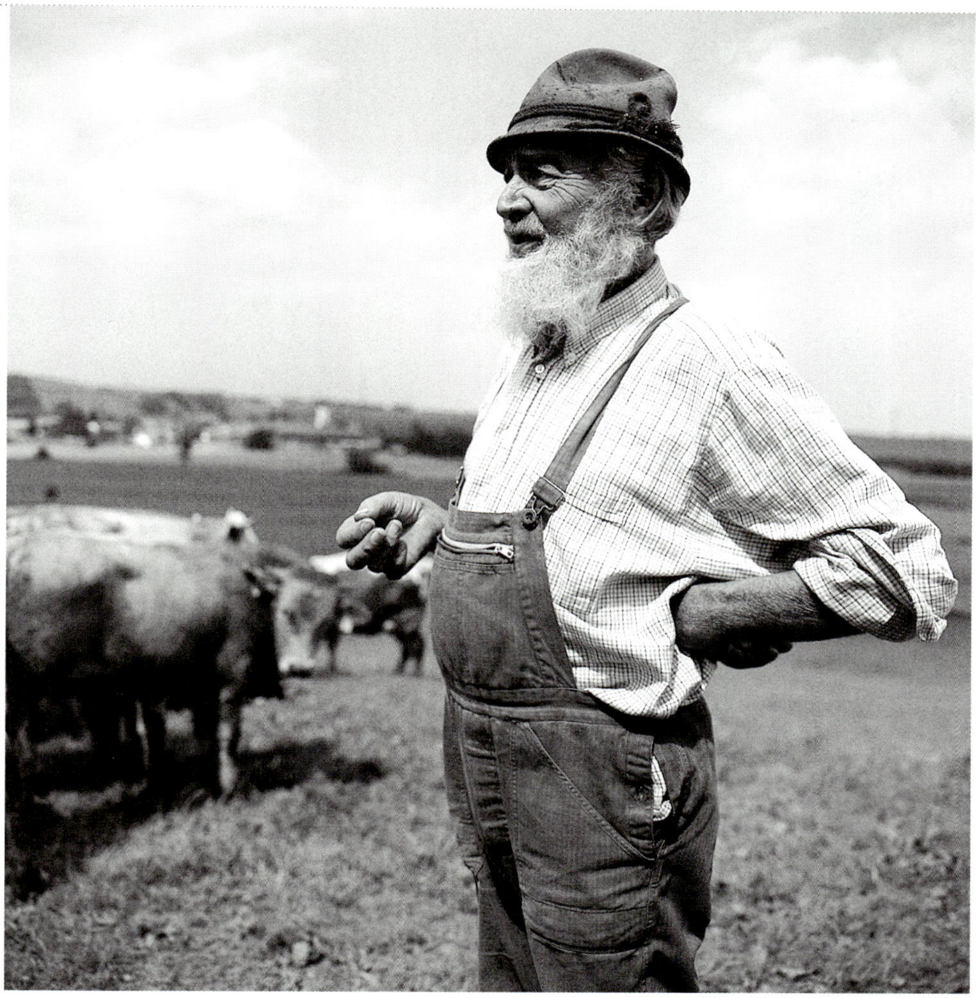

Bestandsaufnahme: Die freilaufende Ochsenherde hat Zuwachs bekommen.

Für so eine Ochsenzüchterei braucht es eine Portion Geduld und viel Liebe zur Kreatur, aber mir macht das große Freude.

dann Ackerbohne, Mais und Getreide als Fütterung dazu und das ergibt erst die schöne Marmorierung des Fleisches, wie sie von allen Feinschmeckern gewünscht und geschätzt wird. Mir macht diese Ochsenhaltung große Freude. Ich weiß, diese Tiere fressen, was es bei uns auf der Weide gibt. Ich weiß auch, dass ich wirklich erstklassiges Fleisch anbieten kann und dass aus der Symbiose zwischen dem heimischen Tier und dem Angebot an Boden und Nahrung etwas Gutes entsteht. Für mich ist das wie eine Komposition, bei der alles zusammenstimmt und daraus dann ein wunderbarer einheitlicher Klang entsteht.

Konrad Abinger, Ochsenzüchter

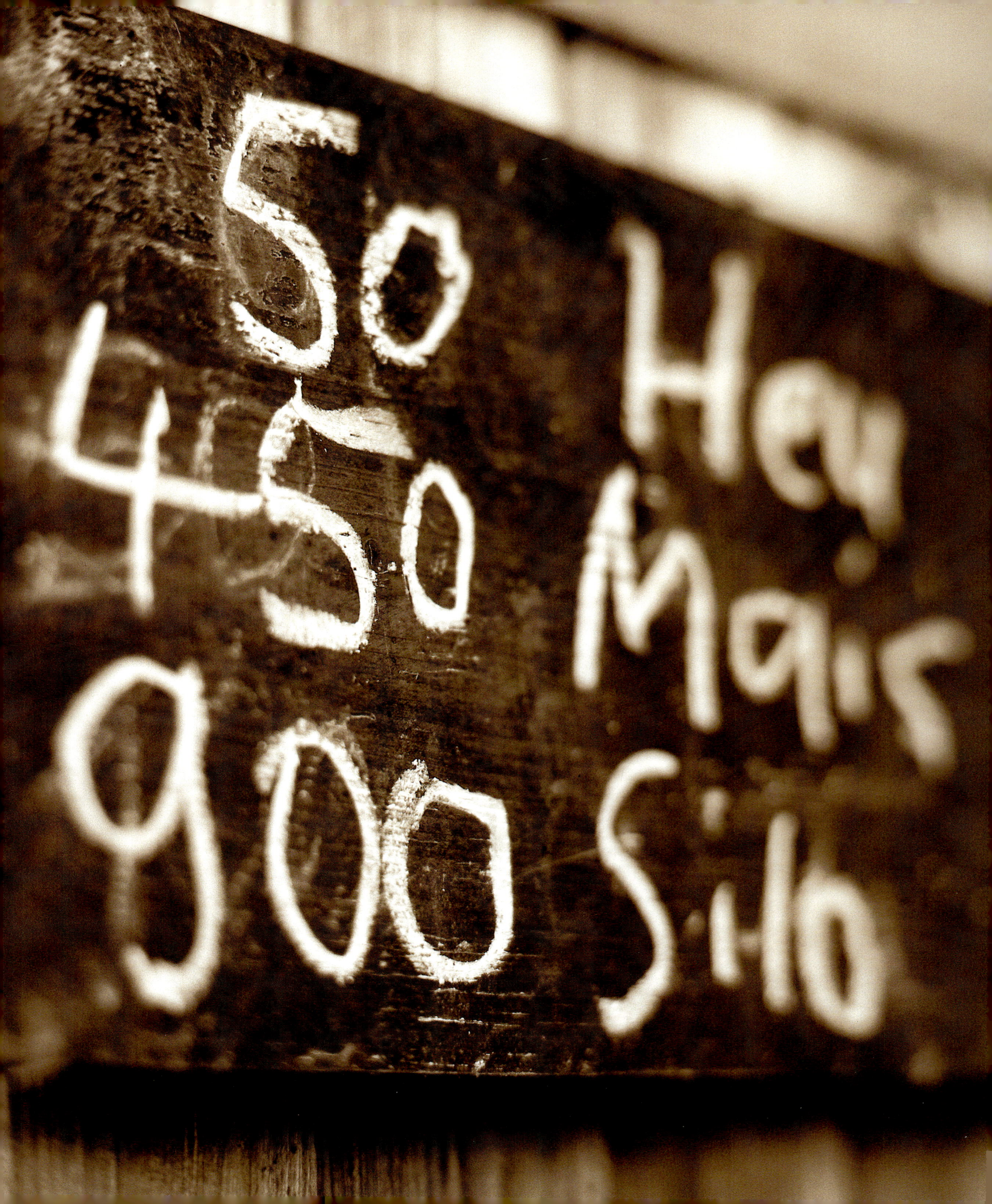
50 Heu
450 Mais
900 Silo

Thielemanns kleine Warenkunde

***Ochs und Färse.** Rinder, die in Herrmannsdorf geschlachtet werden, müssen von Bauernhöfen stammen, die Rinderzucht nach kontrolliert ökologischen Kriterien betreiben. Nur so kann die ökologische Qualität und Güte gewährleistet werden.*

Die Marmorierung

Die Fleischqualität beim Rind hängt von drei Kriterien ab: von der Rasse, vom richtigen Futter und der Aufzucht. Die Herrmannsdorfer Rinderbauern füttern ihren Tieren Gras, Getreide, Ackerbohne oder Mais aus eigenem Anbau. Sie bekommen nichts, was ihr Wachstum beschleunigt. »Zeit lassen« ist die Devise der Bauern – insgesamt dreieinhalb Jahre –, im Winter sind die Tiere im Stall und im Sommer auf der Wiese. Geschlachtet werden nur Ochsen und Färsen, sie liefern ein tiefrotes Fleisch mit schönen Fettäderchen – der Spezialist spricht von Marmorierung und der Kenner weiß sie zu schätzen. Denn ein gesundes Maß an Fett gibt dem Fleisch den guten Geschmack, die gewünschte Zartheit und Saftigkeit. Die feine Marmorierung ist ein zuverlässiges Kriterium für hohe Qualität und Güte.

Lasst sie hängen

Nicht ganz so wichtig wie beim Wild: das Abhängen bei Ochs und Färse. Doch ein paar Dinge sollten Sie für Ihren nächsten Einkauf über das Abhängen schon wissen: Wie lange ein Stück vom Rind abgehangen sein muss, richtet sich nach der Marmorierung, also wie fett ein Stück und wie fein die Maserung ist. Je älter das Fleisch beim Abhängen wird, desto dunkler wird es. Beim Côte de Bœuf, bei der Hohen Rippe, sollten es gut vier Wochen an der Luft sein. Bei der Lende, dem klassischen Fleischstück zum Kurzbraten, reichen zwei Wochen fürs Abhängen. Rinderfilet, das zarteste Stück mit der feinsten Faserung und dem weichsten Fleisch, muss dagegen nicht lange abhängen – eine Woche genügt. Das allerdings können Sie selbst kaum beeinflussen, denn die Metzgerei verkauft in der Regel bereits abgehangenes Fleisch. Wer es genauer wissen möchte, sollte aber unbedingt nachfragen. Kein Thema ist das Abhängen dagegen beim Rindfleisch zum Kochen. So müssen Sie beispielsweise Tafelspitz oder Tellerfleisch wochenfrisch zubereiten! In Herrmannsdorf wird Kochfleisch sogar schlachtwarm verarbeitet, das heißt längstens vier Stunden nach der Schlachtung und noch bevor die Starre eintritt.

Gustostücke vom Rind

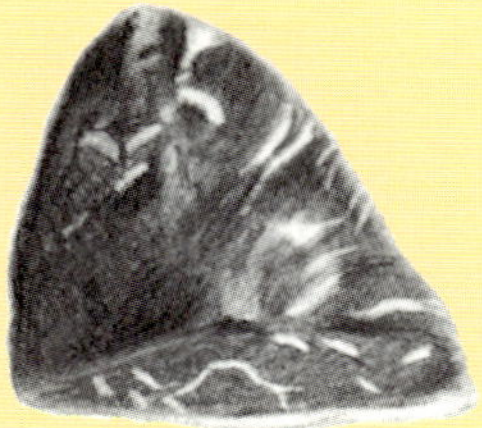

Tafelspitz zum Kochen

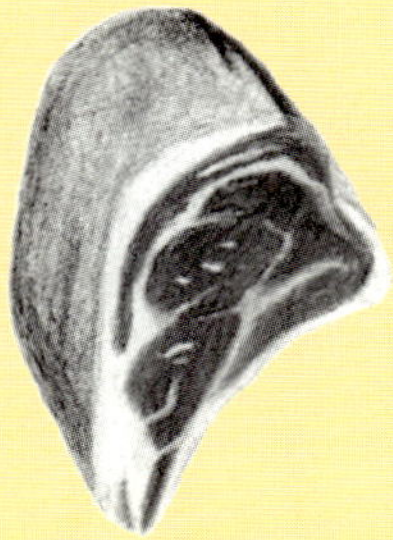

Côte de Bœuf zum Kurzbraten

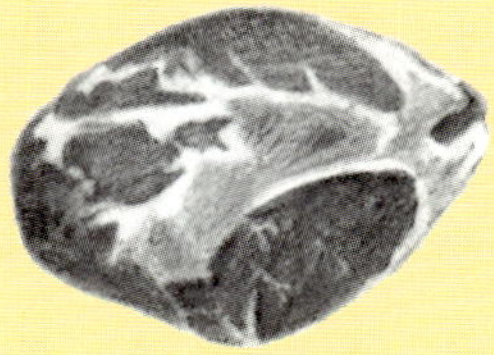

Hüfte/Keule zum Kurzbraten und Dämpfen

Aufbewahren, Einlegen, Parieren

Beim Rindfleisch ist gute Qualität wichtiger als aufwändige Vorbereitungsmaßnahmen. Doch ein paar Kniffe gibt es, damit der Braten noch besser gelingt und schmeckt! Eins ist sicher: Je besser die Qualität, desto weniger Gewürze sind nötig.

Empfehlungen

- *Bei Rindfleischgerichten sorgen Fonds für einen sehr guten Geschmack.*
- *Knochen klein hacken und Wurzelgemüse würfeln. Nicht zu viele Karotten verwenden, sonst wird der Fond zu süß.*
- *Beides behutsam anrösten. Mit Wasser ablöschen und wieder einreduzieren lassen. Wichtig: ausreichend salzen! Denn Salz zieht den Saft aus den Knochen und gibt dem Fond Kraft.*
- *Zwei, drei Stunden köcheln lassen. Erst eine halbe Stunde vor Schluss Koriander, schwarzen Pfeffer, Lorbeerblatt, Petersilie und Thymian dazugeben.*

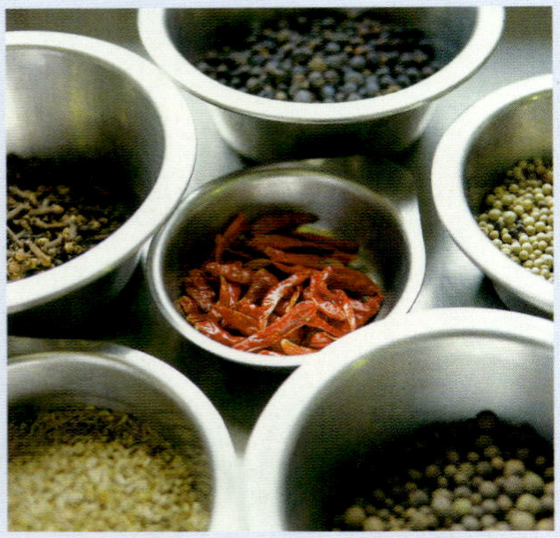

Nach dem Einkauf

Frischfleisch sollten Sie zu Hause entweder locker in Klarsichtfolie wickeln oder in einen verschließbaren Behälter aus Kunststoff, Glas oder Porzellan geben. So verpackt hält es sich im kältesten Bereich, zum Beispiel unten auf der Glasplatte des Kühlschranks, bis zum Verbrauch. Hackfleisch dagegen sollten Sie noch am Tag des Einkaufs verarbeiten. Innereien halten sich maximal einen Tag und anderes rohes Fleisch in guter Qualität können Sie bei einer Temperatur von zwei bis sechs Grad zwischen zwei und drei Tagen im Kühlschrank aufbewahren. Gegartes Fleisch hält sich ebenfalls zwei bis drei Tage.

Einlegen ist Geschmackssache

Das Einlegen in Öl bringt keine Geschmacksverbesserung. Hat das Fleisch die richtige Reifung, wird es auch durch ein »Ölbad« nicht zarter oder weicher. Eine empfehlenswerte Variante ist die Zubereitung mit Kräutern. Gehen Sie behutsam damit um, denn die ätherischen Öle in vielen Kräutern können den Fleischgeschmack leicht verfälschen. Dennoch ist gegen Rindfleisch viel Kraut gewachsen. Wählen Sie nach Geschmack und Vorlieben aus der breiten Palette der mediterranen Kräuter: Thymian, Rosmarin, Salbei – natürlich nur in Maßen – sind ideal zum Abrunden des Geschmacks. Zu Rindfleisch passen aber auch die heimischen Kräuter Liebstöckl oder Petersilie sehr gut.

Parieren, Schneiden, Klopfen

Fleisch, das Sie beim Metzger kaufen, wurde in der Regel pariert. Bevor Sie es jedoch zubereiten, lohnt es sich, das Fleisch sorgfältig zurechtzuschneiden. Zum Sautieren und Schmoren schneiden Sie sichtbares Fett mit einem scharfen Messer ab. Lösen Sie alle Sehnen erst mit der Messerspitze ab, dann einfach wegschneiden. Festes Bindegewebe mit dem Messer entfernen, es sei denn, Sie schmoren das Fleisch. Bei langen Garzeiten, wie beim Schmoren, löst sich diese Haut allmählich auf. Fleischteile, die nur durch ein Häutchen miteinander verbunden sind, sollten Sie vor dem Würfeln für Gulasch durchtrennen. Um die Fleischfasern aufzubrechen, klopfen Sie dünne Stücke mit dem Rücken eines Messers.

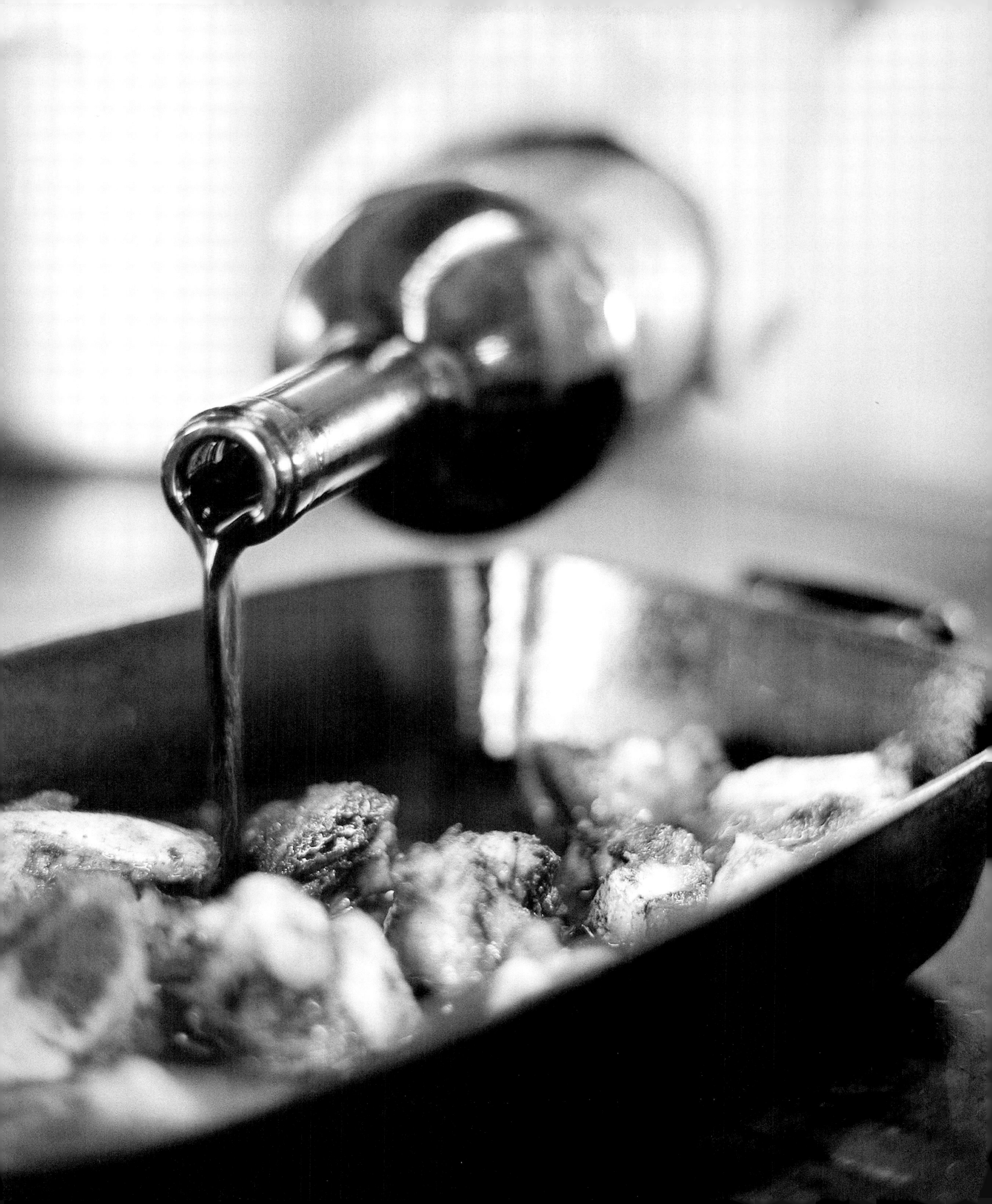

Kurzbraten, Schmoren, Dämpfen

Rindfleisch lässt sich wunderbar kurzbraten, schmoren, kochen und dämpfen. Doch erhitzen Sie das Fleisch nicht zu stark; bei falscher Behandlung kann viel vom guten Geschmack verloren gehen. Auch bei der Zubereitung gilt: Lassen Sie sich Zeit!

Tipps

➡ Die Bavette, ein Stück aus der Flanke der Hinterkeulen, ist für Kenner ein besonderes Gustostück, das aber auch einer professionellen Zubereitung bedarf.

➡ Kronfleisch ist langfaseriger, hat aber einen besonders kräftigen Eigengeschmack und ergibt die beste Fleischsuppe.

➡ Die Fleischfasern der Kronfleischstücke sind zwar kräftig und fest, aber nicht zäh. Geschmack und Saftigkeit sind erstaunlich gut.

➡ Das richtige Schneiden steht bei diesen Stücken im Vordergrund. Wichtig: Gegen die Faser und schräg schneiden, natürlich mit einem sehr scharfen Messer.

Stück für Stück zubereiten

Zum Kurzbraten eignen sich vor allem Stücke aus Hochrippe, Lende, Bavette, das flache Stück aus der Flanke, Hüfte und Filets. Je nach Dicke der Kurzbratstücke sind sie in sechs bis zehn Minuten gar. Verwenden Sie zum Braten etwas Olivenöl oder tierisches Fett – am besten Schweineschmalz oder auch Butterschmalz. Ich nehme am liebsten Rinder- oder Kalbsfett. Braten Sie bei mittlerer Hitze ganz behutsam und im Zweifelsfall eher etwas länger. Rindfleisch schmeckt zwar das ganze Jahr über, ist jedoch je nach Zubereitung ein Saisongericht. In der kalten Jahreszeit schätze ich es besonders als Schmorgericht, Ragout oder Gulasch. In den Wintermonaten schmeckt Kochfleisch mit Wirsinggemüse und knusprig gebratenen Kartoffeln herrlich, während Kochfleisch mit Gemüse und Salsa verde oder Pesto und Kurzgebratenes Sommergerichte sind.

Sanftes Braten

Beim Braten werden die meisten Fehler gemacht: Erstens wird zu heiß und aggressiv gebraten, zweitens kommt das Fleisch direkt aus der Pfanne auf den Teller. Kurzbratfleisch sollte aber nach dem Braten noch drei bis vier Minuten »entspannen«, das heißt ruhen, reifen, oder ziehen lassen, damit die heiße Außentemperatur langsam in den Kern vordringen kann. Die Fleischfaser wird dadurch schnittfester und nimmt dem Fleisch den blutigen, rohen Charakter. Kurzbratstücke werden erst nach dem Braten gesalzen und am besten auf einem vorgewärmten Teller serviert.

Das Salz in der Suppe

Vor dem Kochen stellt sich die Frage, ob Sie ein gutes Stück Fleisch oder eine kräftige Suppe haben möchten. Für ein wohlschmeckendes Stück Fleisch muss dieses vorher in kochendem Wasser kurz blanchiert werden, damit die Poren geschlossen werden. Das verhindert später das Aufschäumen und eine trübe Brühe. Anschließend müssen Sie es kalt aufsetzen. Das gilt auch, wenn Sie eine kräftige Suppe zubereiten wollen. Wichtig für beide Varianten: Salzen Sie das Wasser gleich zu Beginn. Wenn Sie erst später salzen, bleiben Suppe und Fleisch fade. Noch ein Trick: Rind-

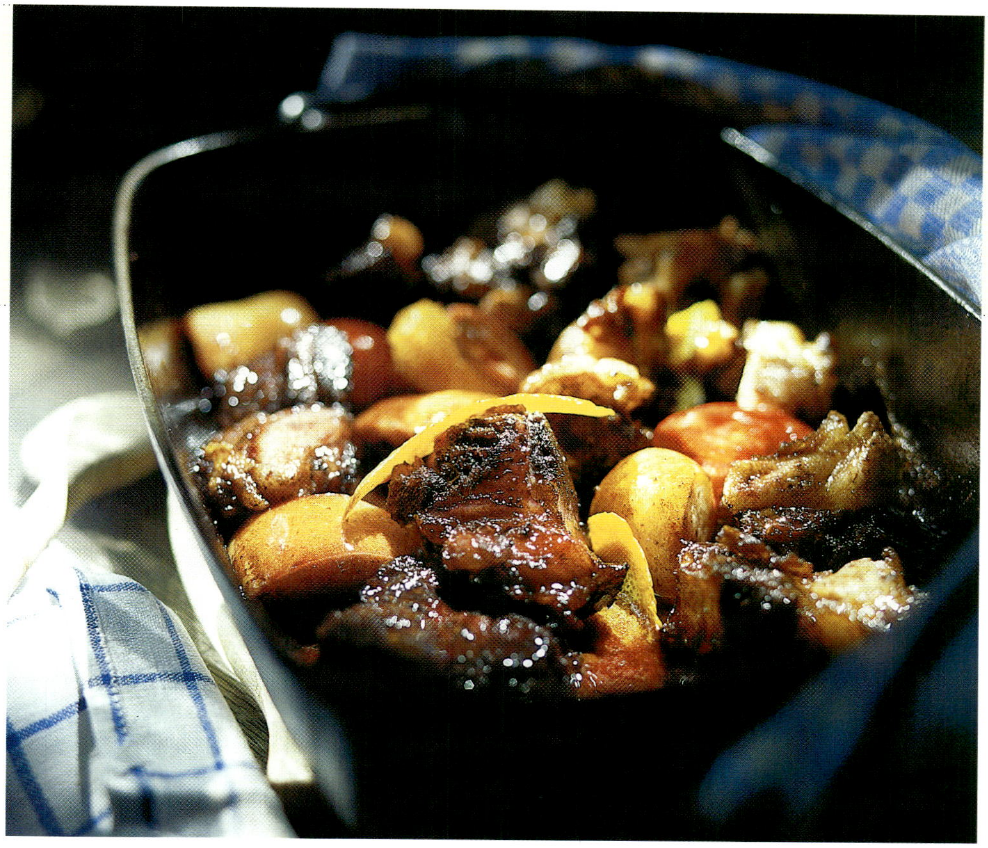

Bei der Herstellung eines Röstfonds sind Ihrer Kreativität kaum Grenzen gesetzt.

fleisch niemals wallend kochen! Geben Sie ihm ausreichend Zeit – rund zwei bis dreieinhalb Stunden müssen Sie schon rechnen, bis es gar ist.

Wie es euch gefällt

Bein- und Schulterfleisch eignen sich hervorragend zum Schmoren. Hierbei sind der Geschmacksvielfalt und Kreativität und beim Kombinieren von Zutaten kaum Grenzen gesetzt: Ob à la nature, mit viel Gemüse und einem leichten Fond, ob mit Rotwein oder mit einem Stückchen Orangenschale – erlaubt ist, was gefällt und schmeckt. Dämpfen ist eine wunderbar leichte Art, Fleisch zu garen, aber leider etwas in Vergessenheit geraten. Dabei eignet sich beispielsweise ein Stück aus der Hüfte geradezu perfekt zum Dämpfen. So gelingt's: Füllen Sie etwas Wasser in einen Dampftopf mit Siebeinsatz, fügen Sie etwas Salz und nach Belieben frische Kräuter hinzu, vielleicht auch noch zwei Wacholderbeeren. Auf jeden Fall das Fleisch etwas pfeffern und darauf achten, dass es nicht mit der Garflüssigkeit in Berührung kommt.

Empfehlungen

Rouladen, wie Oma sie zubereitete – üppig gefüllt und lange geschmort –, liebt fast jeder. Die kurz gebratene Variante dagegen kennt kaum einer. Wenn es besonders schnell gehen soll, ist diese Art der Zubereitung ideal.

- *Lassen Sie sich möglichst dünne Scheiben von der gut abgehangenen Oberschale vom Rind abschneiden.*
- *Gut gereift muss das Fleisch sein, da es nur kurz und rosa gebraten werden soll.*
- *Die Rouladen mit einer würzigen Paste bestreichen und aufrollen.*
- *Bei mittlerer Hitze behutsam braten, bis sie leicht gebräunt sind.*
- *Dann beiseite stellen, kurz ruhen lassen und nochmals erhitzen. Fertig!*

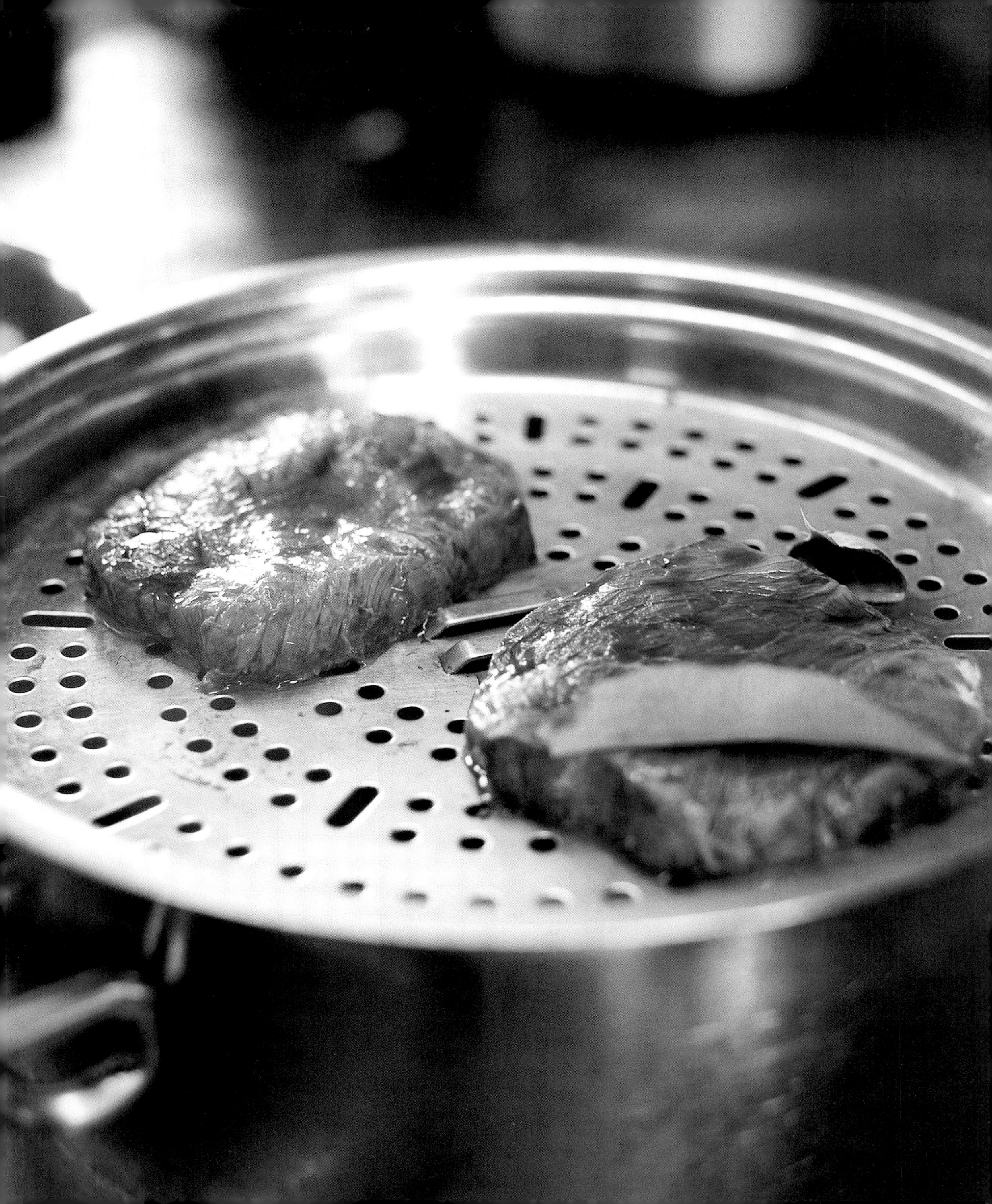

Im Aromadampf gegarte Ochsenmedaillons mit frischem Meerrettich

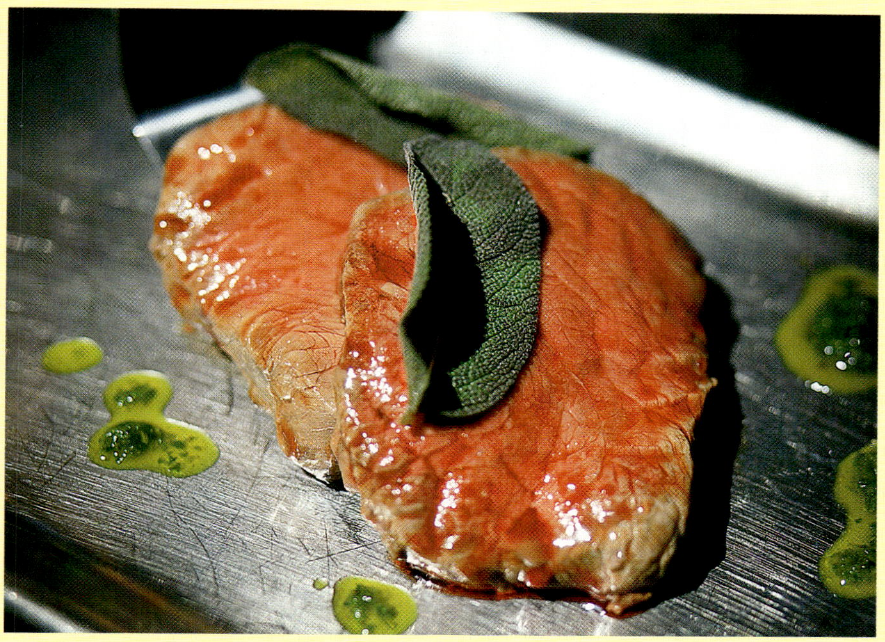

Für 4 Personen

- *5 schwarze Pfefferkörner*
- *1 Lorbeerblatt*
- *2 Nelken*
- *3 Pimentkörner*
- *Fleur de Sel (grobes Meersalz)*
- *1 Rosmarinzweig*
- *1 Bund glatte Petersilie*
- *8 Ochsenmedaillons aus der Hüfte (ohne Sehne; etwa 2 cm dick)*
- *1 kleine Stange Meerrettich*
- *100 ml Olivenöl extra vergine*
- *1 Zitrone*

- In einem speziellen Dämpftopf 1 l Wasser mit Pfeffer, Lorbeerblatt, Nelken, Piment und 1 kräftigen Prise Salz zum Kochen bringen.

- Den Rosmarinzweig waschen und trockentupfen, die Nadeln abstreifen. Die Petersilie waschen und trockenschütteln. Die Blättchen abzupfen und klein schneiden.

- Die Medaillons in den Siebeinsatz legen und mit den Rosmarinnadeln bestreuen, mit Salz und frisch gemahlenem Pfeffer würzen. Den Siebeinsatz in den Dämpfer stellen, den Deckel auflegen. Die Medaillons in dem Dampf in 4–5 Minuten rosa garen, das Fleisch hat dann oben einen leicht rosa Schimmer.

- Inzwischen den Meerrettich schälen und mit einem Messerrücken feine Fäden abschaben. Die Medaillons auf vorgewärmten Tellern anrichten, den Meerrettich darüber verteilen. Die Medaillons mit Olivenöl und Zitronensaft beträufeln und servieren.

- Dazu passen in Olivenöl getoastetes Weißbrot oder knusprige Kartoffeln.

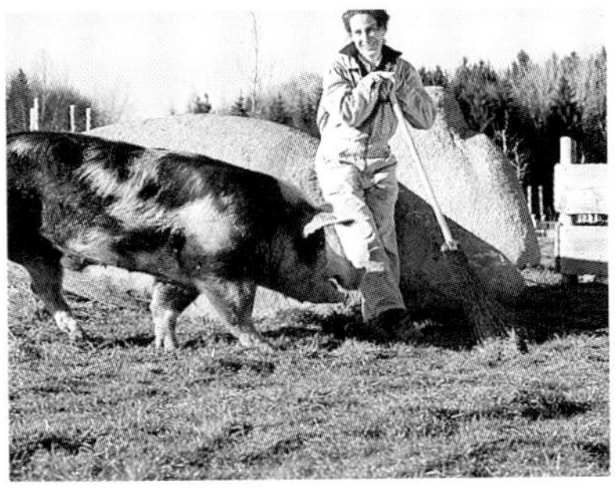

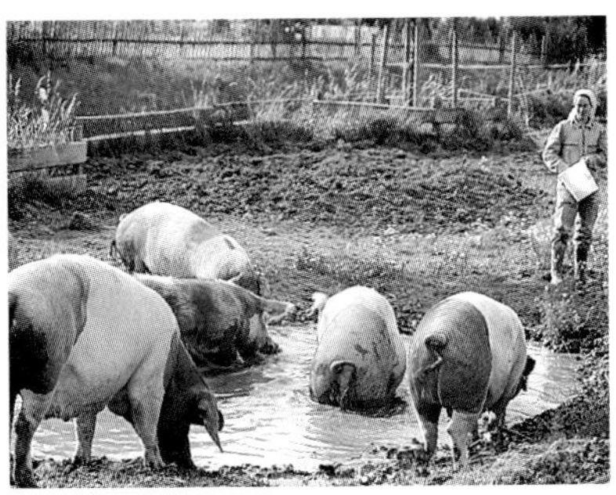

Schweine sind nicht dafür gemacht, auf engstem Raum zu leben. Sie fühlen sich draußen an der frischen Luft wohl. Sie wollen laufen und spielen, müssen wühlen, Wurzeln beißen und vor allem sich suhlen können, denn sie schwitzen nicht.

Akademie und Borstenvieh

Willst du schnell ans Ziel kommen, musst du einen großen Umweg machen – besagt ein chinesisches Sprichwort. Genau das trifft auf mich zu. Nach mancherlei Abwegen habe ich endlich erreicht, was ich immer schon wollte: ein Leben mit Tieren zu verbringen und sie auf ihrem Lebensweg zu begleiten.

Im Märchen gilt die Schweinemagd meist nicht besonders viel, für mich hat sich jedoch ein Lebenstraum damit erfüllt, in Herrmannsdorf für die Schweine zuständig zu sein. Es war mir nicht gerade an der Wiege gesungen worden, dass das so sein würde, aber die Lust und das Interesse an Tieren und die Liebe zu ihnen waren für mich schon von Kindestagen an heftige und eindeutige Gefühle.

Aber zunächst waren da die erwähnten Umwege zu gehen: Zuallererst interessierte mich eine musikalische Ausbildung, dann wollte ich Ärztin werden, lernte Krankenpflege und zu guter Letzt ging ich noch in die USA, wo ich in Berkeley ein Studium universale absolvierte, ehe ich – zurück in Deutschland – eine richtige praktische Landwirtschaftslehre machte. So kann ich mich nun diplomierte Schweinehirtin mit Universitätsabschluss nennen. Ausschlaggebend für die entsprechende Weichenstellung war für mich die Begegnung mit Karl Ludwig Schweisfurth zu einem Zeitpunkt, als Herrmannsdorf gerade erst gedanklich im Entstehen war. Ich durfte in der Schweisfurth-Stiftung mitarbeiten, bekam damals gerade mein erstes Kind und alles schien bestens geregelt. Für ein ordentliches Bürodasein fehlt es mir allerdings an der rechten Begabung und es wäre besser gewesen, in Büromanagement ausgebildet worden zu sein, als in Kalifornien Zoologie und Ökologie studiert und einen Bachelor erworben zu haben.

Dies schien auch Karl Ludwig Schweisfurth bemerkt zu haben – oder sind ihm einfach nur Klagen über meine mangelnde Büroorganisation zu Ohren gekommen? Jedenfalls begann Ende 1986 die Idee von Herrmannsdorf und den Landwerkstätten immer konkretere Züge anzunehmen und Schweisfurth schlug mir vor, ich solle doch mit meinem Kind einfach dorthin gehen, vor die Tore Münchens, und »die Tiere machen«. Nichts wollte ich lieber tun – wenn auch alles noch ein wenig provisorisch war und vieles im Experimentierstadium. Es war durchaus harte Arbeit zu leisten, Landarbeit ist nun einmal körperliche Schwerstarbeit. In den

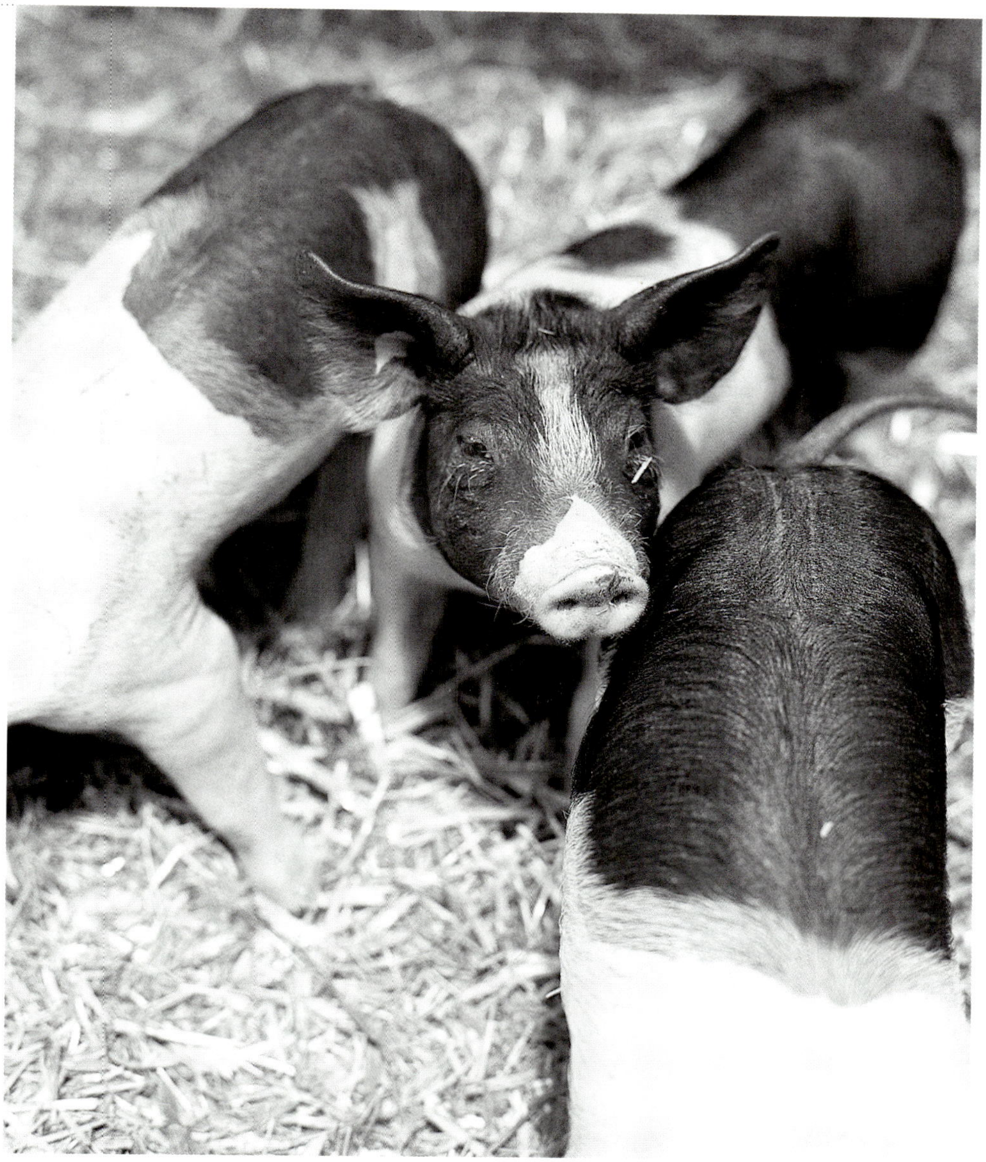

Die typisch schwäbisch-hällische Zeichnung ist bereits von klein auf zu erkennen.

Unsere Eber müssen ganz besonders gehätschelt werden. Manchmal muss man ihnen fast schon ins Gewissen reden, damit sie ihrer Aufgabe, für Nachwuchs zu sorgen, gerecht werden. Dafür müssen sie nun mal eine Sau bespringen. Es kommt durchaus vor, dass einer einfach keine Lust hat. Dem rede ich dann gut zu und sag: »Ah, probier's doch noch mal!«

Ställen und auf den Weiden für die Schweine zuständig zu sein erfordert die ganze Kraft. Aber wir waren ja alle von dem ungeheuer reizvollen Gedanken beseelt, etwas wirklich Neues und vor allem Sinnvolles auf die Beine stellen zu wollen, vernünftiger zu wirtschaften, achtsamer mit dem Tier als Geschöpf umzugehen. Und es ist eine alte Binsenweisheit, dass einem Flügel wachsen, wenn man von ganzem Herzen zu einer Sache steht.

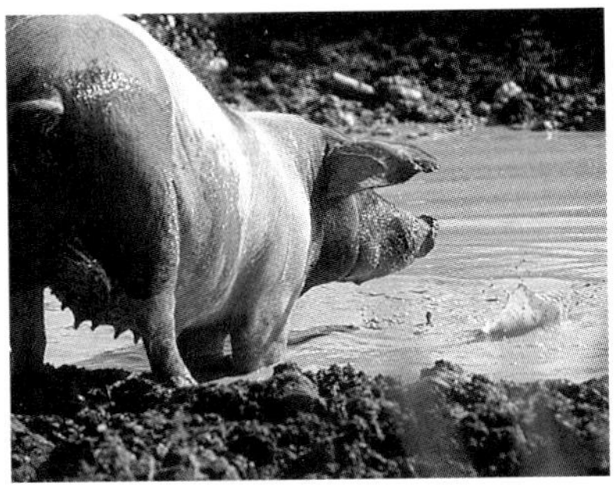

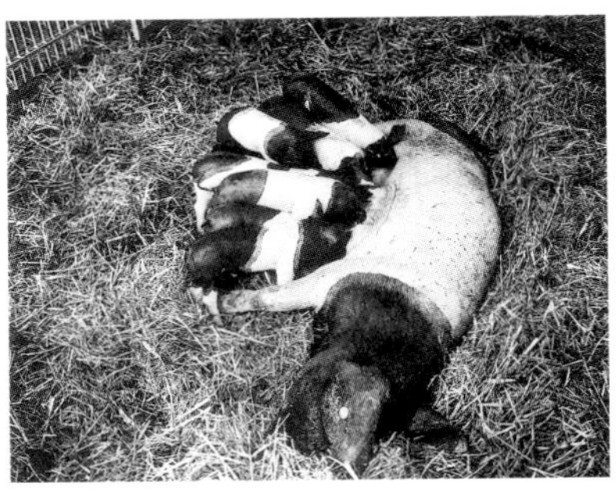

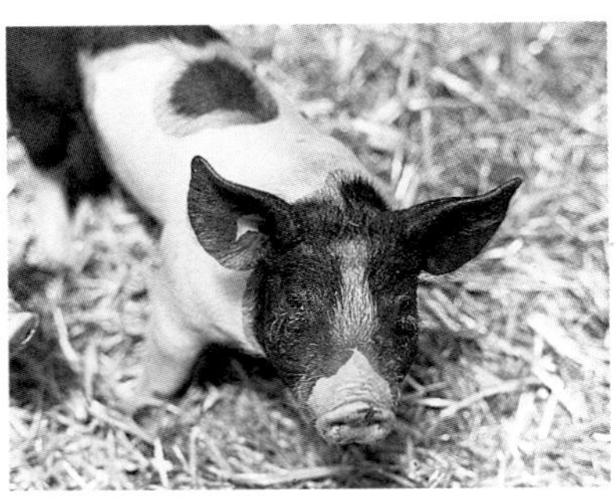

Die Muttersau, in freudiger Erwartung, genehmigt sich an der Wasserstelle noch einen kräftigen Schluck.

Heißhunger nach dem Wurf. Die Kleinen sind kaum zu bremsen.

Ein neugeborenes Ferkel geht auf Entdeckungsreise.

Angefangen hatte die Schweinehaltung mit vier Muttersauen und einem Pietrain-Eber, als wir schlussendlich mit der berühmten Kreuzung des schwäbisch-hällischen Schweines, das heute quasi das Markenzeichen für Herrmannsdorfer Qualität geworden ist, glücklich waren. Was wir aber von Anfang an wussten: Bei uns sollte das Schwein nicht »zur Sau gemacht werden«, sondern so natürlich wie möglich leben können. Denn Schweine sind nicht dafür gemacht, in riesigen Ställen auf Spaltenböden eng gepfercht dahinzuvegetieren, um möglichst schnell möglichst dick zu werden. Schweine sind sehr verspielte Tiere, sie sind neugierig, brauchen Platz und müssen in der Erde wühlen und sich suhlen können. Ich habe zu den Zuchtschweinen in Herrmannsdorf – dazu gehören etwa 30 Sauen und zwei Eber – eine wirklich enge Beziehung. Ich kenne sie natürlich alle mit Namen. Ich bin selbstverständlich dabei, wenn sie ihre Ferkel bekommen. Und ich bin auch immer mit von der Partie, wenn der Eber seinen Reproduktionspflichten nachkommen soll.

Die Eber sind ohnehin meine ganz speziellen Freunde, ich habe einfach ein Herz für sie! Es geht mir ganz besonders an die Nieren, wenn einer getötet werden muss. Das ist allerdings erst der Fall, wenn er seinen Mannespflichten gar nicht mehr nachkommen kann. Man mag sich jetzt fragen, welches Verhältnis ich überhaupt zum Schlachten habe, wenn ich mich den Tieren so verbunden fühle. Das kann ich sehr einfach beantworten: Es muss sein. Damit lebe ich. Ich kann jedoch einem Tier, das ja keine Vorstellung von Zukunft hat, die Gegenwart so angenehm wie möglich gestalten. Ich verschaffe ihm Wohlbefinden, so lange es bei mir im Stall ist. Ich begleite es auf seinem Lebensweg und sorge dafür, dass es in dieser Zeit ein gutes Dasein hat. Das ist mein Anliegen, dem ich gerecht zu werden versuche. Das Tier ist mein Mitgeschöpf. Mit dem Schlachten selbst verbinde ich jedoch nur einen kurzen Augenblick, denn nach der ersten Betäubung durch die Elektrozange spürt das Schwein überhaupt nichts mehr. Dadurch entsteht auch kein Stress beim Tier, was sich positiv auf die Qualität des Fleisches auswirkt. Der Rest ist dann ganz schlicht Routine.

Ich habe noch viele andere Pläne für mein Leben. Aber in Herrmannsdorf habe ich mit Rudolf Senkenburg und Karl Ludwig Schweisfurth etwas schaffen können, was der Realisierung meiner früheren Träume sehr nahe kommt. Vielleicht träume ich auch einfach noch ein bisschen weiter.

Rosemarie Wegemann
Landwirtschaftsmeisterin und Schweinezüchterin

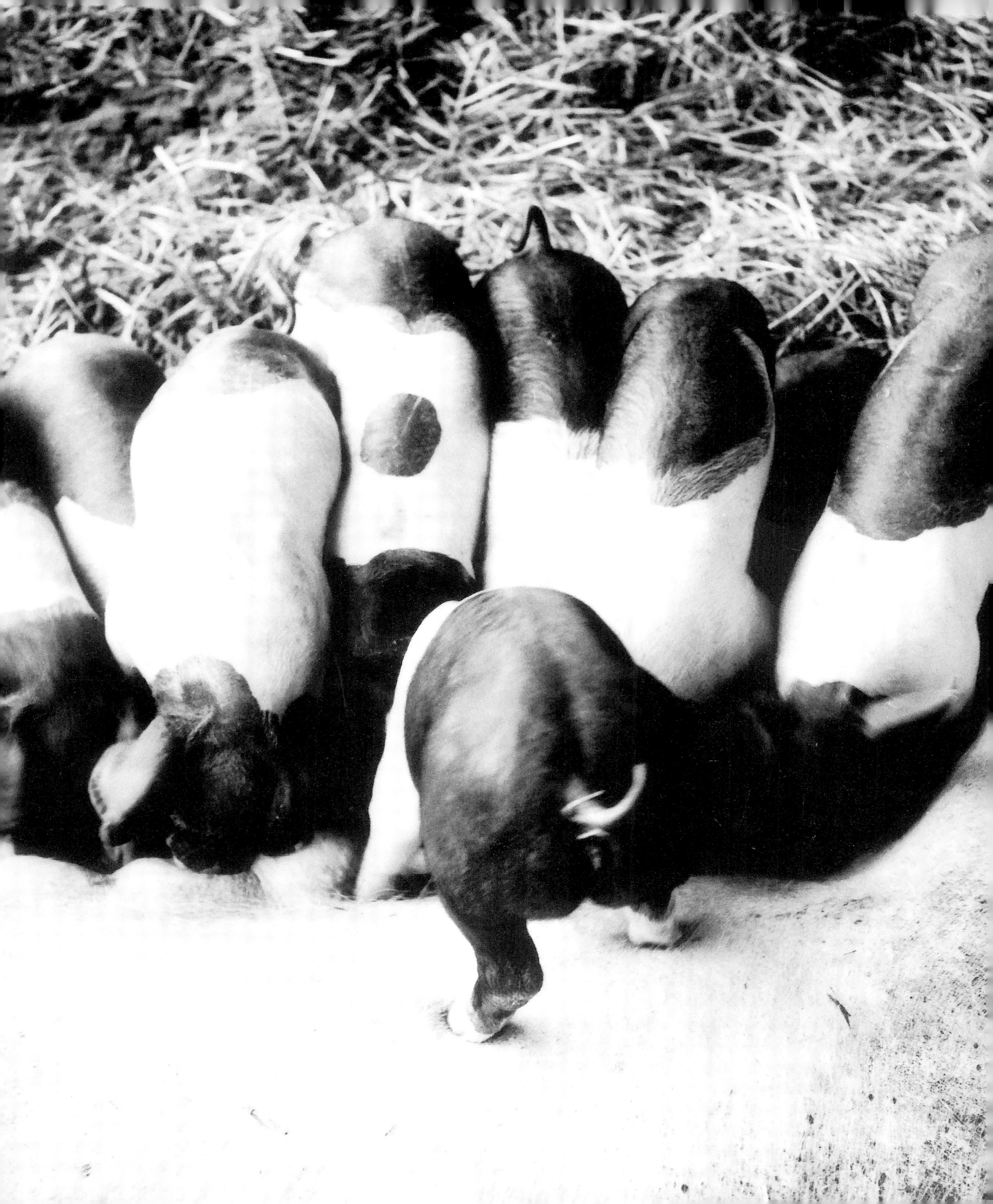

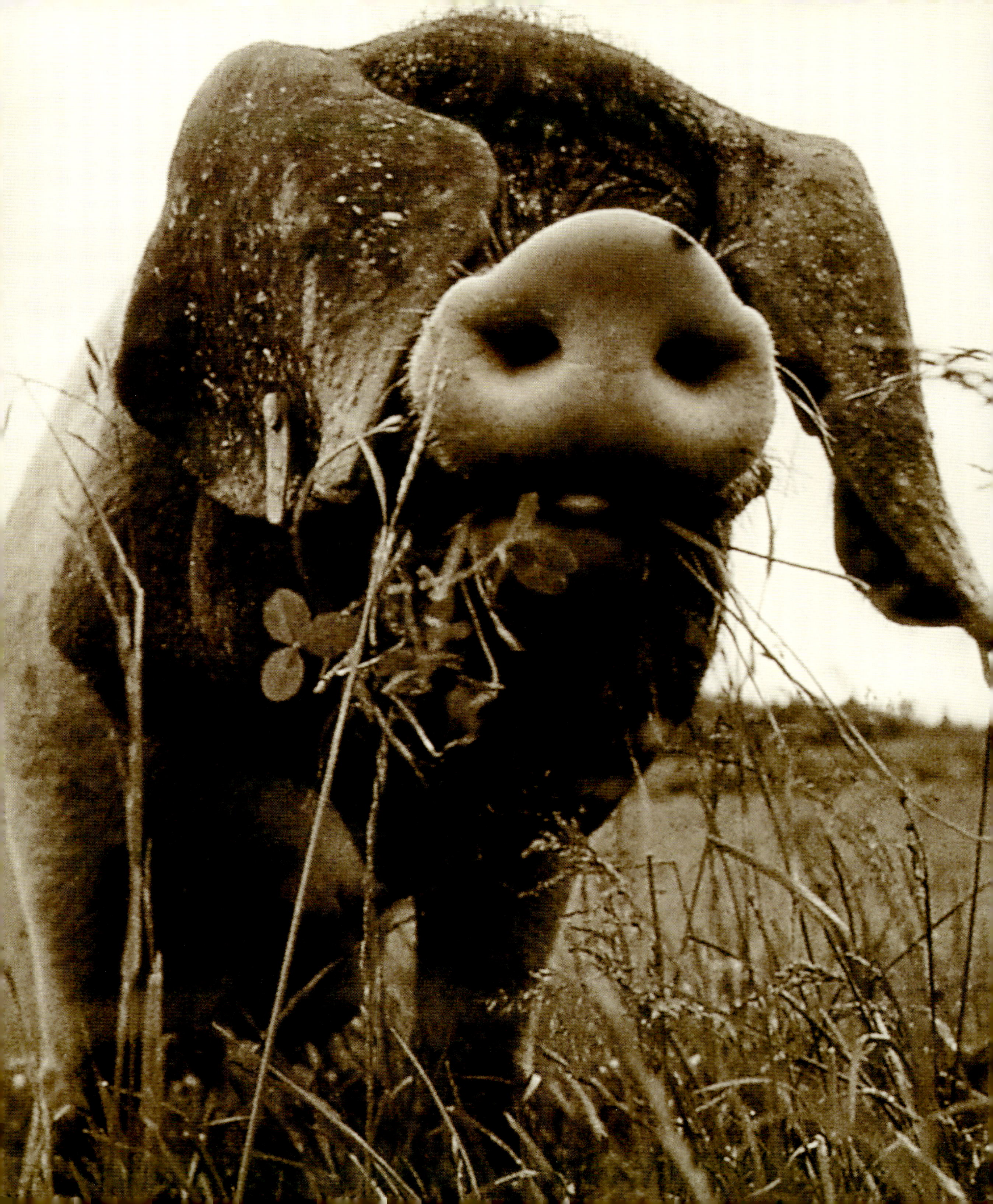

Thielemanns kleine Warenkunde

***Schwein.** Was wurde mit dem Borstenvieh in den letzten Jahren alles angestellt: Massentierhaltung, Hormone, falsche Fütterung. Immer magerer musste es sein, immer weniger Fett durfte es haben – bis der Geschmack auf der Strecke blieb.*

Spezielle Schweinereien

In Herrmannsdorf darf das Schwein wieder Schwein sein. Dort wird eine ganz spezielle Rasse, die Schwäbisch-Hällischen, gezüchtet; eine Rasse, die vom Aussterben bedroht war, und zwar hauptsächlich wegen des Trends zu besonders fettarmem Fleisch, bei dem von Geschmack keine Rede mehr sein konnte. Der wurde mit dem Fett weggezüchtet. Bei den Schwäbisch-Hällischen, die wegen der Fleischqualität mit der Pietrain-Rasse gekreuzt wurden, ist der Ertrag wesentlich geringer, aber dafür der Geschmack umso überzeugender. Die Schweine dürfen in Herrmannsdorf leben, wie es ihrer Art entspricht; sie haben Auslauf im Winter, leben auf Stroh im Sommer und haben eine Suhle. Sie leben etwa zehn Monate und werden mit Getreide, Bohnen, Erbsen, Molke, Gras und Heu gefüttert.

So gut schmeckt das Schwein

Die Schwäbisch-Hällischen liefern ein fein marmoriertes, mit Fett durchzogenes Fleisch mit vollem Aroma, Saftigkeit und Zartheit. Die Oberfläche des Fleischs ist kräftig rot und trocken. Beim Aufbewahren dürfen sich keine Wasserpfützen unter dem Fleisch bilden. Es überzeugt durch einen klaren Fleischgeschmack und sein Fett schmeckt wunderbar butterig. Bei dem hohen Qualitätsstandard müssen Sie nicht immer die teuersten Stücke nehmen: Statt Halsgrat (Nacken) als Schweinebraten bietet sich der preiswertere Rippenbraten oder die Dicke Schulter an, statt Schweinefilet kann es auch mal die Hüfte sein.

Ehrenrettung für die Sau

Das Schwein führt völlig zu Unrecht ein Schattendasein. Mir als Koch macht es großen Spaß, Gerichte mit Schweinefleisch immer wieder neu zu kreieren, vorausgesetzt, die Qualität stimmt. Denn die Palette der Variationen ist von Haus aus nicht sehr groß. So bereite ich den Schweinekrustenbraten aus verschiedenen Stücken zu, zum Beispiel nehme ich Bauch oder Wammerl, Halsgrat oder die Schulter. Schweinerücken und Schweinekeule verwende ich für Schnitzel und aus dem Schweinekopf bereite ich für meine Gäste herrliches Kesselfleisch zu.

Gustostücke vom Schwein

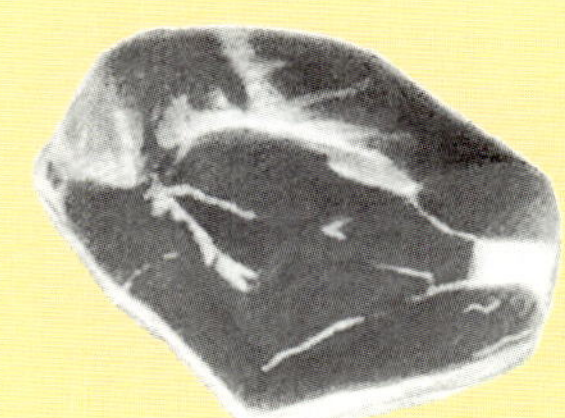

Schulter/Schäuferl zum Braten

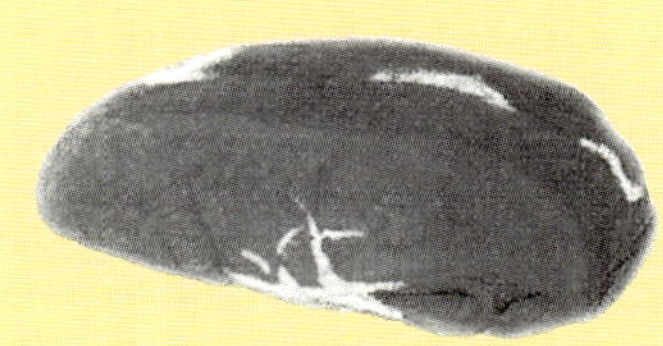

Oberschale aus der Keule für Schnitzel oder Minutensteaks zum Panieren und Kurzbraten

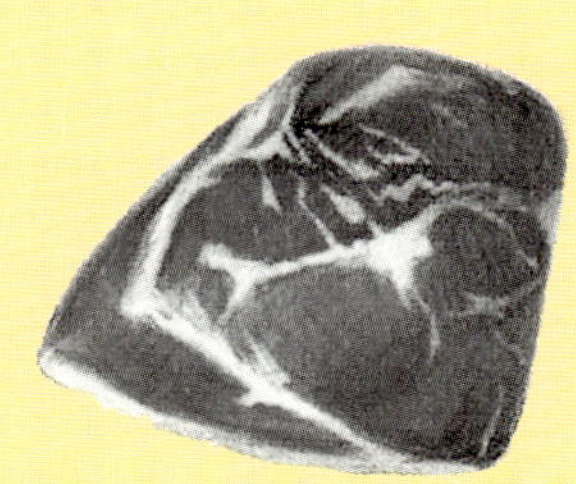

Hüfte: Thielemanns Lieblingsstück für Schnitzel

Thielemanns kleine Warenkunde

Aus der Schulter wird hauptsächlich der klassische Schweinebraten zubereitet. Aus diesem Teilstück können Sie auch Schnitzel schneiden lassen, die sind dann etwas kleiner. Achten Sie beim Einkauf auf Frische und meiden Sie vakuumverpacktes Fleisch.

Empfehlungen

- *Für Kesselfleisch suche ich mir morgens – gleich nach der Schlachtung – die besten Stücke heraus.*
- *Zuerst putze ich die einzelnen Fleischstücke, vor allem Zunge, Herz und Kronfleisch.*
- *Dann würze ich alles mit Fleur de Sel (grobes Meersalz) und lasse es drei, dreieinhalb Stunden langsam vor sich hin köcheln.*
- *Es schmeckt übrigens am besten mit Sauerkraut und Kartoffelpüree.*

Wichtig für den Einkauf

Wie erkennen Sie an der Fleischtheke, ob es sich um ein wirklich gutes Stück vom richtigen Schwein handelt? Das wichtigste Qualitätskriterium ist eine feine, gut sichtbare Marmorierung. Diese feinen Fettäderchen geben dem Fleisch den guten Geschmack. Achten Sie bei der Auswahl darauf, dass das Fett schön fest und schneeweiß ist. Und wenn Sie es nicht selbst prüfen können, fragen Sie einfach nach. Oder werfen Sie einen Blick auf die Schwarte: Eine glatte, stramme Schwarte ist ein untrügliches Zeichen für festes Fett darunter. Ist die Schwarte gewellt, wird das Fett bereits weich sein. Schweinefleisch hat in den ersten drei bis fünf Tagen nach der Schlachtung den höchsten Geschmack und sollte daher möglichst stets frisch verwendet werden. Es hat außerdem einen hohen Säureanteil, wodurch es leichter und schneller verderben kann. Keine Regel ohne Ausnahme: Kotelett kann ohne weiteres aus der Vorwoche sein. Packen Sie das Frischfleisch nach dem Kauf sofort aus und tupfen Sie es mit Küchenpapier ab. Das Fleisch abgedeckt, nicht zusammen mit stark riechenden Lebensmitteln im Kühlschrank kurz lagern. Zum Abdecken keine Alufolie, sondern Klarsichtfolie oder einen Porzellanteller verwenden.

Ein Drittel Fett

Entscheidend für das Ergebnis auf dem Teller und den Zuspruch Ihrer Gäste ist zudem der Anteil des Fetts am Fleisch. Beim Kotelett sollte er etwa ein Viertel betragen. Nur das Schweinefilet und die Hüfte dürfen mager sein. Auch beim Anschneiden des Fleischs können Sie sehr gut die Qualität feststellen: Der Anschnitt muss stets trocken sein, es darf kein Saft auslaufen.

Tradition aus dem Kessel

Kesselfleisch ist inzwischen eher eine Seltenheit geworden. Der Grund: Das Fleisch muss immer vom Schlachttag sein, und zwar möglichst noch schlachtwarm. Kesselfleisch ist Schwein von Kopf bis Fuß: Schweinekopf, Zunge, ein Stück vom Herzen, ein Stück vom Kronfleisch, Backe oder Wammerl und last but not least gehören noch die Schweinefüße und der Schwanz dazu.

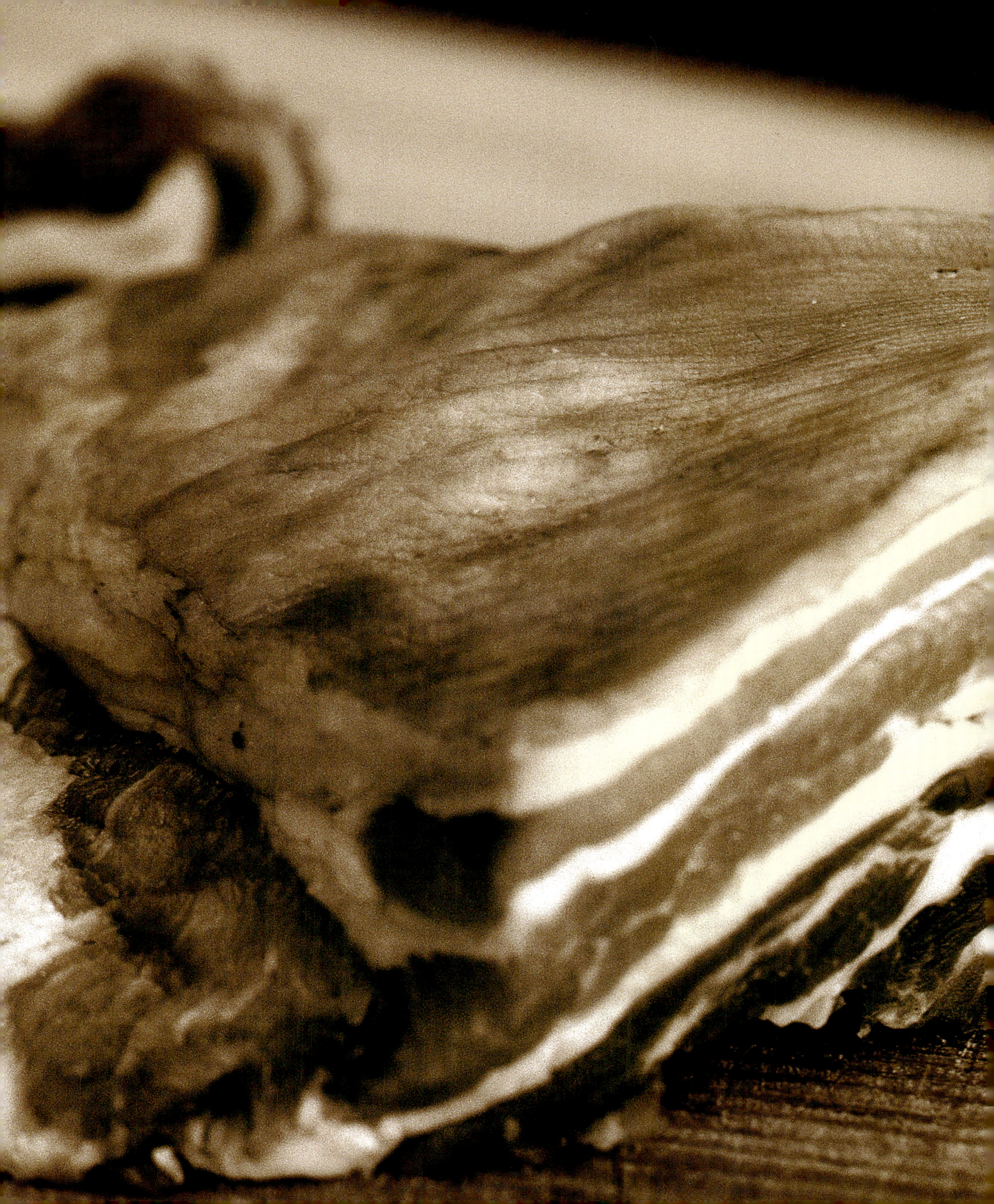

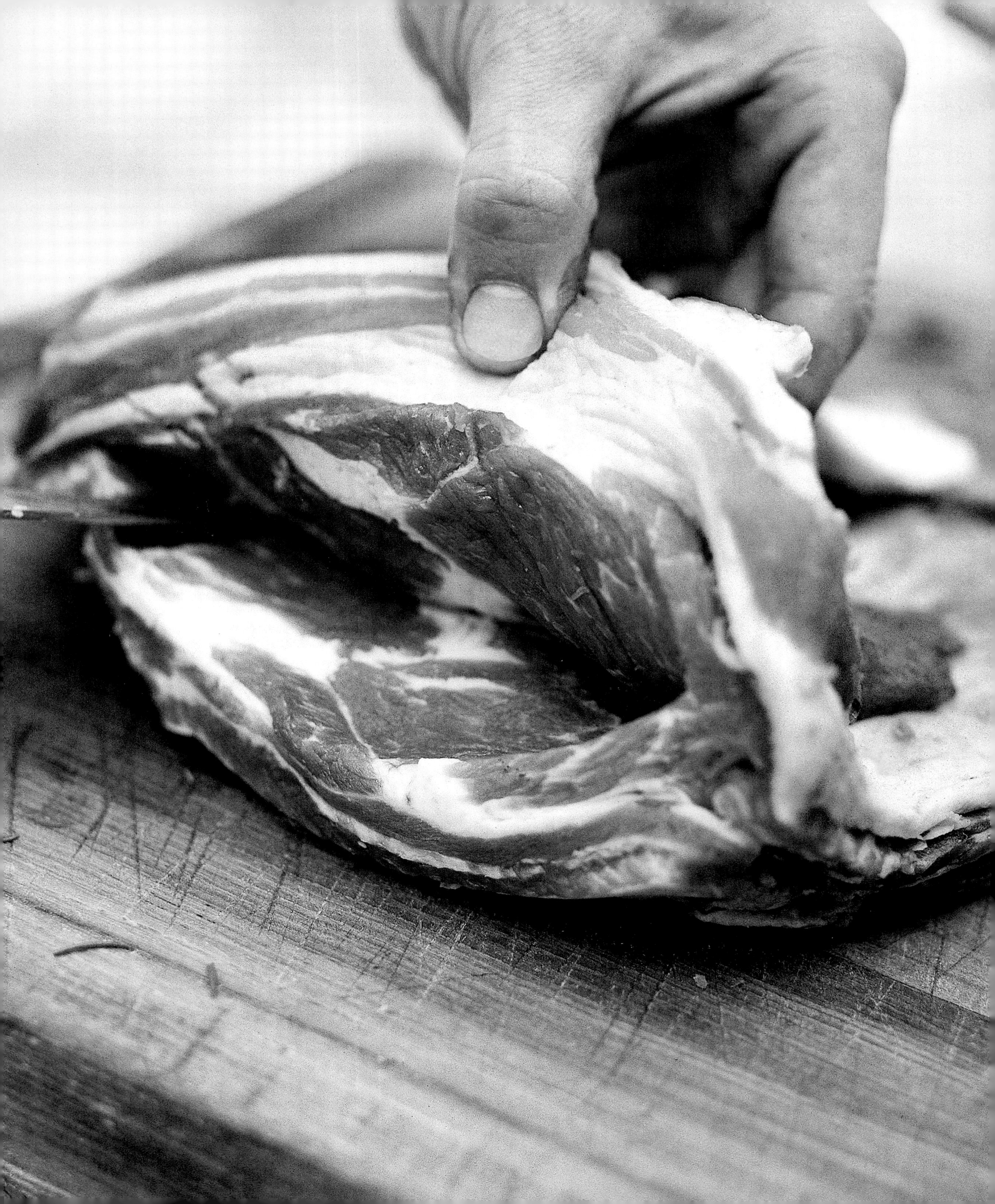

Schneiden, Panieren, Schaben

Die Rezepte für die meisten Gerichte mit Schweinefleisch sind schlicht und einfach zuzubereiten. Aufwändige oder gar langwierige Vorbereitungen sind unnötig. Nur wenige Handgriffe reichen für die Zubereitung eines köstlichen Gerichts aus.

Kleinigkeiten vorab

Mit dem Parieren werden Sie nicht viel Arbeit haben; schließlich soll das Fett aus Geschmacksgründen dranbleiben. Mein Favorit ist das panierte Kotelett, das durch eine dünne Panade saftig bleibt. Es sollte mindestens zwei Zentimeter dick geschnitten sein. Unter diesen Voraussetzungen kann das Fleisch ruhig aus der Schlachtwoche stammen, denn frisches Fleisch hat immer einen besseren Geschmack als abgehangenes.
Schnitzel sollten Sie dagegen in dünnen Scheiben aus der Hüfte oder Oberschale schneiden und von beiden Seiten dünn panieren. Bei der Thielemann-Variante wird das Schnitzel etwas dicker geschnitten – das Fleisch bleibt dann saftiger –, gesalzen und paniert.
Für die anspruchsvollere Art der mediterranen Zubereitung frisches Schweinefilet von aufliegenden Sehnen befreien. Dann das Filet am besten nur in ein Zentimeter dicke Scheiben schneiden. Diese Scheiben werden weder bardiert noch gebunden, sondern nach Belieben gewürzt.
Nur der Schweinekopf macht mehr Mühe. Er muss wie beim Kalb mit einer Glocke gesäubert und geschabt werden. Und: Fonds sind überflüssig; der beste Bratensaft entsteht bei der Zubereitung.

Ganz schön füllig

Etwas aufwändiger in der Vorbereitung sind die Füllungen. Ich empfehle kurzgebratene Rouladen aus der Keule, die besonders fein mit geriebenem Parmesan schmecken. Bärlauch oder je nach Saison auch ein Spinatblatt, das Sie mit einrollen können, sorgt für einen edlen Geschmack und erhält die Saftigkeit.
Auch das Bruststück – ausgelöst und ohne Rippen – eignet sich zum Füllen. Füllen können Sie nach Belieben. Beliebt sind Brotfüllungen, etwa kombiniert mit Pilzen oder Innereien. Für eine Fleischfüllung wird jeweils ein Drittel Schweinefleisch und Schweineleber grob gehackt (Bild oben). Das letzte Drittel besteht aus Semmelbröseln, Zwiebeln, einem Ei und Petersilie. Alle Zutaten gut vermengen (Bild Mitte). Die Masse dann flach in die Tasche geben (Bild unten) – nicht zu viel, denn sie geht bei Hitze noch auf. Schließen Sie die Tasche mit Küchengarn und einer Fleischnadel.

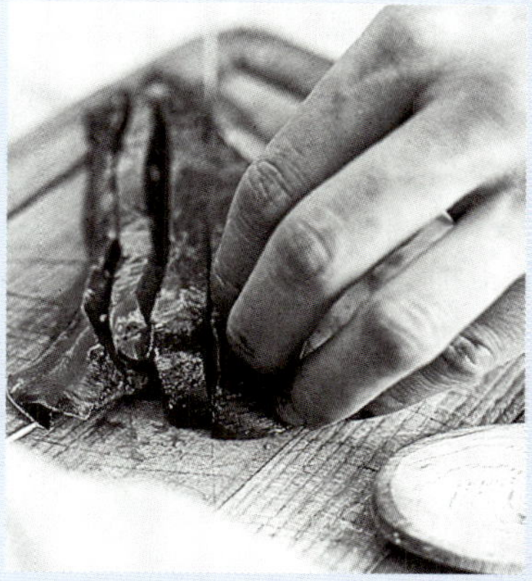

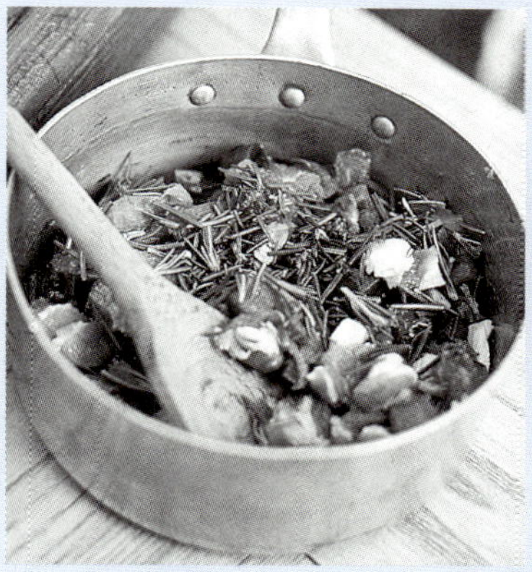

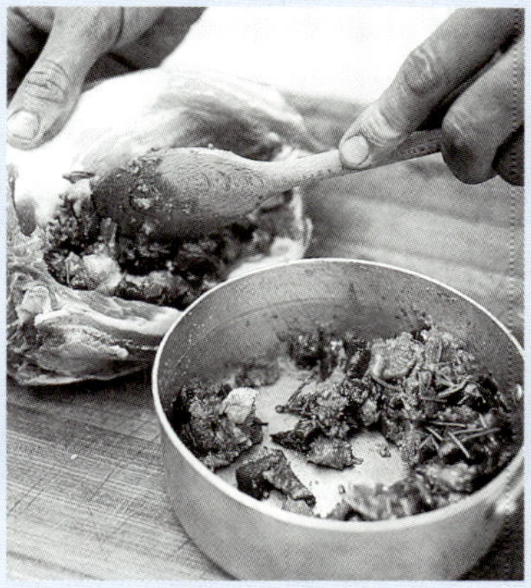

Braten, Entspannen, Beträufeln

Kotelett & Co. müssen genauso behutsam gebraten werden wie anderes Fleisch zum Kurzbraten auch. Wenn Sie dabei ein paar Tipps und Tricks beherrschen, kann aus einem einfachen Kotelett ein Gustostück werden, das jeden Genießer begeistern wird.

Empfehlungen

- *Schweinekrustenbraten wird besonders knusprig, wenn Sie das Fleisch mit der Krustenseite 30 Minuten in kochendem Wasser anbrühen, dann wenden und die Kruste bei hoher Temperatur knusprig braun braten.*
- *Koteletts, die erst in der Pfanne angebraten und danach im Backofen kurz bei etwa 150 Grad fertig gegart werden, können sanft von außen nach innen garen.*
- *Besonders gut schmecken Koteletts, wenn Sie am Ende der Garzeit etwas Zitronensaft ins Bratfett geben und dieses über das Fleisch ziehen.*

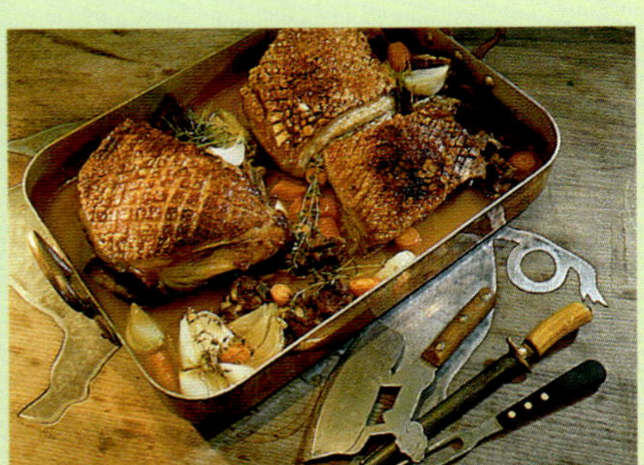

Ab in den Ofen

Ein Kotelett können Sie als Rippenstück in Scheiben geschnitten zubereiten; das ist die gängige Methode. Sie können es aber auch als Premiumstück im Ganzen und mit knuspriger Schwarte braten. Saftiger wird es sicher bei der zweiten Variante.

In beiden Fällen und auch beim panierten Kotelett müssen Sie das Fleisch zuerst heiß anbraten, damit sich die Poren schließen, das Fleisch Farbe bekommt und sich Röststoffe bilden können. Die Koteletts werden geschmacksintensiver, wenn Sie bei der Zubereitung noch meine persönlichen Tipps beachten: Braten Sie die Koteletts zuerst in der Pfanne von beiden Seiten, bis die Panade goldbraun ist. Heizen Sie auch gleich den Backofen auf 170 bis 180 Grad vor. Legen Sie einen Kräuterzweig – Rosmarin, Salbei oder Thymian – darauf und geben Sie ein Stück reife Tomate dazu. Extra eine Sauce zu ziehen ist dann nicht mehr nötig. Das Ganze im Backofen in acht bis zehn Minuten fertig garen. Ganz wichtig: Wenn Sie anschließend die Pfanne mit dem Fleisch aus dem Ofen nehmen, das Kotelett entspannen oder kurz ruhen lassen, bevor Sie mit grobem Salz und Pfeffer nachwürzen. Zu guter Letzt noch ein paar Spritzer Zitronensaft darüber träufeln – und schon haben Sie die beste Sauce.

Filet – mein ungeliebtes Stück

Auch beim Schwein ist das Filet das teuerste Stück, klassisch zubereitet aber auch ziemlich langweilig: Als Minutensteak von beiden Seiten kurz angebraten, können Sie unter Beachtung einiger Grundregeln nicht viel falsch machen. Als anspruchsvoller Profi bin ich bei dieser Zubereitungsart nicht gerade gefordert. Es gibt aber auch eine verfeinerte Variante: Schweinefilet auf mediterrane Art im ganzen Stück. Dafür das vorbereitete Filet im Ganzen in einer Mischung aus Olivenöl und Butter anbraten, eine junge Zwiebel oder Gemüsezwiebel, einen Kräuterzweig, zwei frische Tomaten dazugeben und im vorgeheizten Backofen bei 160 bis 170 Grad in 15 bis 20 Minuten medium braten. Kurz vor dem Ende der Garzeit etwas Wasser angießen, damit sich der Bratensatz löst.

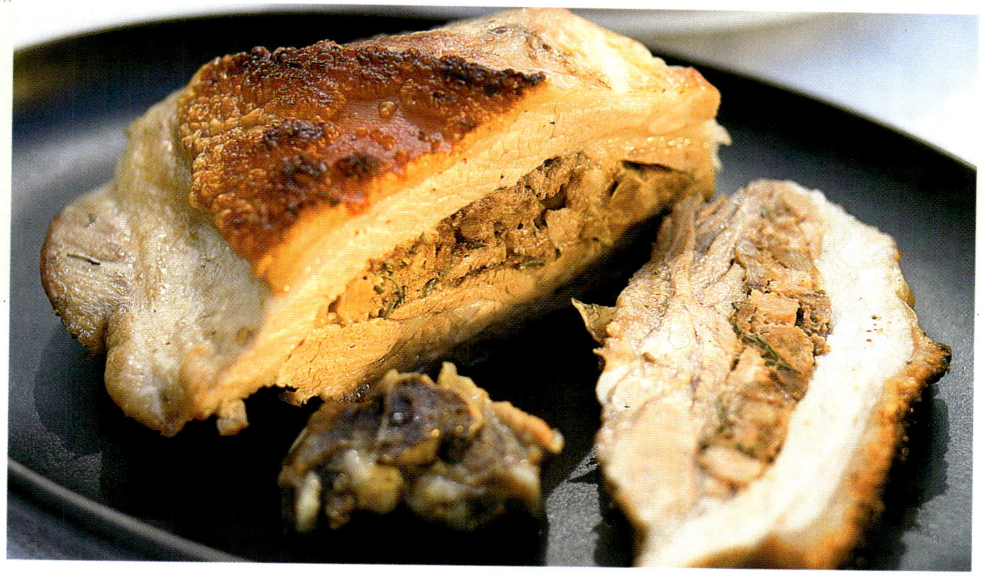

Die Schweinebrust schmeckt ausgezeichnet mit einer Füllung aus je einem Drittel Schweinefleisch, Leber und anderen würzenden Zutaten.

Empfehlungen

- *Die Italiener haben eine Vorliebe für gefüllte Spanferkel, die so genannte Porchetta.*
- *Für dieses Gericht wird der ganze Rücken hohl ausgelöst und mit Leber und viel Rosmarin gefüllt. Wenn Sie die Chance haben, eine Porchetta zu probieren, tun Sie es!*
- *Die besten Spanferkel haben ein Gewicht von mindestens 20 Kilogramm und sind zwei bis drei Monate alt.*
- *Im Unterschied zum Milchkalb sollte ein Ferkel immer schon gefressen haben, das gibt einen kräftigeren Geschmack; zu junge Tiere schmecken wässrig.*

Schweinebraten ganz anders

Wer im Gasthaus einen Schweinebraten bestellt, bekommt fast immer ein Krustenbratstück aus der Schulter. Der Herrmannsdorfer Schweinebraten wird aus einem anderen Stück zubereitet: aus dem Bauchfleisch, in Bayern auch Wammerl genannt. Es hat eine wunderbar knusprige Kruste. Und als reines Fleischstück ohne sichtbares Fett gebe ich zur Geschmacksverbesserung stets noch eine Scheibe vom Halsgrat (Nacken) dazu. Den Schulterbraten können Sie in verschiedenen Größen zubereiten: einmal als Schulter im Ganzen und mit Knochen – das reicht für eine größere Runde mit 15 Personen. Oder Sie verwenden die Schulter mit dem Schäuferl, das ist der Schulterblattknochen, denn mit dem Knochen bleibt das Fleisch saftig. Eineinhalb Kilogramm ergeben vier Portionen.

Das Geheimnis der Schwarte

Die Schwarte vom Bauchfleisch (Wammerl) wird mit einem scharfen Messer kreuzweise eingeschnitten und in eine Mischung aus Essig und Wasser gelegt. Beim Erhitzen dringt die Flüssigkeit in die Schwarte ein, die Poren saugen sich voll. Dann wird der Braten in der Reine umgedreht, sodass die Hitze des Backofens von oben einwirken kann. Durch die Kraft der eingedrungenen Wassertröpfchen wird die Schwarte von innen gesprengt. Durch die Hitze wird die Kruste schön knackig und knusprig braun. Während der verbleibenden Garzeit können Sie aus Knochen und anderen Zutaten eine Sauce herstellen.

Ganz schön fein, das Schwein

Das klassische Schnitzel, ob vom Schwein oder Kalb, ob aus der Hüfte oder Oberschale ist schnell zubereitet und schmeckt ausgezeichnet. Nur: Die wenigsten können es richtig zubereiten. Doch mit meinen Tipps gelingt es Ihnen ganz leicht.

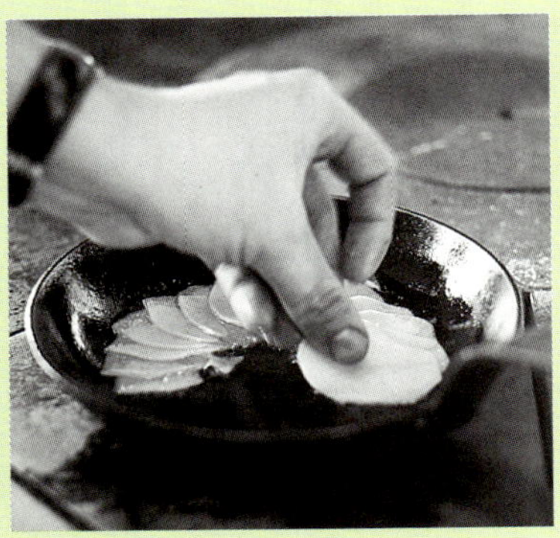

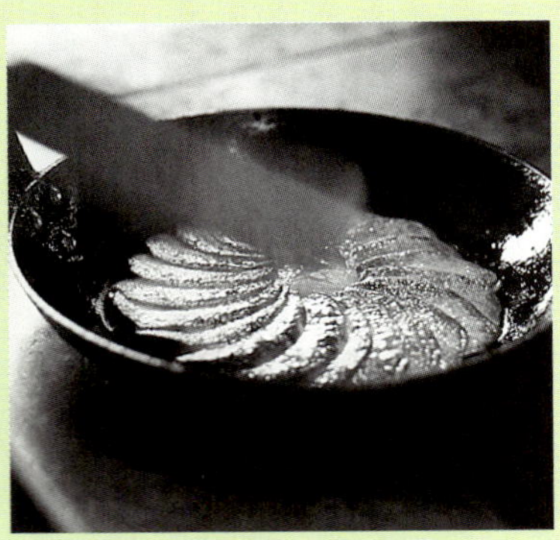

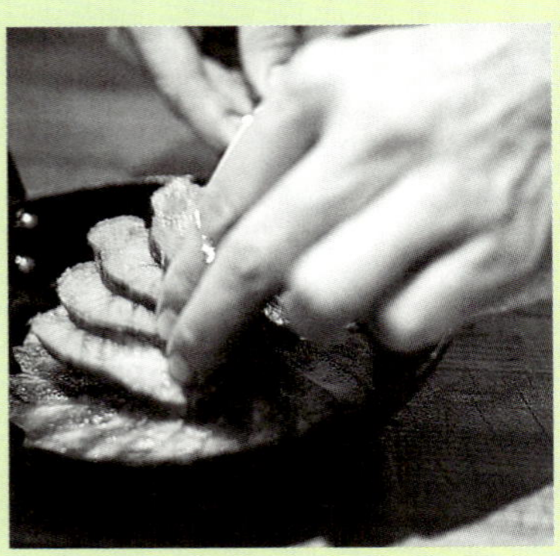

Kleines Schnitzel-Brevier

Mir ist ein gutes Schweineschnitzel genauso lieb wie das so hochgelobte Schnitzel vom Kalb. Doch auch hierbei kommt es wiederum auf die Zubereitung an. Bei der klassischen Art der Zubereitung werden panierte Schnitzel in Kalbsfett oder Schweineschmalz mit einem Stückchen Butter, möglichst schwimmend und unter stetigem Hin- und Herschwenken, gebraten, bis die Panade Blasen wirft.

Schnitzel à la Thielemann werden vor dem Panieren leicht gesalzen und im vorgeheizten Backofen bei 180 Grad in halb Butter und halb Kalbsfett gebraten. Danach werden sie noch einmal gesalzen und mit etwas Zitronensaft beträufelt. Und schließlich mit mehligen Salzkartoffeln oder lockerem Kartoffelpüree serviert. Auch das Schweineschnitzel natur verlangt keine großen Experimente: Idealerweise bereiten Sie das Schnitzel in der Pfanne mit viel frischen Kräutern und Zitronensaft zu, mehr ist einfach nicht nötig, da es in dieser Kombination äußerst hervorragend schmeckt.

Auf die Kruste kommt es an

Die beliebte Schweinshaxe wird entweder im Ganzen mit Kruste gebraten oder mit Sauerkraut gekocht und leicht gesalzen, dann heißt das Gericht Eisbein. Die Haxe eignet sich aber auch hervorragend für die Zubereitung von Gulasch; alle anderen Stücke sind zu trocken. Und aus gekochter Schweinshaxe lässt sich die beste Sülze herstellen. Die gefüllte Schweinebrust lassen Sie mit einem Drittel im Fond liegend behutsam und unter ständigem Übergießen bei niedriger Temperatur schmoren, bis sie gar ist. Währenddessen muss die Kruste unbedingt aus dem Fond herausragen, damit sie braun und ausgesprochen knusprig wird.

Der sorgfältig geputze und gesäuberte Kopf wird entweder zum traditionellen Kesselfleisch oder zu Sülze verarbeitet. Ähnlich wie beim Kalb sind auch beim Schweinekopf die Magerbäckchen (siehe Rezept auf der gegenüberliegenden Seite) sehr zart und bei Kennern eine beliebte Delikatesse. Probieren Sie das Rezept einfach einmal aus!

Schweinebacken-Confit auf Kartoffeltarte

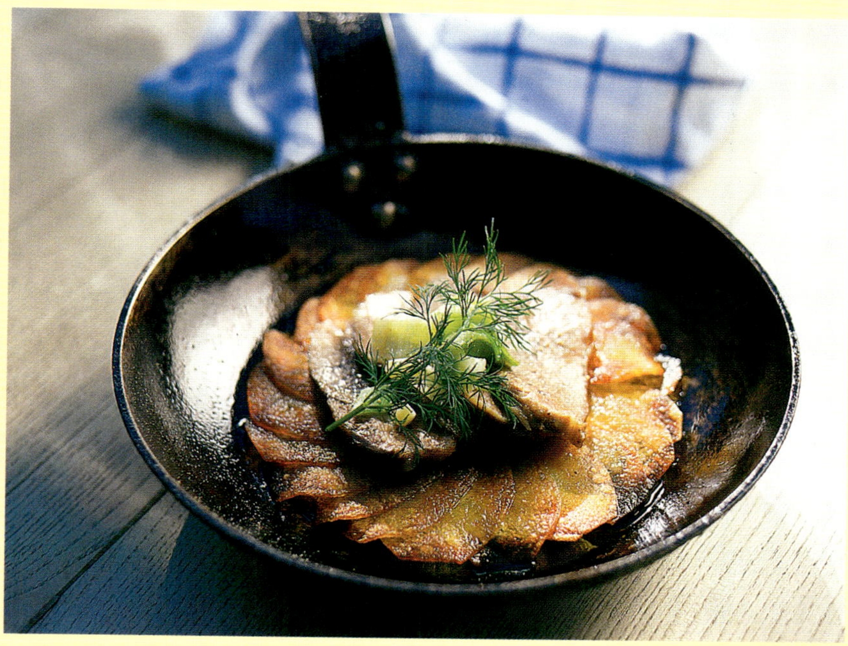

Für 4 Personen

- *1 TL Korianderkörner*
- *1 TL schwarze Pfefferkörner*
- *1 EL grobes Salz*
- *4 ausgelöste Magerbacken vom Schwein (beim Metzger vorbestellen!)*
- *500 g Schweineschmalz*
- *1 Schalotte*
- *100 ml Fleischbrühe*
- *1 Prise Cayennepfeffer*
- *4 vorwiegend fest kochende Kartoffeln*
- *2 EL süßer Senf*
- *1 Eigelb*
- *etwas Zitronensaft*
- *Dill zum Garnieren*

- Koriander, Pfeffer und Salz im Mörser fein zerstoßen, die Schweinebacken damit einreiben und zugedeckt über Nacht kalt stellen.

- Schweinebacken mit 400 g Schweineschmalz in einem Topf bei schwacher Hitze zugedeckt 45–50 Minuten weich garen. Schalotte schälen und hacken, mit der Brühe erhitzen und auf die Hälfte reduzieren. Mit Cayennepfeffer würzen.

- Die Kartoffeln schälen und in Scheiben schneiden. In 4 Pfannen à 12 cm Ø je 25 g Schweineschmalz erhitzen. Je ein Viertel der Kartoffelscheiben überlappend hineinlegen und von beiden Seiten kross braten, leicht salzen (siehe Abbildungen Seite 98). Die Tartes auf Küchenpapier entfetten.

- Die Fleischbrühe erhitzen. Senf und Eigelb unterrühren, alles cremig aufschlagen (nicht mehr kochen lassen), mit Salz und Zitronensaft würzen.

- Die Schweinebacken und die Kartoffeltartes auf vorgewärmten Tellern anrichten, die Sauce angießen, mit Dill garnieren und sofort servieren.

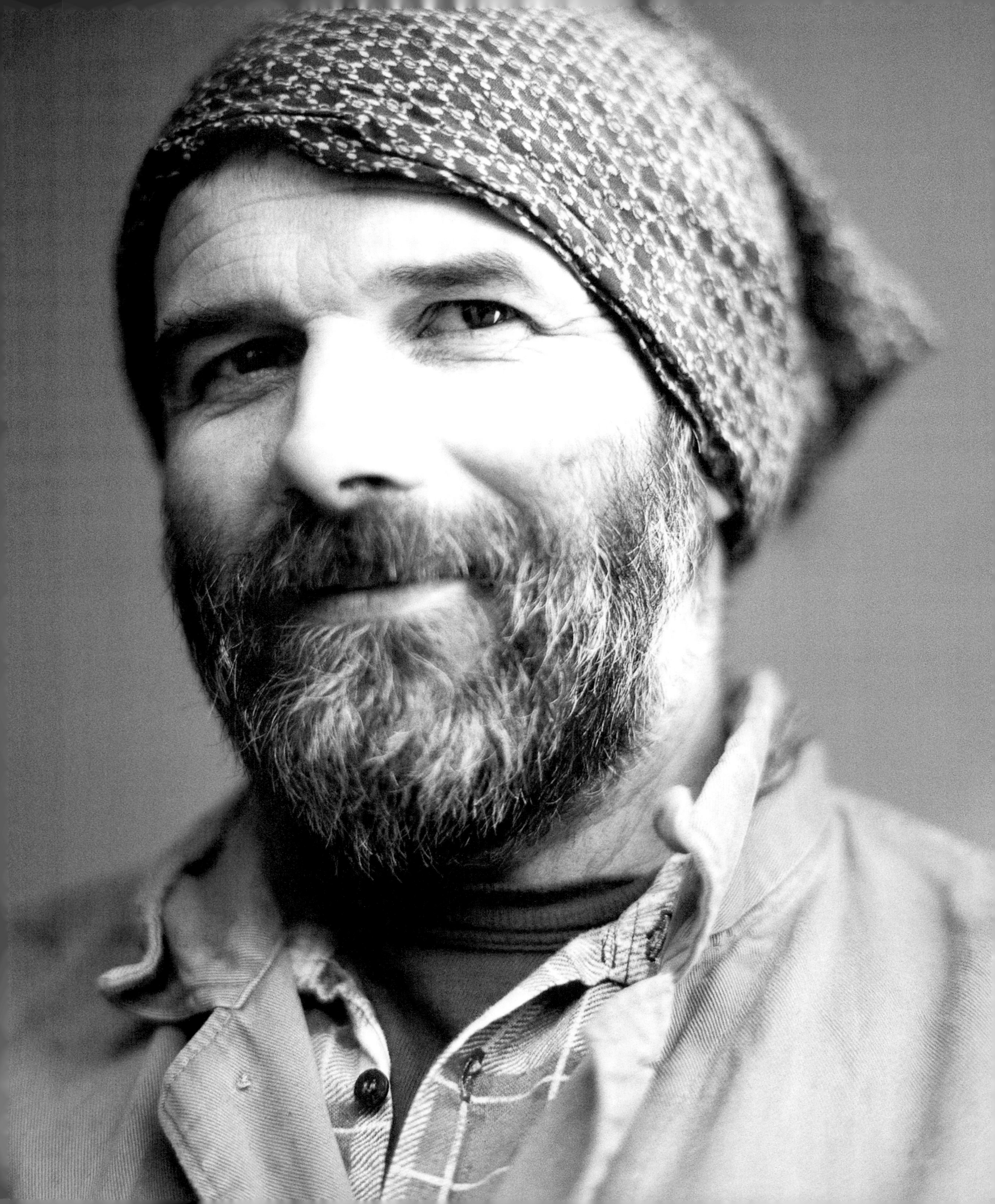

Wundersame Wandlung

Als ich vor über 20 Jahren den Hof meines Onkels erbte, machte ich so weiter, wie es mir beigebracht worden war: Ich düngte meine Wiesen mit Kunstdünger und Stickstoff und fand, dass so genannte Ökobauern einfach verrückt sein müssen. Heute halte ich Vorträge, wie man als Biobauer auch wirtschaftlich vernünftig leben kann.

Geschichten wie die meine erzählen sich ganz einfach, aber natürlich findet die Entwicklung zum Ökobauern nicht blitzartig statt. Als ich damals meinen Hof übernahm, gab es die großen Fragen über die richtige Bewirtschaftung noch nicht. Die wenigen Verrückten, die schon damals »anders« arbeiteten, konnte man eigentlich vergessen. Und doch gibt es immer spezielle Auslöser im Leben, die nachhaltig wirken. Bei mir war das ein Vortrag in einer landwirtschaftlichen Organisation und der Besuch bei einem Ökobauern in Rott am Inn, der uns seine Wiesen zeigte und erzählte, wie gut er seinen Betrieb ohne jegliche chemische Zugaben führen konnte. Ich habe danach angefangen, das auch bei einer meiner Wiesen auszuprobieren, und wollte ein bisschen genauer beobachten, wie sich das entwickeln würde. Ich wollte überprüfen, ob die Ideen dieses Ökobauern in meiner Landwirtschaft ebenfalls umzusetzen wären, und wollte mir das Ergebnis sehr sorgfältig betrachten. Freilich nimmt das Zeit in Anspruch! Konkret: mindestens zwei bis drei Jahre. Ich verzichtete also auf jede Art von Kunstdünger, auf Stickstoff, der das Wachstum des Grases beschleunigt, und auf Zusätze, die das Unkraut fernhalten. Nach dem vorgegebenen Zeitrahmen war ich mit dem Ergebnis sehr zufrieden und ließ meine Kühe besonders gern auf dieser Wiese weiden. Sie sollten ja in der Hauptsache etwas davon haben und ich wollte herausfinden, wie sich das niederschlagen würde.

Ein erstes Erlebnis hatte ich, als der Tierarzt wieder einmal zu einer routinemäßigen Untersuchung der trächtigen Kühe vorbeikam und staunend feststellte, dass ich so viele Kälber wie kaum zuvor zu erwarten hätte. Mir war ziemlich schnell klar, dass das mit der Umstellung meiner Bewirtschaftung zu tun hatte. Der Arzt schien gar nicht so begeistert, als ich ihm mitteilte, dass die Kühe überhaupt viel gesünder als früher wären, weil ich auf alles Künstliche und Chemische verzichtete und mein Vieh nur noch Natur pur zu fressen bekäme. Seitdem ist der Tierarzt gar nicht mehr so gut auf biologischen Landbau zu sprechen – weil er viel weniger zu tun hat ...

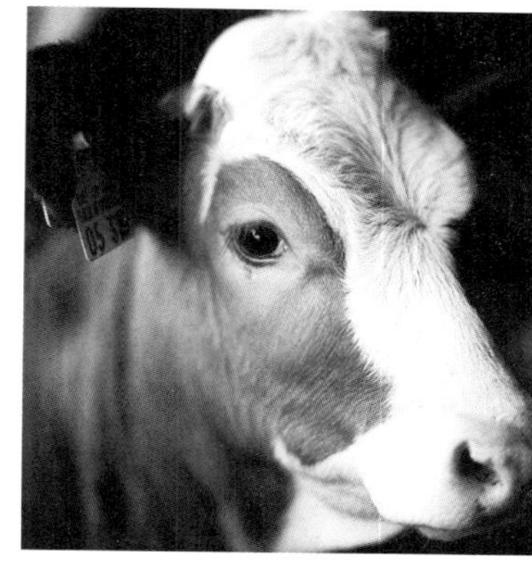

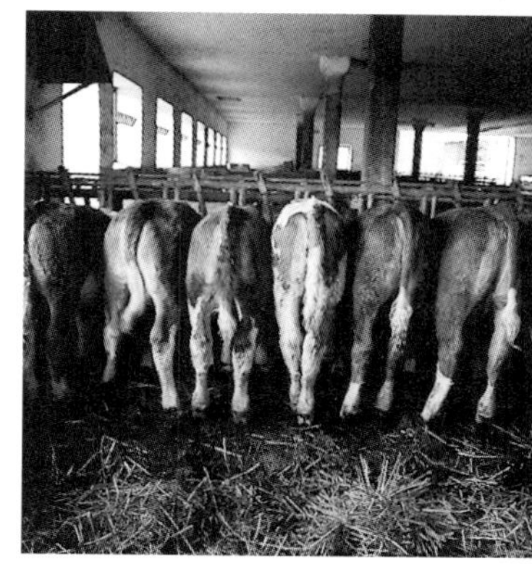

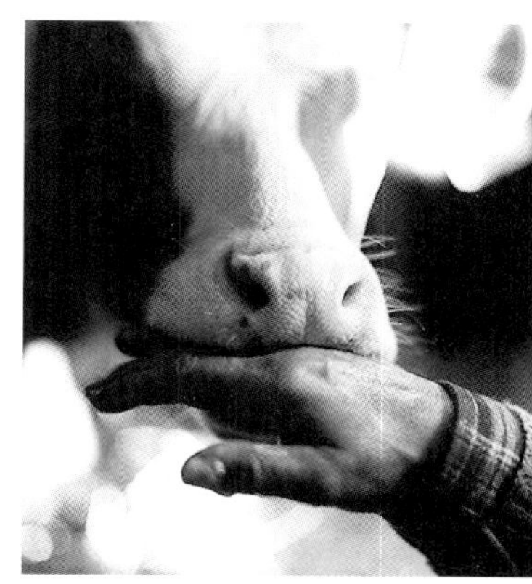

Die Kühe bringen im Laufe ihres Lebens etwa fünf Kälber zur Welt. Diese werden nicht mit Milchersatz wie in der konventionellen Landwirtschaft, sondern mit der eigenen Muttermilch aufgezogen.

Meine biologische Landwirtschaft ist ein Hightechbetrieb. Glaube nur keiner, dass wir bei Kerzenlicht dasitzen und eine Museumskultur pflegen. Mein Computer steht neben dem Stall, der nach modernsten Gesichtspunkten gebaut ist. Nach dem Melken gebe ich meine Daten ein und im Übrigen bin ich vernetzt mit allen wichtigen Stellen im Land.

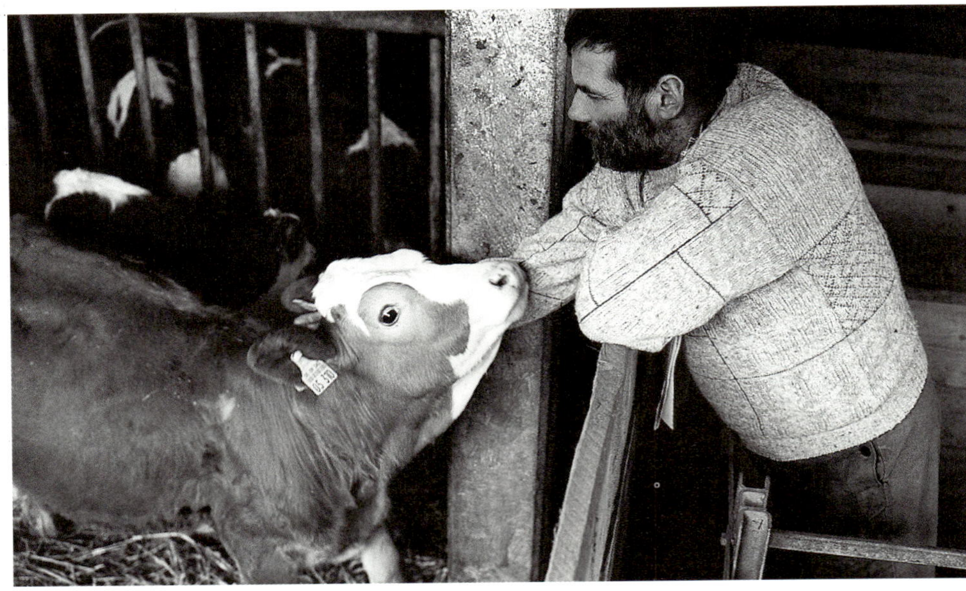

Die Kälber kommen in der ökologischen Landwirtschaft in ihrem naturgegebenen Rhythmus auf die Welt.

Ich habe damals beschlossen, mich noch viel genauer darüber zu informieren, was man Vernünftiges tun kann, um ökologisches Wirtschaften konsequent zu verfolgen. So bin ich auf Karl Ludwig Schweisfurth gestoßen. Ich habe auch Rückschläge erlebt. Etwa, als ich glaubte, doch nicht genügend Futter auf meinen Weiden zu haben, und noch einmal Kunstdünger verwendete – bis ich durch deutlich sichtbare Zeichen an meinem Viehbestand eines Schlechteren belehrt wurde. Heute weiß ich, dass ich mit biologisch sinnvollen Mitteln dem wirklich störenden Ampfer auf meinen Wiesen zu Leibe rücken kann: Ich züchte Käfer, die in den Wiesen das Unkraut mit Stumpf und Stiel ausrotten. Ich musste nur beachten, dass es ein Generationsintervall bei diesen Käfern gibt.

Etwa 65 Stück Vieh stehen bei mir im Stall. Bei Nachwuchs verkaufe ich hauptsächlich die männlichen Nachkommen, denn ich will ja Milchkühe züchten und dafür brauche ich die weiblichen Kälber. Jede meiner Kühe bekommt im Laufe ihres Lebens ungefähr fünf Kälber, damit liege ich deutlich über dem Landesdurchschnitt. Je gesünder die Kühe sind, desto mehr Kälber bekommen sie. Die Kühe dürfen jeden Tag raus in die freie Natur und sie dürfen ein vernünftig hohes Alter erreichen. Und mit dem Bullen richtig Spaß haben – wenn einer besonders tüchtig ist, dann wird das auch im Computer der Landesbesamungsstelle vermerkt. Hochtechnisierung mit Verständnis für die Kreatur – so sehe ich meine Arbeit.

Anton Daxenbichler, Kälberzüchter

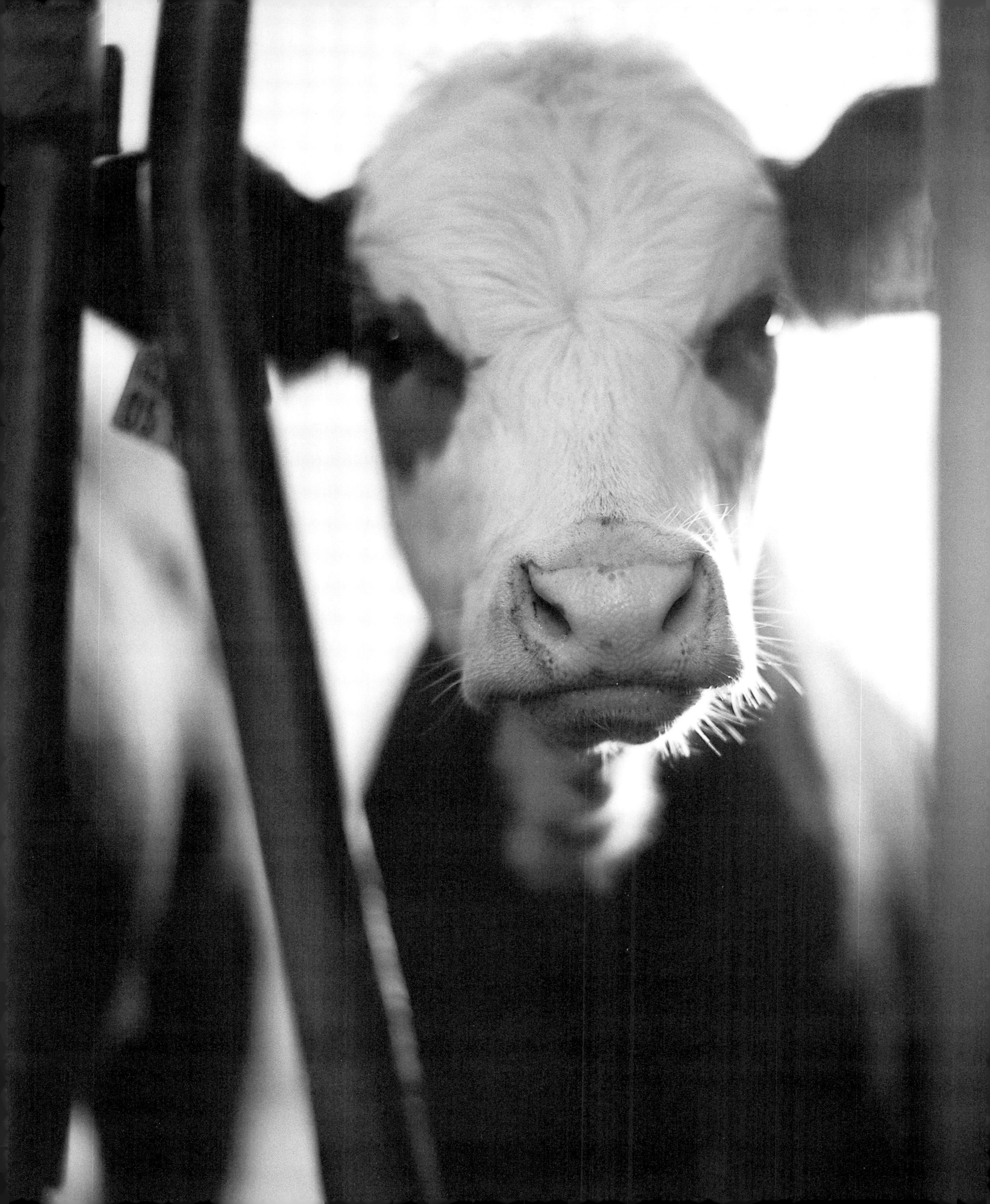

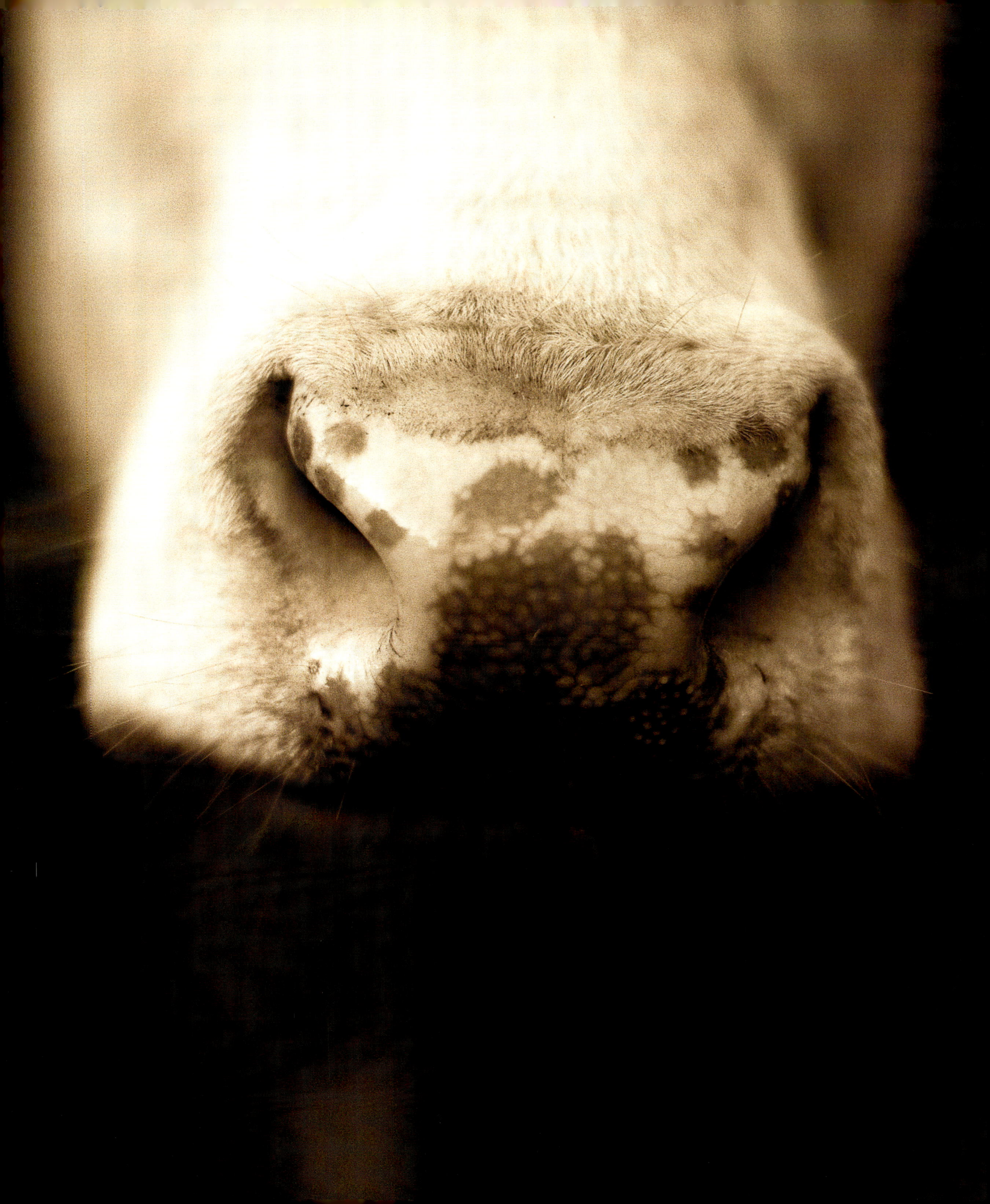

Thielemanns kleine Warenkunde

***Kalb und Milchkalb.** Wenn sich in diesem Kapitel alles ums Kalb dreht, so ist das Milchkalb gemeint – ein Jungtier, etwa drei Monate alt, das beim Biobauern nur mit Muttermilch gefüttert wurde. Es hat helles Fleisch und einen feinen Geschmack.*

Am liebsten Milchkalb

Bei Kälbern, die schon Gras gefressen haben – passenderweise nennt man das Zwischenstadium zwischen Kalb und Rind auch Fresser –, ist das Fleisch deutlich dunkler und kräftig im Geschmack. Das Milchkalb dagegen hat ein besonders helles Fleisch. Es ist durch die Art der Mast besonders zart und hat nur eine leichte Marmorierung; diese feinen Fettäderchen sind aber nicht mit denen beim Schwein oder Rind vergleichbar.

Frisch auf den Tisch

Weil Kalbfleisch von Haus aus jung und zart ist, muss es auch nicht lange abhängen. Einzig das Kalbskotelett sollte eine Woche, höchstens zwei Wochen alt sein, je nachdem wie fett das Kalb war. Alle anderen Kalbfleischstücke, vor allem die zum Kurzbraten, können ohne weiteres aus der Woche der Schlachtung sein.

Kälbleins beste Seiten

Das Kalb hat nur gute Seiten, das ganze Jungtier ist ein Premiumstück und entsprechend hoch sind deshalb die Preise. Besonders gefragt und daher extrem teuer sind Rücken, Filet und Keule. Begehrt ist natürlich auch das berühmte Schnitzel, das üblicherweise aus der Oberschale stammt, jedoch ebenso aus der Schulter geschnitten werden kann. Eine feine Angelegenheit ist zudem der Tafelspitz vom Kalb, deftig ist dagegen die Kalbshaxe, die übrigens am besten von der Hinterhaxe schmeckt. Eher selten, mit einer kleinen, treuen Fangemeinde, ist der Kalbskopf, im Ganzen oder portioniert. Es bleibt noch der Kalbsschwanz, er ist nicht ganz so prominent wie der Ochsenschwanz, doch gefüllt ebenfalls eine Delikatesse.

Für Kenner und Könner

Das Kalb hat Genießern noch mehr zu bieten – seine Innereien. Nirgendwo gibt es ein köstlicheres Innenleben als beim Kalb, allem voran natürlich Kalbsleber, Bries, Nieren und Herz. Kalbsbries, das sind die Wachstumsdrüsen am Hals, ist für den Kenner etwas ganz Besonderes. Das beste Bries hat das ganz junge Kalb, denn je älter das Tier wird, desto mehr bildet sich das Bries zurück.

Gustostücke vom Kalb

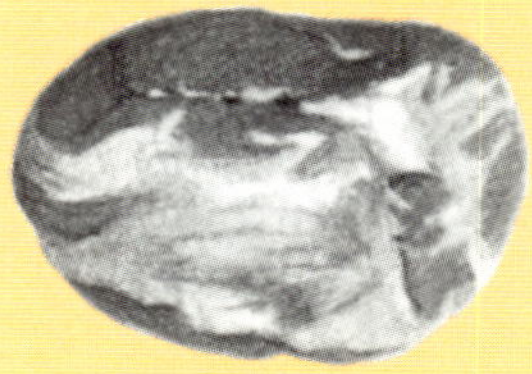

Oberschale
für Schnitzel zum Kurzbraten

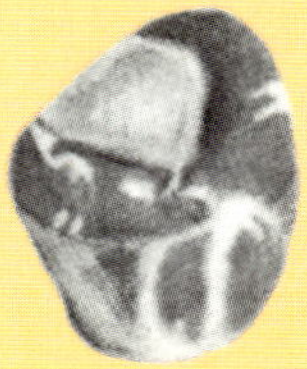

Haxe
zum Schmoren, Kochen und Poelieren

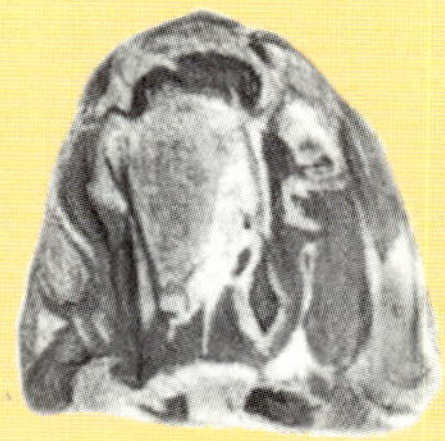

Schulter
zum Braten oder Poelieren

Parieren, Binden, Putzen

Da das Kalb nur einen geringen Fettanteil und eine feine Marmorierung hat, entfällt meist das Parieren, also das Wegschneiden von überschüssigem Fett. So bleiben je nach Fleischstück und Zubereitungsart nur wenig vorbereitende Handgriffe zu tun.

Empfehlungen

- *Das Kalbskotelett schmeckt wochenfrisch, paniert und kurzgebraten am besten.*
- *Kalbsfett niemals wegschneiden, es ist das beste Fett mit dem feinsten Geschmack. Das gilt für Kotelett, Schnitzel oder Rücken.*
- *Aromatischer wird das Kurzgebratene durch einen Kräuterzweig, den Sie gleich mit dem Fleisch in die Pfanne geben.*
- *Für fünf Personen lohnt es sich, die Koteletts im Ganzen und bei 160 bis 170 Grad in etwa 50 Minuten im Backofen zu braten. Dann erst in fünf Portionen schneiden.*

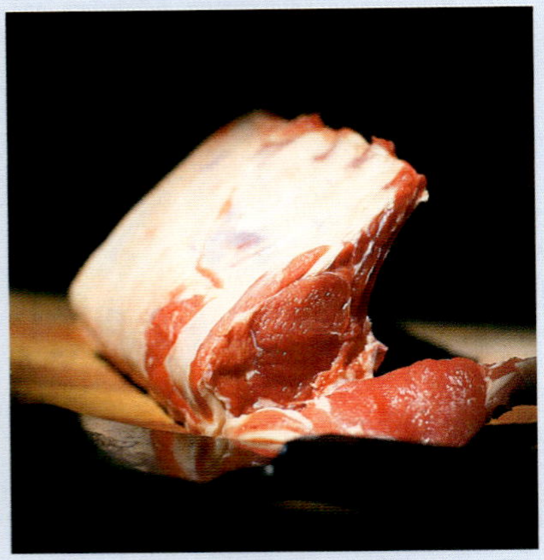

Parieren und Binden

Bei der Kalbshaxe entfernen Sie vorab die groben Sehnen und die Haut, wenn es nicht bereits sorgsam genug vom Metzger gemacht worden ist. Kalbshals ohne Knochen mit Küchengarn zurechtbinden, damit er seine Form behält und nicht auseinander fällt; es sei denn, Sie garen ihn im Ganzen am Knochen. Auch das Bratenstück aus der ausgelösten Schulter binden Sie vorab zusammen und stecken dabei gleich einen Kräuterzweig dazu. Für den Klassiker Saltimbocca legen Sie eine Scheibe Parmaschinken und ein Salbeiblatt auf die Fleischscheibe. Das Kalbsfilet wiederum hat so wenig Eigenfett, dass Sie es vor dem Binden mit gesalzenem und geräuchertem Speck bardieren können. Er schmeckt sehr fein und harmoniert hervorragend mit Kalbfleisch.

Innereien machen Arbeit

Bei Innereien und beim Kalbskopf sind wieder mehr Vorbereitungen nötig. So muss das Kalbsbries vorher gesäubert und gewässert werden. Dafür das Bries mit einem scharfen Messer vorsichtig enthäuten. Anschließend das Bries für zwei, drei Tage in kaltes Wasser legen. Dabei das Wasser ab und zu wechseln, damit das Bries schön weiß und auch das restliche Blut beseitigt wird.

Auch die dünne Haut und die dicken Adern der Kalbsleber müssen Sie entfernen, sonst zieht sie sich beim Braten zusammen. Sprechen Sie mit Ihrem Metzger, er nimmt Ihnen diese Arbeit sicher gerne ab. Am besten schmeckt die Leber im Ganzen gebraten. Deshalb sollten Sie die ganze Leber mit einem Schweinenetz bardieren und gleichzeitig frische Kräuter dazugeben.

Den Kalbskopf müssen Sie nicht nur vorbestellen, sondern am besten auch gleich vorbereiten lassen. Denn beim Kalbskopf ist das sorgfältige Putzen mit einer so genannten Glocke, eine Art Schaber, erforderlich. Nach dem Säubern wird er gekocht und anschließend von allen Drüsen, Häuten und Sehnen, vor allem dem Gaumen, befreit.

Kalbsnieren und Kalbsherz bekommen Sie nur auf Vorbestellung. Von den Kalbsnieren sollten die Harnkanälchen und vom Herz die Sehnen und Gefäßkanäle entfernt werden, bevor Sie das Kalbsherz in dünne Streifen schneiden.

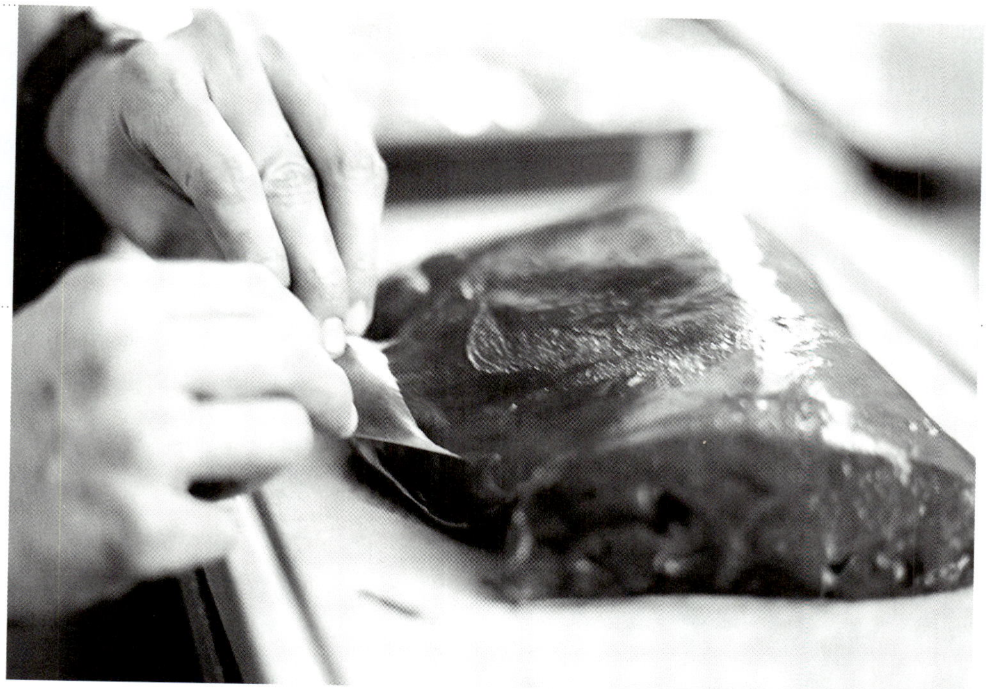

Kalbsleber nur als ganzes Stück und ohne Haut beim Metzger kaufen.

Kalbsfond – eine feine Sache

Kalbfleisch ist hell, deshalb sollte auch der Fond hell sein, um den feinen Geschmack des Fleischs nicht zu übertönen. Knochen und Fett daher ganz behutsam anrösten, damit der Fond hellbraun wird. Je heller der Fond gelingt, desto feiner ist der Kalbsgeschmack. Den besten Fond ergeben die Knochen von der Kalbsbrust, die ein bisschen fetter ist. Für den Fond die Knochen in etwa walnussgroße Stücke hacken. Die Knochen in einer Reine oder einem Bräter in Kalbsfett oder Olivenöl hellbraun anrösten. Das behutsam angebratene Fett ergibt delikate Röststoffe und damit ein besonders feines Aroma. Wenn die Knochen hellbraun sind, geben Sie grob gehacktes Gemüse dazu, zum Beispiel Sellerie, Lauch und Petersilie, eine halbe Tomate und Karotten, die maximal ein Drittel der Gemüsemenge betragen dürfen. Zu viele Karotten machen den Fond zu süß. Dann ein, zwei Mal mit kaltem Wasser oder einer hellen Gemüsebrühe ablöschen. Den Bräter mit dem Fond im Backofen bei etwa 150 bis 160 Grad gut vier bis fünf Stunden köcheln lassen. Das ist zwar sehr zeitaufwändig, aber es lohnt sich.

Noch ein Tipp: Beim Parieren von Kalbfleisch fällt zwar wenig Abfall an, doch verwenden Sie auch die Sehnen und Flachsen für die Zubereitung des Fonds, das verfeinert den Geschmack.

Empfehlungen

- *Für einen feinen Saucenansatz von Anfang an Sehnen und Haut, die beim Parieren anfallen, mit dem Fleisch anbraten.*
- *Frische Kräuterzweige intensivieren das Aroma, wenn sie erst eine halbe Stunde vor dem Ende der Garzeit zugegeben werden.*
- *Unbehandelte Schalen von Zitrusfrüchten mit etwas Olivenöl und ein paar Kräutern fein pürieren. Dieses Püree passt zu jeder Kalbfleischsauce. Zum Abrunden genügt eine Teelöffelspitze.*

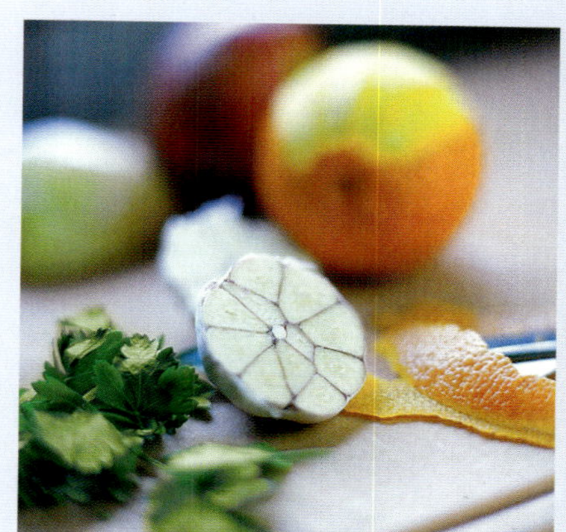

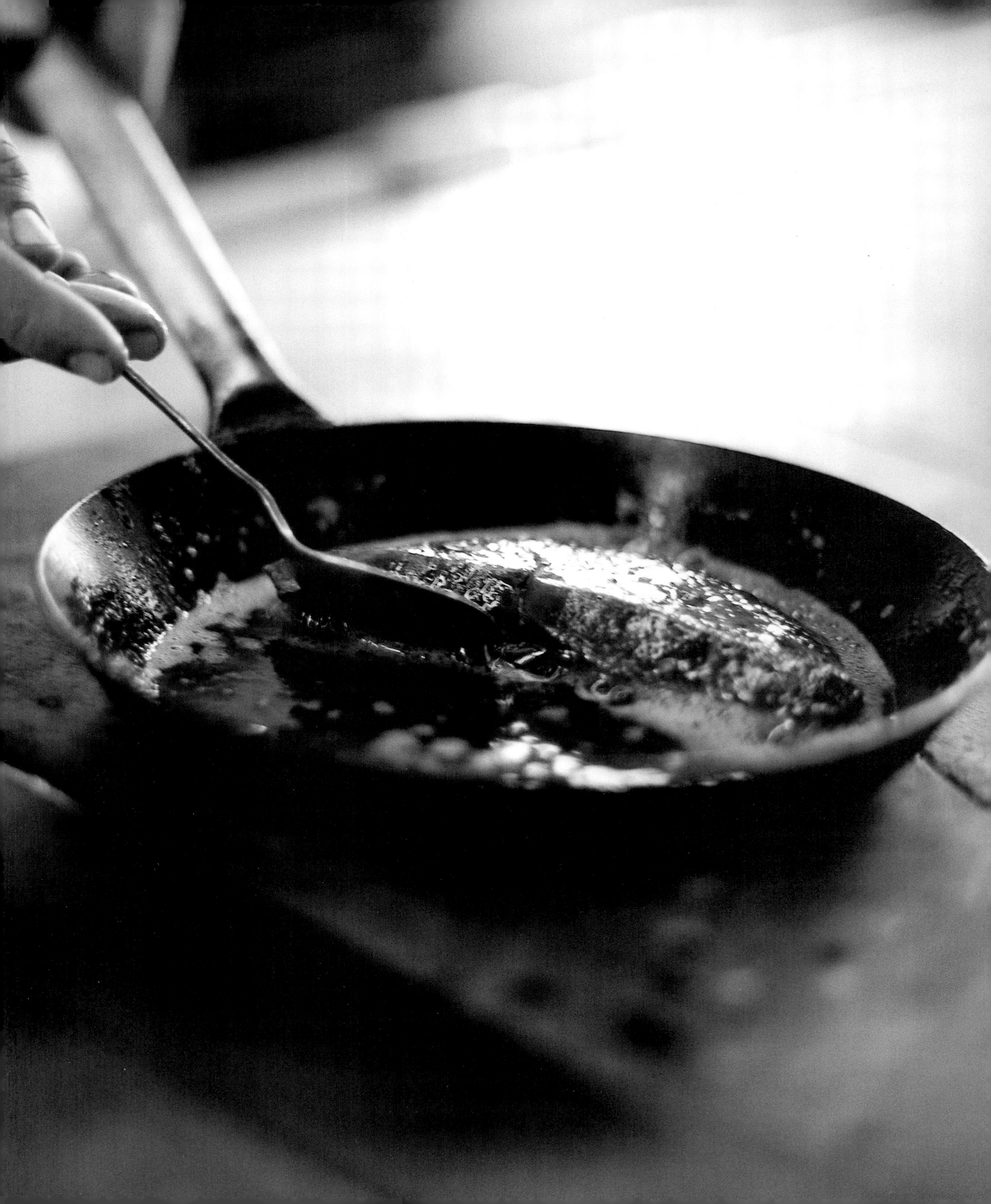

Kurzbraten, Schmoren, Poelieren

Kalbfleisch lässt sich wunderbar braten, poelieren, kochen und schmoren. Weil aber beim Jungtier viele Fleischstücke kleiner sind als beim ausgewachsenen Rind, eignen sich klassische Poelierstücke auch zum Braten und Bratstücke zum Kochen.

Kurz und bündig: der Braten

Filet und Rücken vom Kalb, entweder als Kurzbratstück oder zum Braten im Ganzen, sind besonders gefragt, sehr zart und daher entsprechend teuer. Die Kalbsschulter dagegen eignet sich wunderbar zum Rosabraten – egal, ob Sie das Fleisch aufschneiden und kalt servieren oder als warmen Braten zubereiten möchten. Zur Schulter passt am besten eine etwas hellere Bratensauce aus einem mediterranen Fond, angereichert mit ein, zwei sonnengereiften Tomaten. Nuss und Oberschale sind Klassiker unter den Kurzbratstücken – beispielsweise als Minutensteak mit frischen Kräutern, Olivenöl und Zitronensaft zubereitet.

Schmoren – was lange währt

Die immer wieder beliebte und auch berühmte Kalbshaxe, meiner Meinung nach ein herrliches Premiumstück, bietet sich hervorragend zum Poelieren an. Die Vorderhaxe ist in der Regel etwas kleiner als die Hinterhaxe – sie eignet sich daher ausgezeichnet für einen kleineren Personenkreis –, ist allerdings auch etwas dunkler und vor allem wesentlich kräftiger im Geschmack. Die Roulade mit ihren raffinierten Füllungen lässt sich mit viel Fantasie abwechslungsreich zubereiten. Sie lassen sich gut kurzbraten, dämpfen oder schmoren. Rouladen – zumindest die vom Rind – sind jedoch immer noch typische Schmorgerichte. Die Italiener schmoren mit Vorliebe auch Kalbsrouladen; mir persönlich sind die Stücke beim Kalb dafür zu klein. Ich ziehe deshalb die kurzgebratene Roulade vor.

Für die kurzgebratene Variante sollten Sie die Rouladen mit Rosmarinzweigen binden und anschließend poelieren, so nennt der Profi die abgeschwächte Form des Bratens. Die Rouladen nach Belieben füllen, aufrollen und mit Küchengarn umwickeln. Dann werden die Rouladen ohne Deckel bei niedriger Temperatur gegart und zwischendurch immer wieder mit etwas Schmorflüssigkeit übergossen.

Mein Lieblingsstück vom Kalb ist der Hals mit seiner wunderschönen Marmorierung. Die Zubereitung gelingt leicht und das Ergebnis ist umwerfend köstlich. Sie werden begeistert sein.

Tipps

➡ Poelieren ist eine Zubereitungsart – zwischen Dünsten und Braten – für zarte Fleischstücke, nicht nur für Kalbsrücken, Kalbsnuss, sondern auch für Geflügel, feines Wild und Lamm.

➡ Für Kalbfleisch ist Poelieren besonders ideal. Das Fleisch liegt auf einem Bett aus Wurzelgemüse und Fond. Ohne Deckel und bei niedriger Temperatur garen.

➡ Den besten Kalbsfond zum Aufgießen erhalten Sie aus Knochen von der Kalbsbrust. Diese nicht zu scharf anbraten, sonst geht der typische und wunderbare Kalbsgeschmack verloren.

➡ Bei der Verarbeitung von Kalbfleisch gibt es zwar wenig Abfall, doch die paar Sehnen und Flachsen, die anfallen, sollten Sie aus Geschmacksgründen bei die Zubereitung des Fonds mitverwenden.

Stück für Stück ein Genuss

Tafelspitz, Haxe, Kalbskopf und Kalbsschwanz eignen sich vorzüglich zum Kochen. Die Innereien dagegen schmecken gebraten besser – mit einer Ausnahme: Kalbskutteln werden langsam weich gekocht.

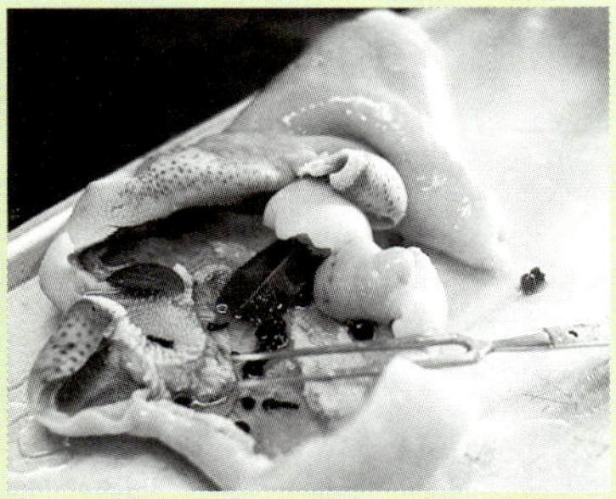

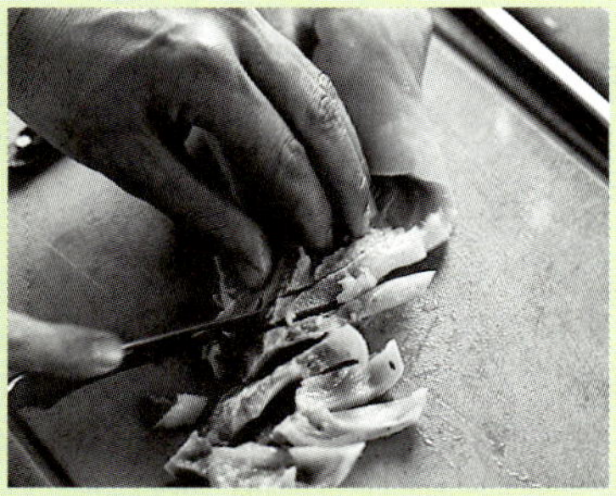

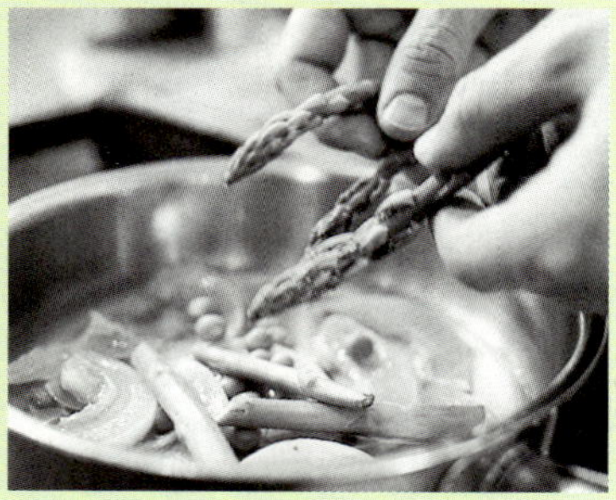

Den Kalbskopf sorgfältig säubern und putzen lassen.

Je nach Rezept und Belieben den Kalbskopf klein schneiden.

Den Kalbskopf im Aromasud individuell zubereiten.

Gekochte Gaumenfreuden

Kalbfleischstücke aus der Keule, aus Ober- oder Unterschale sind in erster Linie Kurzbratstücke. Es gibt allerdings auch Ausnahmen, nämlich Tafelspitz, Kalbshaxe und Kalbsschwanz. Aus der Keule ist der Tafelspitz besonders gut, diesen sollten Sie möglichst rosa kochen, vielleicht gerade noch medium. Saftig, superzart und mit etwas Fett obenauf, ist er für mich eines der besten Gerichte vom Kalb. Auch die Kalbshaxe – in einem Wurzelsud saftig gekocht – ist eine unwiderstehliche Delikatesse. Der Kalbsschwanz ist nicht nur kleiner als der Ochsenschwanz, er hat zudem einen geringeren Fleischanteil. In einem hellen Wurzelsud erst gekocht, dann ausgelöst und schließlich à la minute in der Pfanne gebrutzelt, ergibt er eine herrliche Vorspeise.

Der Kalbskopf

Mit seinen zarten Kalbsmagerbacken gilt er bei Liebhabern als besondere Delikatesse. Auch vom Geschmack her ist der Kalbskopf eines der besten Stücke vom Kalb, allerdings nicht jedermanns Sache. Sie können ihn auslösen und etwa nur die Magerbacken verwenden – diese Delikatessen passen je nach Saison sehr gut zu frischem Spargel oder Morcheln. Sie können ihn auch im Ganzen in einem Aromasud weich kochen und ihn mit brauner Butter, Kartoffelpüree und schwarzen Trüffeln servieren – dann reicht er für mindestens zehn Personen. Eine andere, aber ebenso köstliche Variante ist der gepresste Kalbskopf, fein paniert.

Innereien – eine feine Sache

Weit oben auf der Beliebtheitsskala ist die Kalbsleber. Sie schmeckt am besten im Ganzen und rosa gebraten, vor allem mit viel frischen Kräutern. Von dieser Menge werden leicht mehrere Personen satt. Wenn Sie die Leber jedoch portionsweise zubereiten möchten, kaufen Sie lieber eine dicke Scheibe als mehrere dünne. Diese können Sie dann in Olivenöl mit einem kleinen Stückchen Butter, mit Salbei, Rosmarin und viel frischer Petersilie in der Pfanne unter mehrmaligem Wenden in acht bis zehn Minuten behutsam rosa braten. Besonders lecker wird die Leber, wenn Sie sie vor dem Ende der Garzeit noch zwei

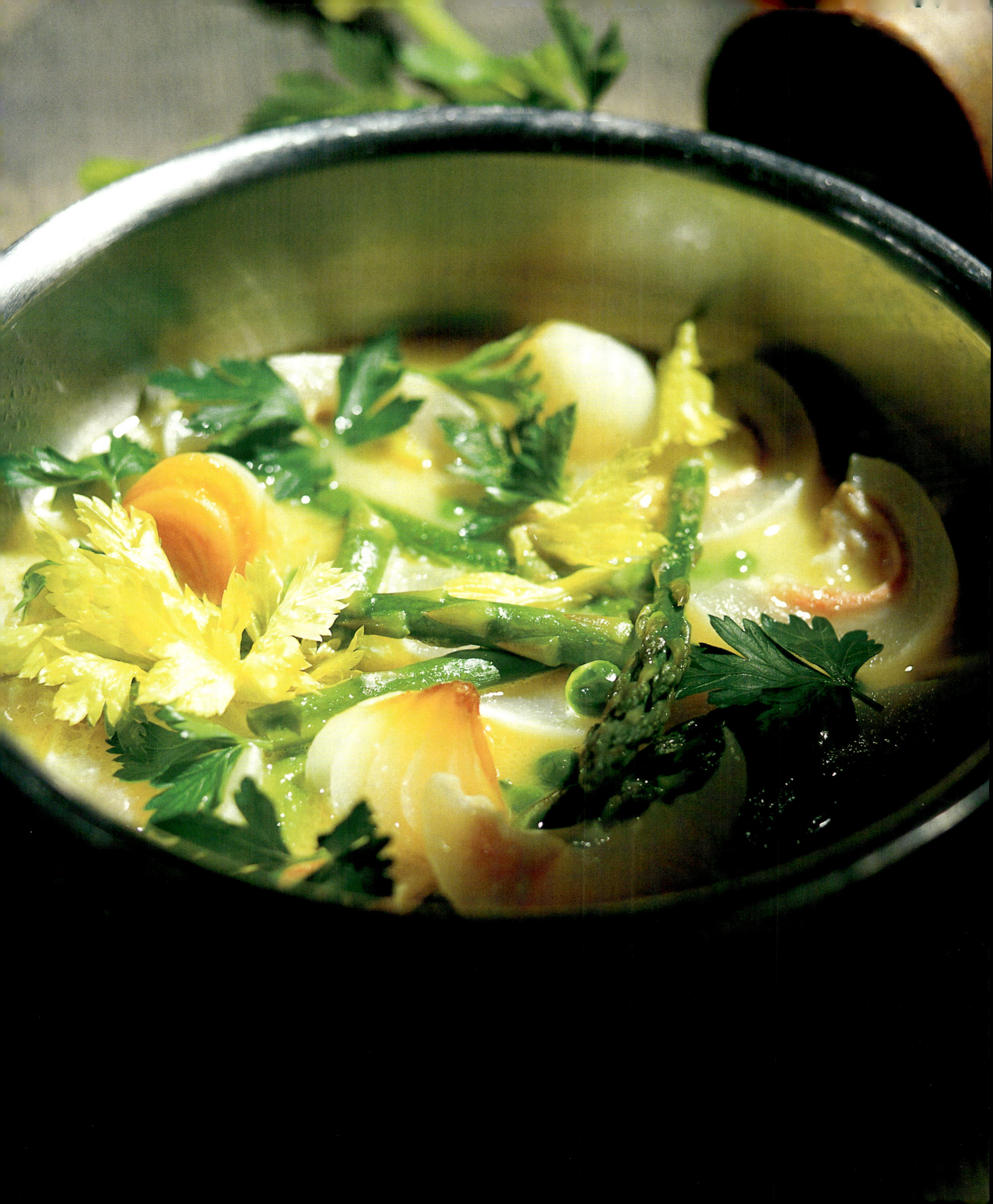

Mit genießbaren Innereien ist nicht nur die Leber gemeint. Raffiniert zubereitet schmecken auch Nieren, Herz und Kutteln; und die Kalbslunge wird vor allem in Bayern und Österreich sehr gerne gegessen.

Empfehlungen

- *Karamellisierte junge Zwiebeln passen hervorragend als Beilage oder zu Spinat.*
- *Zur Verfeinerung von Spinat die Zwiebeln vierteln, in heißer Butter schwenken und unter den Spinat ziehen.*
- *Karamellisierte Zwiebelviertel schmecken aber auch zu gebratenem Bavette.*

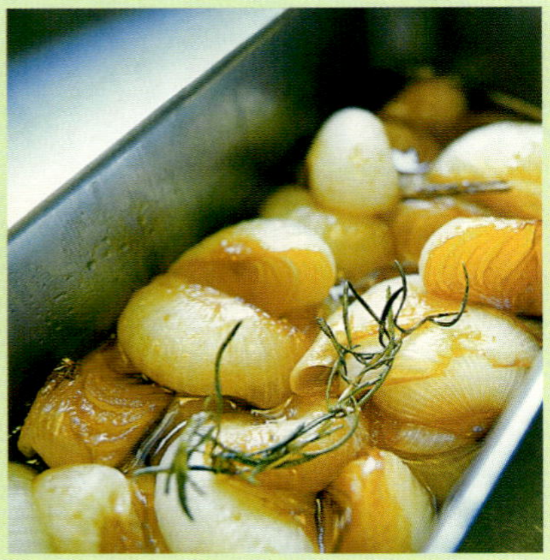

Minuten im vorgeheizten Backofen bei 160 Grad weitergaren lassen. Erst dann wird die Leber in dünne Portionen geschnitten. Dabei das Messer schräg ansetzen, damit die Scheibchen größer werden. Die zarte Kalbsleber schmeckt auch als Geschnetzeltes gut. Dafür die Leberstreifen mit ein paar Zwiebel- und Apfelwürfeln in einer Pfanne à la minute braten. Für die Sauce den Bratansatz mit Kalbsfond ablöschen und einmal aufkochen lassen. Als Faustregel gilt: Innereien grundsätzlich erst nach dem Braten würzen, sonst werden sie unangenehm hart. Und denken Sie daran, dass das Gewebe mit zunehmendem Alter auch an Zartheit verliert. Je jünger das Tier, desto besser schmecken Leber und Nieren. Je frischer die Innereien, umso feiner und aromatischer sind sie im Geschmack.

Noch mehr Innenleben

Kalbsnieren schmecken gut, wenn sie im eigenen Nierenfett und im Ganzen rosa gebraten werden. Ganze Stücke gibt es leider selten, diese müssen Sie rechtzeitig bei Ihrem Metzger bestellen und lassen Sie sich auch gleich die Harnkanälchen entfernen. Außerdem gilt: je größer das Stück, desto besser. Fassen Sie sich hin und wieder ein (Kalbs-)Herz – in hauchdünnen Streifen gebraten schmeckt es ausgezeichnet. Besonders fein: Die Fleischstreifen mit ein paar Zwiebeln oder Pilzen in einer heißen Pfanne à la minute anbraten und auf Blattsalat dekorativ anrichten. Auf diese Weise wird das Herz butterweich. Vielfach unterschätzt werden Kalbskutteln – für mich sind sie ein Premiumgericht. Kutteln, das ist übrigens der Pansen, einer der sieben Mägen des Rindes. Vom Metzger sauber geputzt und vom Muskelgewebe befreit, lasse ich die Kalbskutteln in Wasser mit einer gespickten Zwiebel bei schwacher Hitze langsam köcheln, bis sie fast weich sind. Dann nehme ich die Kutteln heraus, schneide sie in feine Streifen oder grobe Stücke und verarbeite sie je nach Gusto weiter: alla Parmigiana, mit Tomaten oder in Weißwein gedünstet. Oder auch mit schwarzen Trüffeln, Lauch, eventuell mit frischen Steinpilzen zubereitet, kommen sie bei Feinschmeckern besonders gut an.

Kalbsleber-Pavé mit Gemüsezwiebeln und Äpfeln

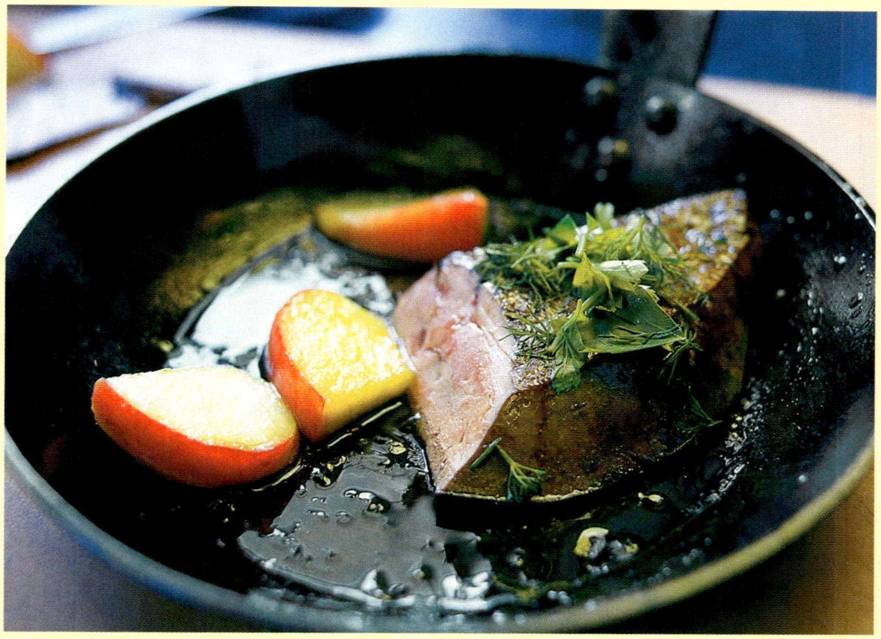

Für 4 Personen

- *4 Thymianzweige*
- *einige Salbeiblätter*
- *Olivenöl*
- *2 EL Butter*
- *2 Kalbsleberscheiben (ohne Sehnen; etwa 4 cm dick)*
- *Meersalz*
- *frisch gemahlener Pfeffer*
- *4 kleine, junge Gemüsezwiebeln*
- *2 EL brauner Zucker*
- *2 süß-säuerliche Äpfel (z. B. Elstar)*

● Den Backofen auf 100 °C vorheizen. Thymian und Salbei waschen und trockenschütteln. 2 EL Olivenöl und Butter in einer Pfanne erhitzen und die Kalbsleberscheiben mit dem Salbei darin bei mittlerer Hitze von beiden Seiten zart anbraten. Die Leber mit Salz und Pfeffer würzen und im Backofen (Mitte) offen in 20 Minuten rosa garen.

● Die Zwiebeln schälen und vierteln. In einer gusseisernen Pfanne 2 EL Olivenöl erhitzen. Den Zucker hinzufügen und schmelzen lassen. Die Zwiebelviertel einlegen und zugedeckt bei schwacher Hitze in etwa 25 Minuten karamellisieren. Die Äpfel schälen, achteln und die Kerngehäuse entfernen. Kurz bevor die Zwiebeln fertig sind, die Apfelspalten hinzufügen und mitdünsten.

● Die Kalbsleber halbieren und jede Hälfte fächerförmig aufschneiden. Die Fächer auf vorgewärmten Tellern mit den Zwiebeln und den Apfelspalten anrichten und mit Thymian garnieren.

Dazu passt Kartoffelpüree.

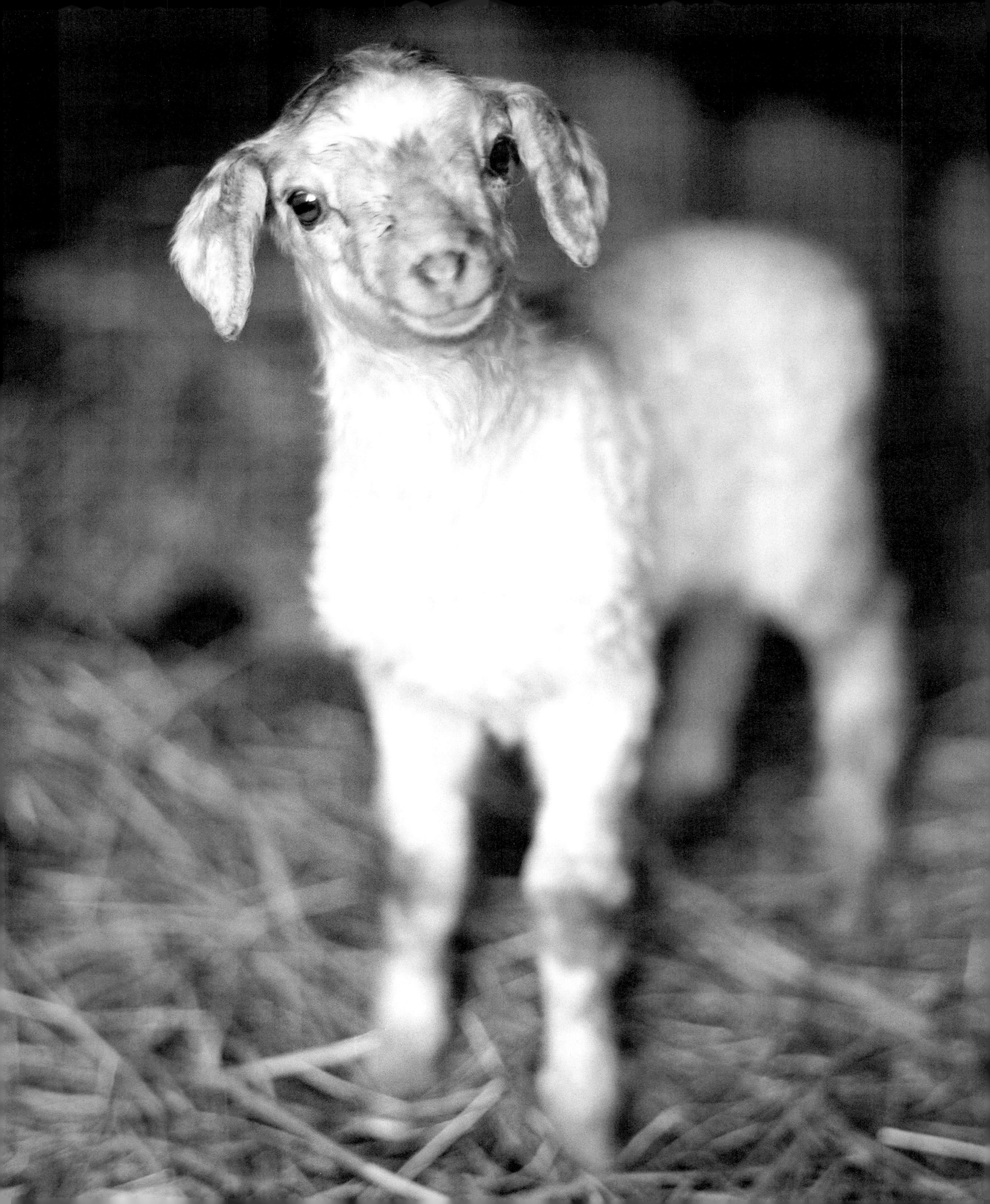

Ein Traum wurde wahr

Wenn ich so zurückdenke, dann habe ich mir einen alten Traum erfüllt, als ich mit der Schafzucht angefangen habe. Das ist wohl eher ungewöhnlich, bereichert jedoch, neben einigen anderen Aktivitäten, denen ich mit großer Lust und viel Interesse nachgehe, mein Leben ungemein.

Ich zähle zu den Jüngeren, die in enger und guter Nachbarschaftlichkeit mit Herrmannsdorf zusammenarbeiten. Das betrifft übrigens nicht meine Lebensjahre, sondern bezieht sich auf den Zeitraum, in dem ich meine Schafherde halte. Ich habe etwa 500 Schafe, die in lichten, luftigen Ställen leben, einen weiten Auslauf auf den Wiesen ringsherum haben und auch im Winter auf der Weide sein können, wenn es das Wetter einigermaßen erlaubt.

Mein Weg zum Schafzüchter ist nicht ganz geradlinig verlaufen und ich hatte auch meinen Hof, in dem ich mit meiner Familie heute lebe, nicht als klares Ziel vor Augen. Ich habe mir mit der Aufgabe, ein Dasein als Landwirt zu führen und damit meinen Lebensunterhalt zu verdienen, einen Jugendtraum erfüllt. Früher habe ich beruflich etwas anderes gemacht: Nach etlichen Jahren als Heilpraktiker ging ich nochmals zur Schule – Landwirtschaftsschule –, habe dort brav mein Pensum gelernt und dann meine Ausbildung zum Landwirt abgeschlossen.

Meine Schafzucht, die ich natürlich erst mal im Kleinen begonnen habe, hat sich glücklicherweise von Anfang an gut entwickelt. So bin ich ganz zufrieden und heute einer der Hauptlieferanten von Herrmannsdorf. Nach allen Schrecklichkeiten, mit denen der normale Fleischesser im vergangenen Jahr konfrontiert worden ist, ist auch die Nachfrage nach Lämmern sehr gestiegen. Nun – zaubern kann ich jedoch nicht, denn es muss alles im natürlichen Rahmen und Ablauf eines gesunden Wachstums der Tiere bleiben. Wir liefern etwa zehn Lämmer in der Woche nach Herrmannsdorf. Ich habe mich von vornherein auf eine bestimmte Rasse, das Merino-Schaf, konzentriert, das eine »asaisonale« Brunstzeit hat. Dieser etwas wuchtige Ausdruck besagt nur, dass die weiblichen Schafe das ganze Jahr über trächtig werden können, während es Rassen gibt, die nur zu ganz bestimmten Zeiten Junge bekommen können. Trotz alledem gibt es einfach Monate, in denen die Tiere fruchtbarer sind, und das hat den Effekt, dass die Hauptlammzeit meist in die Zeit von Oktober bis Februar fällt.

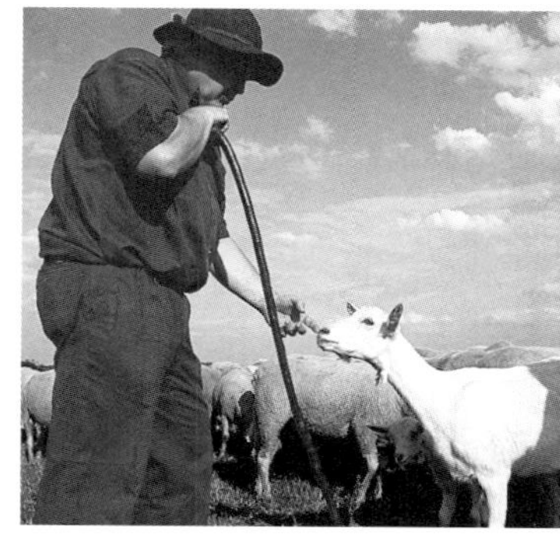

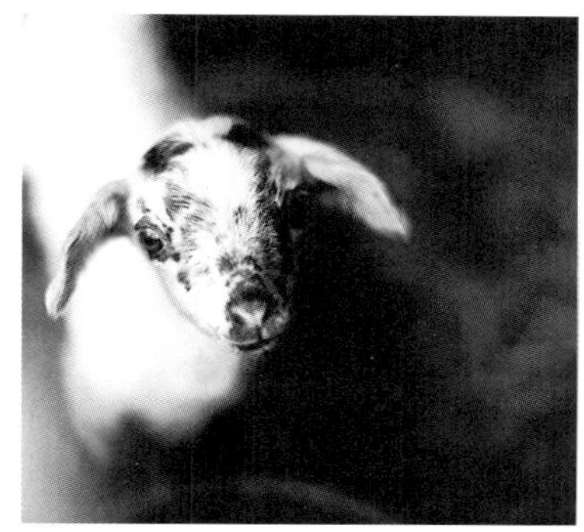

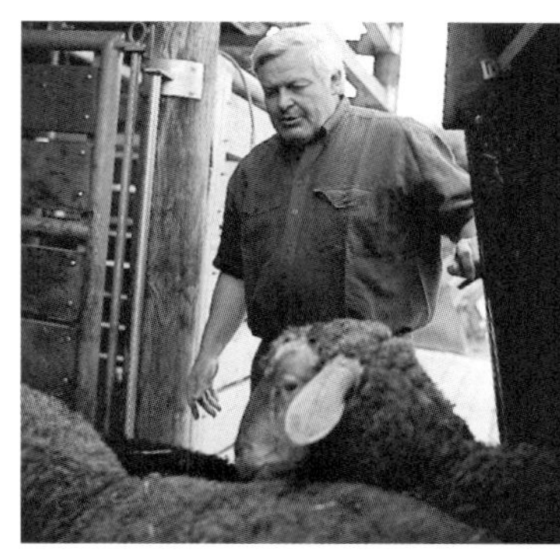

Schafe haben am liebsten freien Auslauf und grasen auf der Weide.

Beim Merino-Schaf können die weiblichen Schafe das ganze Jahr über trächtig werden. Die Hauptlammzeit liegt jedoch zwischen Herbst und Frühjahr.

Die Nachfrage nach Lämmern steigt deutlich an, wenn islamische religiöse Feste gefeiert werden. Leider herrschen meiner Meinung nach falsche Vorstellungen über das vielzitierte Schächten: Freilich werden nach altem Ritus bei den Moslems die Tiere ohne Betäubung getötet, was bei uns grundsätzlich verboten ist. Aber es scheint mir ungerecht, den Moslems deswegen Grausamkeit vorzuwerfen. Denn sie haben vielfach eine größere Achtung vor dem Tier als wir.

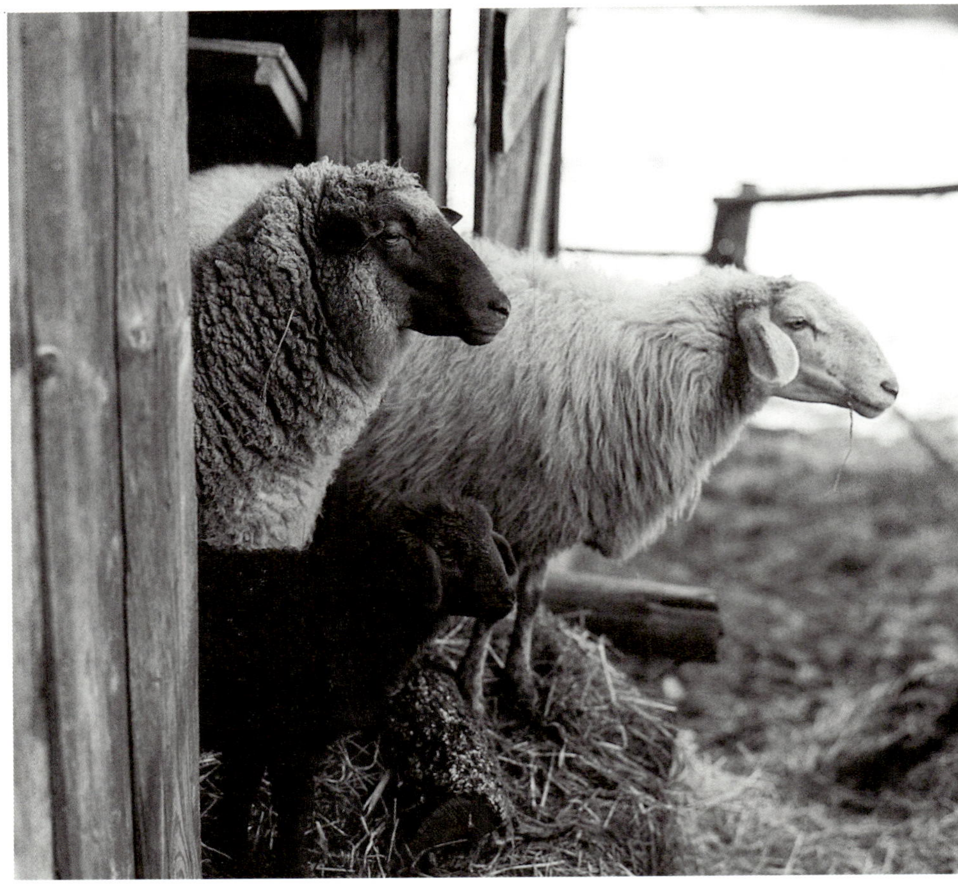

Winterpelz ade: Warten auf den Schertrupp.

Mit meinen Schafen ist es relativ einfach, biologische Aufzucht zu treiben, weil es keine Mast im Sinne des schnellen Wachsens auf Biegen und Brechen gibt. Schafe müssen einfach auf die Weide und dort ihr Gras fressen dürfen. Im Winter füttere ich sie natürlich nur biologisch und auch möglichen Krankheiten begegne ich mit altbewährten Mitteln – etwa Karotten gegen Wurmbefall, bei dem man im konventionellen Betrieb ja sofort gnadenlos Antibiotika verabreichen würde. Selbstverständlich sind mir als ökologischem Schafbauer auch ganz klare Grenzen gesetzt: So darf ich nur einen bestimmten Viehbestand haben, dessen Größe sich auf die zur Verfügung stehenden Weideflächen bezieht – eigentlich eine sehr einleuchtende Begrenzung, wenn die Tiere ihren Freilauf haben. Sie müssen ja genug zu fressen finden auf der Weide. Und natürlich darf ich keinen Kunstdünger benutzen und keine chemischen Mittel zur Unkrautbekämpfung. Dinge, die sich eigentlich von selbst verstehen sollten.

Hermann Weil, Schafzüchter

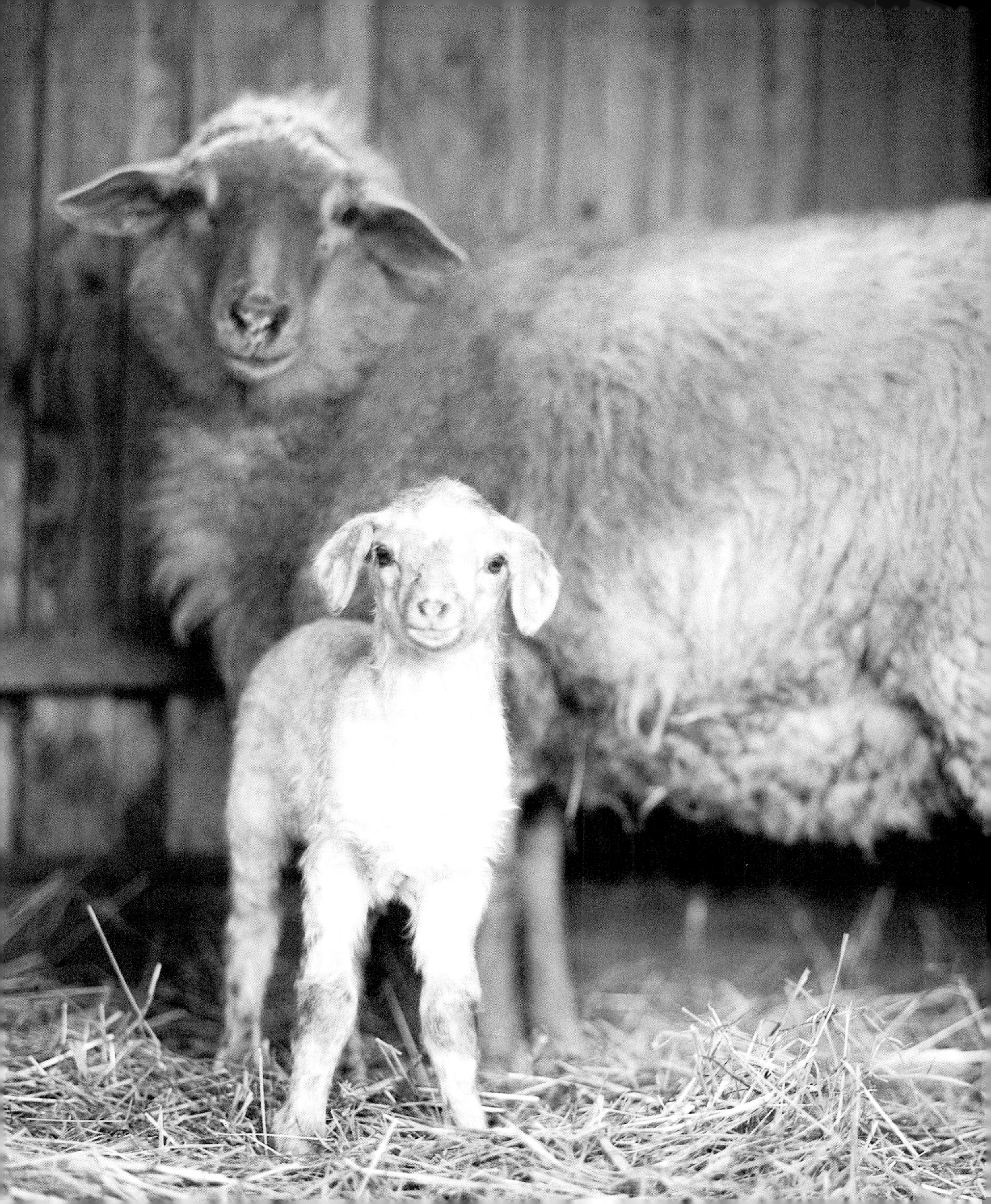

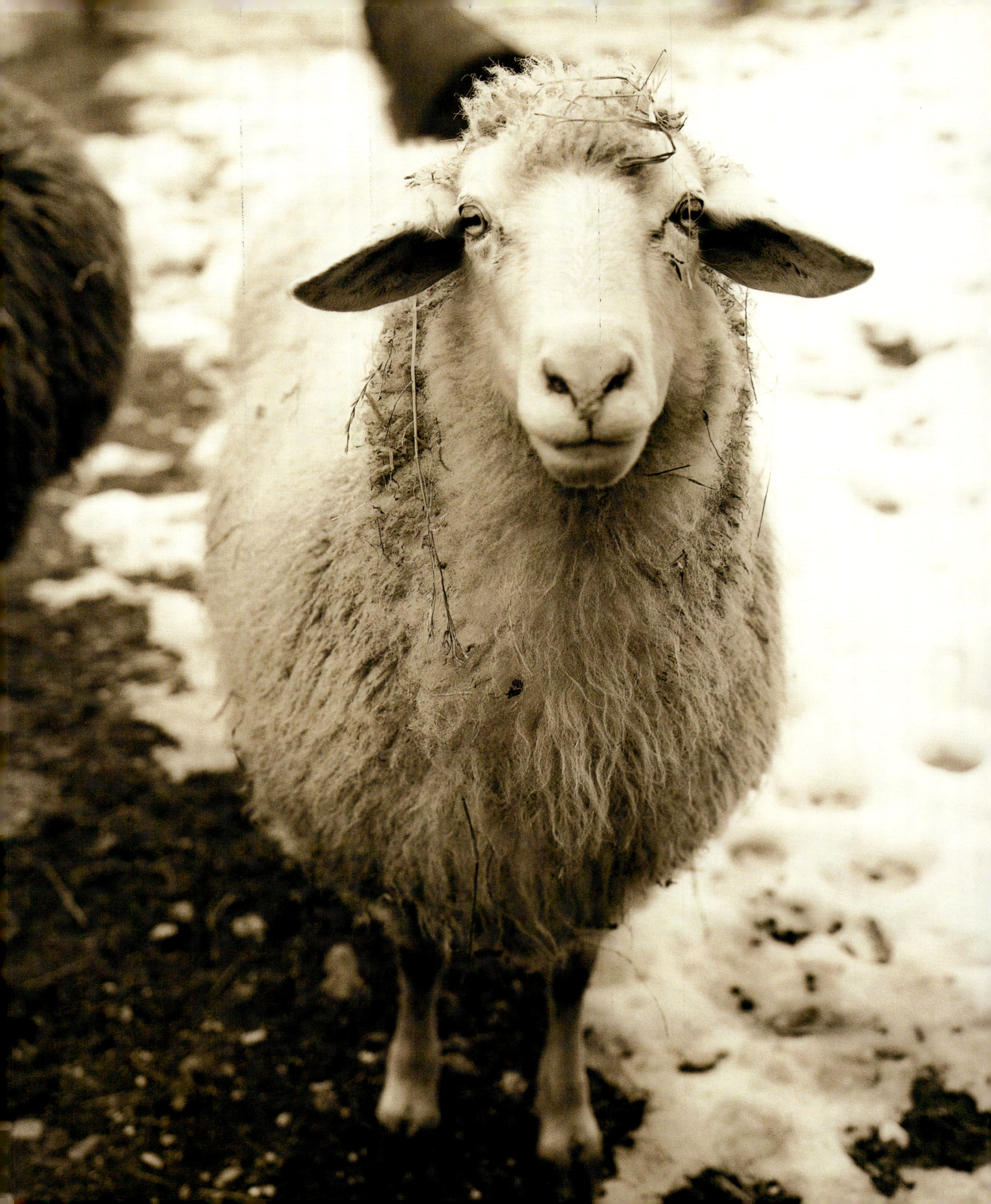

Thielemanns kleine Warenkunde

Hammel und Lämmer. *Wenn ich von Lamm spreche, meine ich das junge Schaf von drei bis vier Monaten, dessen Fleisch sich abwechslungsreich zubereiten lässt. Noch zarteres Fleisch liefert das Milchlamm. Es darf maximal acht bis zehn Wochen alt sein.*

Von Hammeln und Lämmern

Der Hammel, das männliche Schaf, beliebt in arabischen Ländern, sei hier nur vollständigkeitshalber erwähnt, er spielt hierzulande überhaupt keine Rolle. Wohl aber das Milchlamm. Weil es – wie das Milchkalb – nur mit Muttermilch gefüttert wurde und nur wenig Gras gefressen hat, schmeckt sein Fleisch nicht so intensiv nach Lamm. Es hat deutlich weniger Fett, das wiederum den typischen Lammgeschmack ausmacht. Das sollten Sie beachten, wenn Sie bei Ihrem Metzger nach Lamm fragen: Das Tier sollte möglichst nicht über vier Monate alt sein. Je älter das Lamm, desto dunkler ist das Fleisch und desto kräftiger der Geschmack. Und umso heißer muss das Fleisch gegessen werden. Der Grund dafür ist das besondere Lammfett. Es ist sehr fest und schmilzt erst bei hohen Temperaturen. Wenn Sie es nicht entsprechend erhitzen, ist es schwer verdaulich. Dazu kommt, dass das geschmacksintensive Lammfett bei niedriger Temperatur nicht so gut schmeckt. Damit jedoch keine Missverständnisse auftreten: Es muss ausreichend Fett am Lamm sein; schon allein deshalb, weil es beim Zubereiten als Schutzmantel für das Fleisch dient. Meine Empfehlung: Verarbeiten Sie kein zu altes Lammfleisch; das Tier sollte allerhöchstens ein halbes Jahr alt sein. Hat das Schaf einmal diese magische Altersgrenze überschritten, wird sein Fleisch fester in der Faser und wesentlich dunkler. Dieses Fleisch können Sie dann bestenfalls für durchgebratene Gerichte verwenden, zum Beispiel für Irish Stew, Herstellung von Wurst oder Schinken.

Abhängen und Hautgout

Abhängen ist wie beim Schwein nicht nötig. Außer Keule und Rücken können alle Fleischstücke aus der Schlachtwoche verarbeitet werden. Das gilt vor allem für das Milchlamm, das möglichst frisch verarbeitet werden soll.

Älteres Lamm und noch mehr Hammel haben – wer jemals ein Couscous gegessen hat, weiß es – einen Hautgout. Dieser kommt nicht vom Abhängen wie beim Wild, sondern ist eine Frage des Alters. Je mehr Jahre ein Schaf auf dem Buckel hat, desto kräftiger ist der Hautgout.

Gustostücke vom Lamm

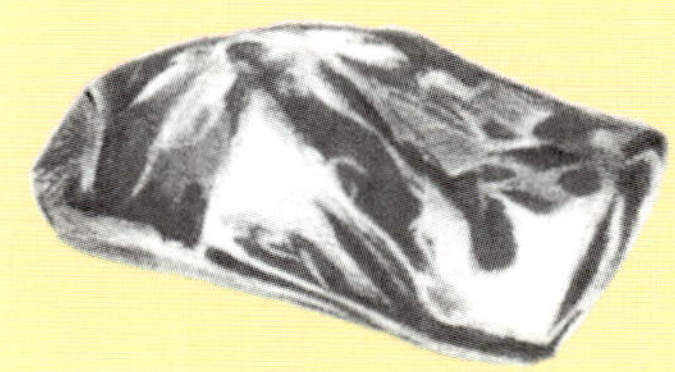

Schulter
zum Braten oder Poelieren

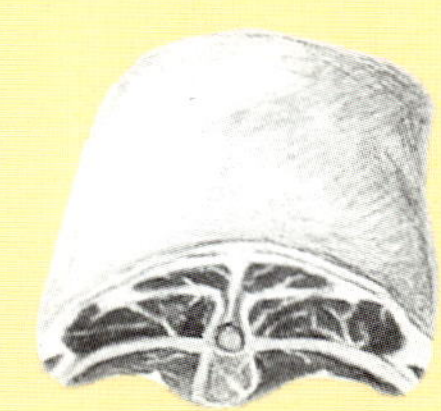

Rücken vom Milchlamm
zum Braten

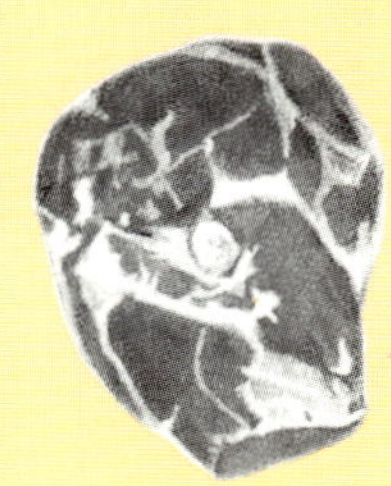

Keule
zum Braten

Parieren, Putzen, Einlegen

Ein guter Metzger ist auch bei der Vorbereitung für Ihren Lammbraten Gold wert. Er kann Ihnen das Abparieren oder das Zuputzen und auch das Zuschneiden abnehmen. Ein paar Handgriffe, die Sie beherrschen sollten, bleiben aber dennoch zu tun.

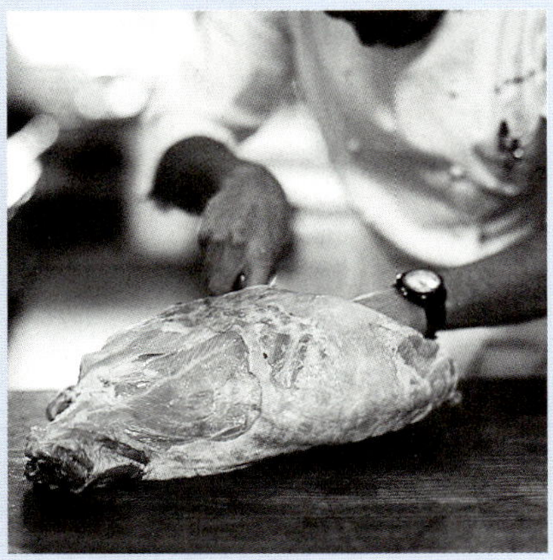

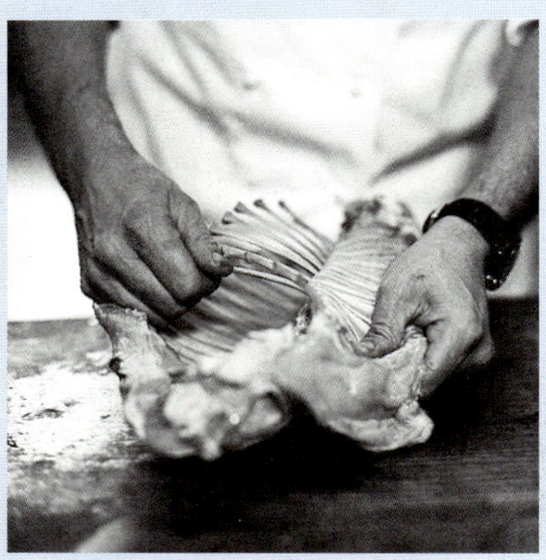

Den Rückenstrang mit Bauchlappen für die Roulade vorbereiten.

Der Brustknochen muss vorher fachgerecht ausgelöst werden.

Lamm braucht Fett

Die richtige Menge Fett am Fleisch hat entscheidenden Einfluss darauf, wie das schmeckt, was auf den Teller kommt. Achten Sie also bereits beim Metzger darauf, dass das Lamm noch ein bisschen Fett hat und nicht zu viel davon weggeschnitten wurde. Als Anhaltspunkt gilt: Eine drei bis fünf Millimeter dicke Fettschicht ist ideal. Diese Menge brät später bei der Zubereitung leicht aus. Alles, was mehr ist, sollten Sie von Ihrem Metzger gleich wegschneiden lassen. Auf dem Fett sitzt außerdem eine dünne, zähe Haut, die ebenfalls unbedingt abgelöst werden sollte. Das macht der Metzger meistens nicht, Sie müssen diese also mit einem scharfen Messer selbst entfernen.

Bei Lammkoteletts sollten die Rippenknochen in ihrem oberen Teil von Fleisch und Fett befreit werden. Das sieht nicht nur schön aus, sondern Sie können den Knochen gleichzeitig als Griff nutzen. So lässt sich das Fleisch leichter essen. Aber da nicht jeder Metzger auch ein Ästhet ist, bleiben diese vorbereitenden Handgriffe leider Ihnen überlassen.

Koteletts oder Chops

Keine Frage – Lammkoteletts oder Lamm-Chops sind mit das Feinste, was das Lamm zu bieten hat. Sie werden immer aus dem Lammrücken geschnitten: Wenn man den Rückenstrang längs am Rückgrat halbiert, erhält man die Koteletts. Wenn Sie Lammkoteletts mehreren Gästen servieren möchten, bitten Sie Ihren Metzger, die Koteletts am Stück zu lassen, damit Sie sie im Ganzen braten können.

Binden

Zur Zubereitung von Lammgerichten benötigen Sie gar kein oder nur wenig fremdes Fett, je nachdem wie fett das Lamm von Haus aus ist. Auch das bei vielen Hobbyköchen so beliebte Spicken ist beim Lamm verpönt. Bardieren mit Speck ist daher nicht nötig. Binden allerdings schon. So nennt der Fachmann das Umwickeln der Fleischstücke mit einer dünnen Schnur – auch wenn er keinen Speck als Schutzmantel oder zur Geschmacksverbesserung verwendet. Bauchrouladen etwa müssen Sie unbedingt vorher binden, sonst fallen sie später auseinander, ebenso die ausgelöste

Wenn die Lammschulter ausgelöst wird, entsteht wie von selbst eine Tasche zum Füllen. Doch nach dem Entbeinen ist es Ihren Vorlieben überlassen, ob Sie die Schulter entweder mit einer passenden Farce füllen oder aufrollen.

Keule, die ausgelöste Schulter und Lamm-Chops im ganzen Stück, damit sie die Form behalten. Binden Sie dabei frische Kräuterzweige mit ein.

Zwei Varianten zum Einlegen

Wenn Sie aus der Schulter oder der Hinterhaxe einen Lamm-Sauerbraten zaubern wollen, dann müssen Sie vorab eine Marinade vorbereiten. Dazu haben Sie zwei Möglichkeiten: Entweder Sie legen die Schulter in einen kalt angesetzten Sud mit viel Gemüse und den Aromaten Wacholder, Nelken, einem Lorbeerblatt, Salz und ein wenig Zucker ein. Oder Sie setzen einen Sud aus Essig, Salz, Lorbeerblatt, Zucker und viel Gemüse auf. Lassen Sie den Sud einmal aufkochen, dann etwas abkühlen, bis er lauwarm ist. Geben Sie das Fleisch in eine dunkle Reine oder einen Bräter mit Deckel. Das Fleisch mit der lauwarmen Marinade übergießen. Ist sie zu heiß, schließen sich die Fleischporen zu schnell. Durch das langsame Brühen lösen sich mehr ätherische Öle aus den Aromaten und das Gemüse gibt mehr Geschmack an den Sud ab. Diese Variante ist für mich die bessere. Lassen Sie das Fleisch luftdicht mit dem Deckel abgedeckt, mindestens eine Woche im Kühlschrank oder auch im Keller stehen – wenn es dort kalt genug und dunkel ist.

Lammfond vorkochen?

Für die meisten Lammgerichte müssen Sie keine Fonds vorkochen. Der beste Fond entsteht, wenn Sie ihn beim Schmoren ansetzen. Für Kurzgebratenes ist es aber manchmal ganz praktisch, einen vorbereiteten Fond zur Hand zu haben. Lassen Sie sich daher von Ihrem Metzger ein paar Rückenknochen klein hacken, denn die Röhrenknochen geben – wie beim Kalb – zu wenig Geschmack ab. Bitten Sie ihn, etwas Fleisch an den Knochen zu lassen und ein paar Flachsen, also Sehnen und Häute, dazuzugeben. Damit wird der Fond schön kräftig im Geschmack. Erhitzen Sie etwas tierisches Fett in einem dunklen Bräter. Rösten Sie die Knochen leicht an, geben Sie gehacktes Wurzelgemüse dazu und löschen Sie mehrmals mit kaltem Wasser ab. Den Fond vier bis fünf Stunden köcheln lassen.

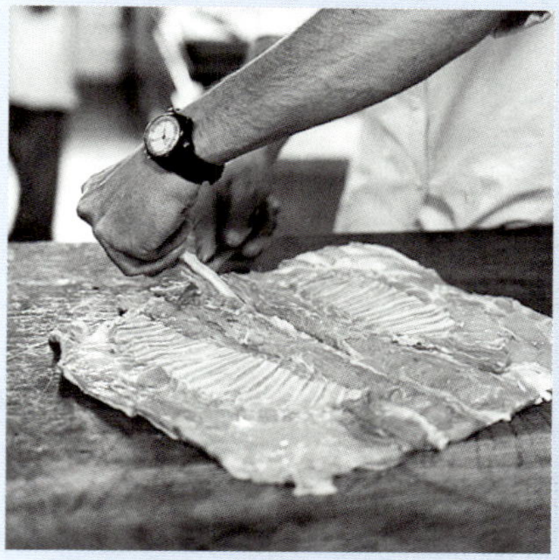

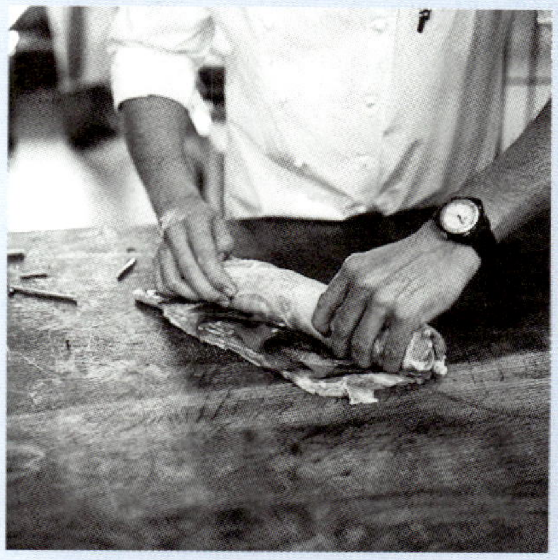

Den Bauchlappen zum Füllen ausbreiten.

Es werden nur frische Kräuter verwendet.

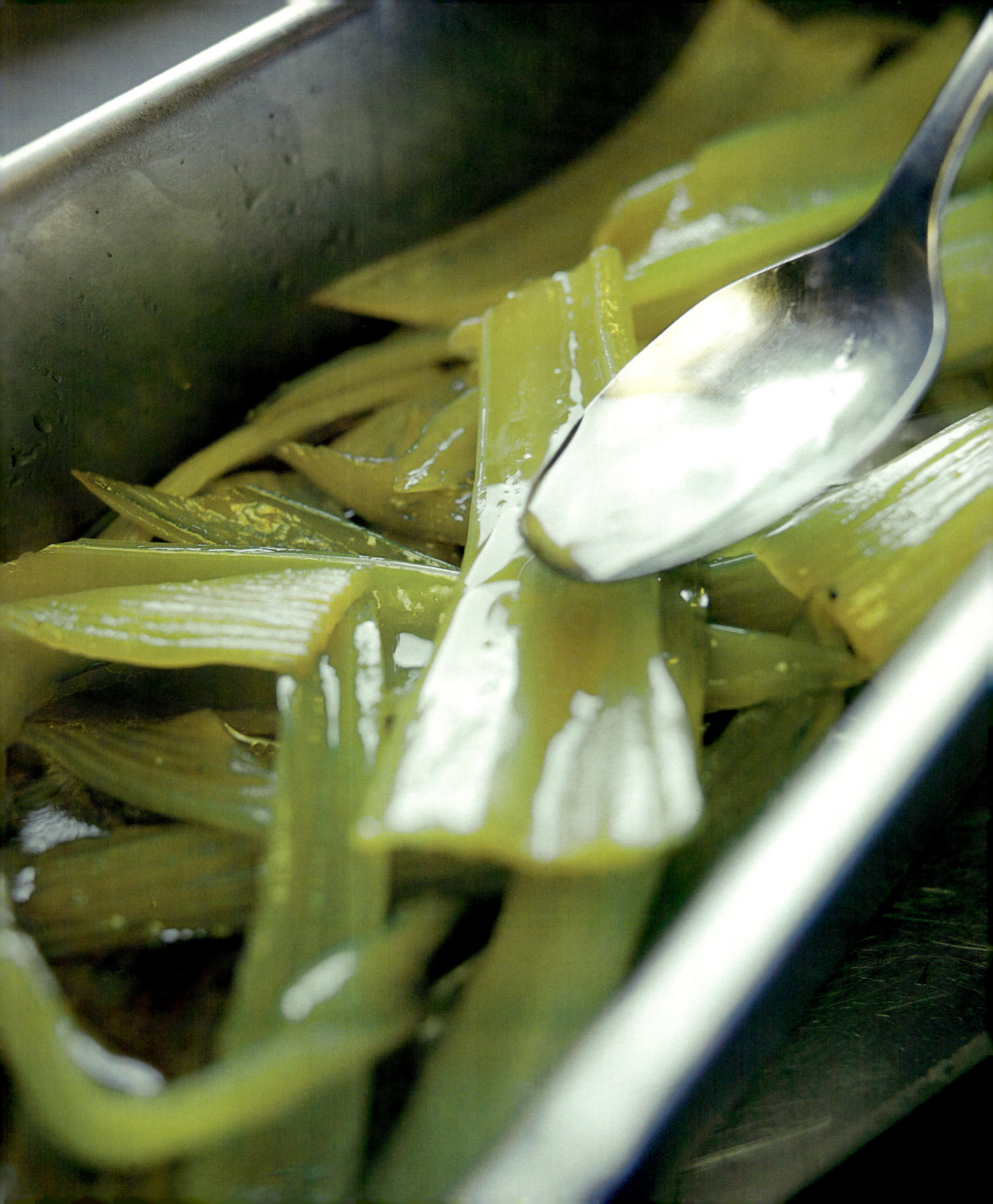

Vom Würzen und der Beilage

Lamm à la provençale in der dunklen Reine geschmort oder rosa gebratene Lammchops: für wahre Genießer ein Geschenk des Himmels und stets ein Hochgenuss. Aber auch Lammkeule und Ragout vom Nacken gehören zur feinen Küche.

Gut gewürzt – halb gewonnen

Lamm hat einen besonderen und starken Eigengeschmack; es kann also auch kräftiges Würzen vertragen. Dabei sind Salz und Pfeffer die Basis und die frischen Kräuterzweige sind das Sahnehäubchen obendrauf. Ein Muss bei sämtlichen Lammgerichten: reichlich Knoblauch. Eine ganze Knolle reicht für vier Portionen. Unzerkleinert weich gekocht, gibt der Knoblauch zwar Aromastoffe ab, aber man schmeckt ihn beim Essen nicht. Denn Schärfe hat der Knoblauch nur in rohem oder ungegartem Zustand. Ganz wichtig für die Handhabung: Knoblauch bestenfalls halbieren und niemals aufgeschnitten zugeben. Klein gehackter Knoblauch ist so intensiv, dass er alle anderen Aromastoffe erschlägt.

Das Mittelmeer lässt grüßen

Ohne frische, duftende Kräuter wären die meisten Lammrezepte undenkbar: Mediterrane Kräuterzweige von Salbei, Rosmarin, Thymian oder Lavendel sind die klassischen Beigaben zum Lamm. Aber auch hier können Sie leicht des Guten zu viel tun. Deshalb meine Empfehlung: Geben Sie die Kräuter erst eine halbe Stunde vor Ende der Garzeit zum Fleisch – Kurzgebratenes ist jedoch die Ausnahme von der Regel. Verwenden Sie möglichst immer ganze Zweige. Die Aromastoffe werden auf jeden Fall gelöst. Je feiner beispielsweise die Nadeln vom Rosmarin gehackt werden, desto intensiver und aufdringlicher schmeckt das Lamm nach Rosmarin. Ein Hauch davon ist genug.

Lamm und Gemüse

Als Beilagen eignen sich die Gemüse, die einen etwas kräftigeren Geschmack haben. Wurzelgemüse und Lamm sind eine ideale Kombination. Besonders gut schmecken Artischocken, Fenchel, Löwenzahn, die klassische Beilage, die Bohnen, und gebratene Kartoffeln. Am besten Sie bereiten alles vor, bevor Sie mit der Zubereitung beginnen. Sie können das Gemüse im Fond mitschmoren lassen, dann nimmt es denselben, würzigen Geschmack an. Oder Sie legen die Kartoffeln roh, geschält und halbiert – etwa nach einer halben Stunde – einer Lammkeule bei. Wenn diese rosa ist, sind auch die Kartoffeln fertig.

Empfehlungen

- *Knoblauch niemals fein geschnitten beigeben, sondern immer als halbierte Knolle. So aromatisiert er Lammgerichte, dominiert aber nicht den gesamten Geschmack.*
- *Milchlamm ist etwas teurer als die älteren Geschwister. Ich bereite es mit Vorliebe zu Ostern als Osterlamm zu, denn bis dahin waren die Lämmer noch nicht auf der Weide, haben also garantiert noch kein Gras gefressen.*
- *Lamm verarbeite ich schrittweise in Abhängigkeit vom Reifegrad; dabei beginne ich mit der Schulter.*
- *Das Lammkarree brate ich auf der Fleischseite an. Mit der Fettseite nach unten lasse ich es im Backofen fertig garen. So brät das Fett aus und durch die Röststoffe gewinnt es zusätzlich an Geschmack.*

Braten, Schmoren, Kochen

Diese Frage hat für viele Köche beinahe etwas Philosophisches. Natürlich eignen sich nicht alle Stücke vom Lamm für jede Zubereitungsmethode. Je nach Fleischstück haben Sie aber viele Möglichkeiten: das Kurzbraten, Kochen und Schmoren.

Tipps

➡ Bereiten Sie Ihr Lammgericht immer in schwarzem Kochgeschirr zu, egal ob Reine oder Bräter, gusseisern oder geschmiedet.

➡ Dunkles Geschirr wird heißer als Edelstahl und entwickelt eine gleichmäßige Hitze, die das Lamm wie eine Hülle umgibt.

➡ Das Gewicht von Milchlammschultern kann stark schwanken: Es gibt sie von etwa 800 Gramm bis knapp eineinhalb Kilogramm. Für vier Personen brauchen Sie entweder zwei kleine oder eine große Schulter.

Jedem das Seine

Keule, Rücken und Karree sind ideal zum Kurzbraten. Sie sind, je nach Größe und Fettanteil, schon in zehn bis 15 Minuten gar. Eine Keule braucht bei 160 bis 170 Grad zwischen 40 Minuten und eine Stunde, bis sie rosa gebraten ist. Apropos rosa: Ich bin ein erklärter Freund des Rosabratens. Einen Rücken oder eine Keule durchzubraten ist ein kulinarisches Vergehen! Damit geht die Saftigkeit verloren und der Fleischgeschmack kommt nicht zur Geltung.

Schmorstücke sind Schulter, die Bauchroulade, die Stelze und der Nacken. Dabei ist das Schmoren beim Lamm eher ein Poelieren. Bei dieser Art der Zubereitung müssen Sie ganz behutsam vorgehen, lieber etwas länger schmoren lassen und nur mit wenig Flüssigkeit aufgießen. Schulter und Ragout sollten stets gut durchgegart sein: Ein kleines Stück benötigt 50 Minuten bis eine Stunde, ein größeres eine Stunde bis eineinviertel Stunden. Für das Milchlamm gelten entsprechend kürzere Garzeiten und etwas niedrigere Temperaturen. Und abgesehen davon wird es wie ältere Lämmer zubereitet.

Der Rücken – ein Gustostück

Lammkoteletts oder Lamm-Chops stammen immer aus dem Rücken. Für eine große Runde lohnt es sich, die Koteletts als ganzes Stück zu braten. Erst wenn der Lammrücken rosa gebraten ist, sollten Sie die einzelnen Koteletts abschneiden. So zubereitet werden sie zarter und schmecken viel besser. Oder Sie wählen aus dem ganzen Rücken eine Scheibe, das Lamm-Chop, umbinden die Scheibe mit einer feinen Schnur, damit es beim Garen schön gleichmäßig in der Pfanne liegt. Belegen Sie das Lamm-Chop mit einem Rosmarin- oder Thymianzweig und lassen Sie das Fleisch im vorgeheizten Backofen bei 150 bis 160 Grad garen.

Premiumstück – die Schulter

Für die Lammschulter bieten sich zwei Zubereitungsmethoden an: entweder in der Pfanne oder im Backofen. Wenn Sie die Schulter in der Pfanne braten möchten, erhitzen Sie etwas Olivenöl und braten die Schulter von beiden Seiten an. Anschließend geben Sie grob zerkleinertes Gemüse und ein paar klein geschnittene Kartoffeln dazu und lassen

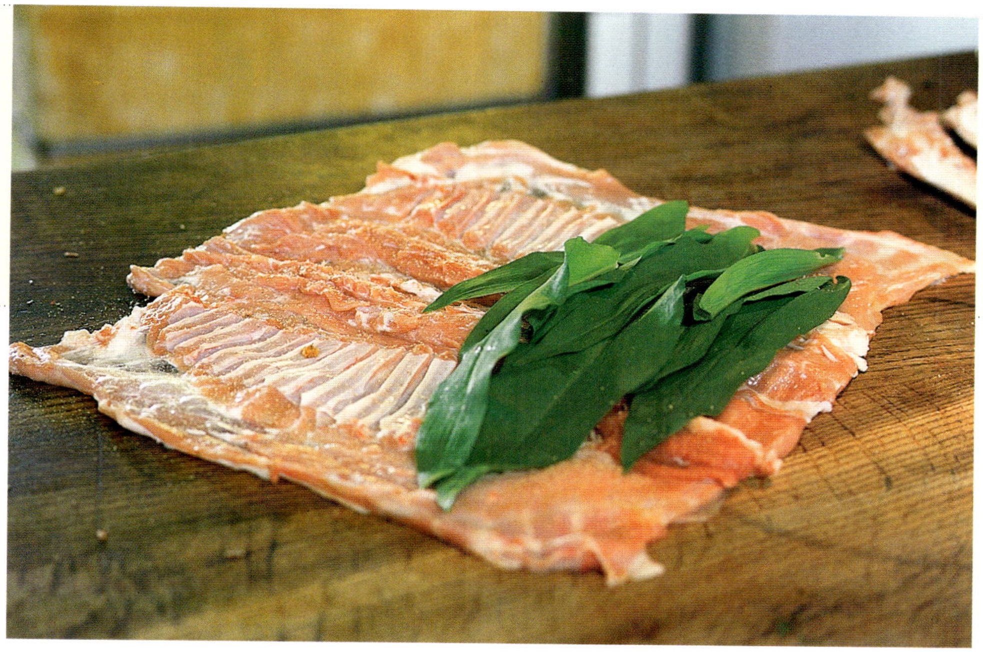

Die Bärlauch-Füllung verleiht dem Lamm ein unvergleichliches Aroma.

alles im Backofen bei 150 Grad garen. In gut einer Stunde ist sie meist gar. Ich bevorzuge allerdings die Zubereitungsmethode des Poelierens. Die Schulter wird bei dieser Version nicht ausgelöst, sondern mit dem Schaufelknochen gegart. Verwenden Sie wenig Flüssigkeit, geben Sie dafür jedoch reichlich frische Kräuter, Kartoffeln, etwas Knoblauch, und ein, zwei reife Tomaten dazu.

Die Keule – mal so oder so

Die Franzosen lieben Lammgerichte, speziell von der Lammkeule, die sie »Gigot d'Agneau« nennen. Sie braten sie mit Vorliebe hohl ausgelöst und mit ein wenig Bärlauch oder Thymian oder mit anderen mediterranen Kräutern gefüllt und leicht rosa gebraten. Sie können die Keule aber auch mit dem Röhrenknochen zubereiten. Zum Servieren dann am Knochen entlang mit einem scharfen Messer hauchdünn tranchieren. In beiden Fällen sollten Sie die Keule leicht binden. Bei der dritten Variante empfehle ich Ihnen, die Keule vom Metzger gleich in Segmente zerlegen zu lassen. Wenn sie zu wenig Fett haben sollte, dann können Sie die Stücke in ein Schweinenetz packen, ein paar frisch gehackte Kräuter dazugeben und in der Pfanne braten. Oder Sie lassen sich vom ausgelösten Stück der Keule einzelne Schnitzel, etwa einen Zentimeter dick, abschneiden und braten diese in Olivenöl in der Pfanne kurz an. Am besten ist es, gleich von Anfang an frische Kräuterzweige mit in die Pfanne geben.

Tipps

➡ Die Schulter vom Lamm ist für mich das Premiumstück. Das Fleisch zeichnet sich durch einen feinen Geschmack aus, ist wunderbar weich und schön zart.

➡ Bereiten Sie Lammschulter immer mit dem Schaufelknochen zu. Wenn sich das Fleisch leicht vom Knochen löst, ist sie gar.

➡ Braten Sie Lamm immer auf der fetten Seite. Dadurch wird das Bratgut geschont und das Fett vollständig ausgebraten.

➡ Gekochtes Lamm ist nicht jedermanns Sache. Denn durch das Kochen wird der typische Lammgeschmack noch verstärkt.

➡ Milchlamm ist die teuerste Variante vom Lamm, hat das zarteste und hellste Fleisch und ist nicht so intensiv im Lammgeschmack.

Lamm in allen Variationen

Der Lammnacken ist kräftig im Geschmack und ein ideales Stück Fleisch für die Zubereitung von Eintöpfen, Suppen und Ragouts. Die Innereien vom Lamm werden dagegen seltener zubereitet, schmecken aber auch gut, besonders die Leber.

Empfehlungen

- *Für die Milchlammroulade verwende ich die Bauchlappen oder die Schulter.*
- *Gefüllt wird sie nicht wie andere Rouladen mit einer Brot- oder Fleischfüllung, sondern nur mit frischen Kräuterzweigen.*
- *Am liebsten bereite ich diese Art der Roulade im Römertopf oder in einem hohen dunklen Bratgeschirr zu.*

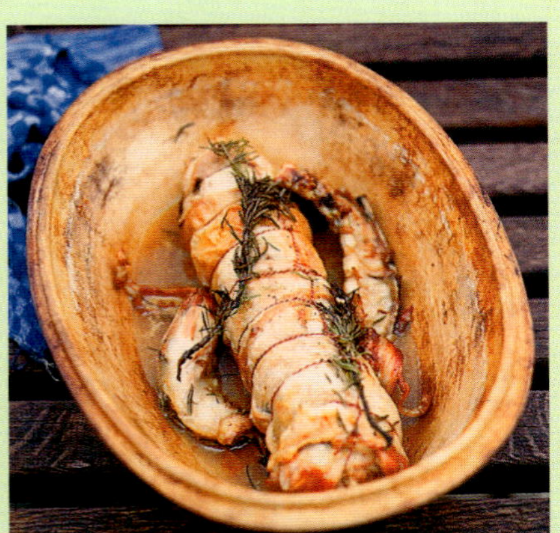

Lammfleisch schmoren

Der Lammnacken ist ein hervorragendes Schmorstück und wie die Schulter weniger zum Kurzbraten geeignet. Das Fleisch ist dunkler und gehört zu den geschmacklich ausgeprägteren Stücken.
Den Nacken können Sie auch für ein Blankett verwenden, also klein geschnitten wie für ein Gulasch, mit heller Sauce, gespickter Zwiebel und Lauch zubereitet. Mit Nudeln angerichtet schmeckt es ausgezeichnet.
Lammragouts werden neben dem Nacken auch aus den Stelzen und dem Bauchlappen gemacht. Apropos Stelzen: Die Lammhaxe können Sie entweder als Ganzes im Backofen weich braten oder auch poelieren, was noch feiner ist. Bei dieser Zubereitungsmethode wird das Fleisch am Knochen butterweich. Die Bauchlappen vom Lamm können Sie hervorragend als große Roulade gebunden sanft schmoren wie eine Lammschulter. Dazu die Rippen vom Metzger herausziehen lassen, dann nach Belieben mit frischen Kräutern belegen, das Ganze aufrollen, mit Küchengarn binden und schließlich poelieren.

Immer wieder unterschätzt

Innereien vom Lamm sind längst nicht so beliebt wie die vom Kalb, aber nicht weniger gut. Die Lammleber wird genauso zubereitet wie die Leber vom Kalb. Auch hier ist wichtig: immer vorher die Haut abziehen sowie die dicken Adern entfernen. Sie ist allerdings dunkler und bleibt beim behutsamen Braten fester in der Konsistenz. Die Lammkutteln werden geputzt und zubereitet wie die Kalbskutteln. Eine vielfach unterschätzte Delikatesse ist die Lammzunge. Sie wird am besten in einem Gemüsesud weich gekocht. Als Vorspeise fein aufgeschnitten und butterzart auf Salat oder mit einer Vinaigrette angerichtet, ist sie einfach köstlich.

Vom richtigen Zeitpunkt

Ob Keule, Rücken oder Kotelett, die Garzeiten sind sehr unterschiedlich. So ist beispielsweise eine eineinhalb bis zwei Kilogramm schwere Keule nach 45 bis 75 Minuten bei etwa 180 bis 200 Grad rosa gebraten, der Rücken nach 45 Minuten bei 250 Grad; je nach Dicke braucht das Kotelett zwei bis drei Minuten, bis es schmeckt.

Milchlammschulter auf mediterrane Art

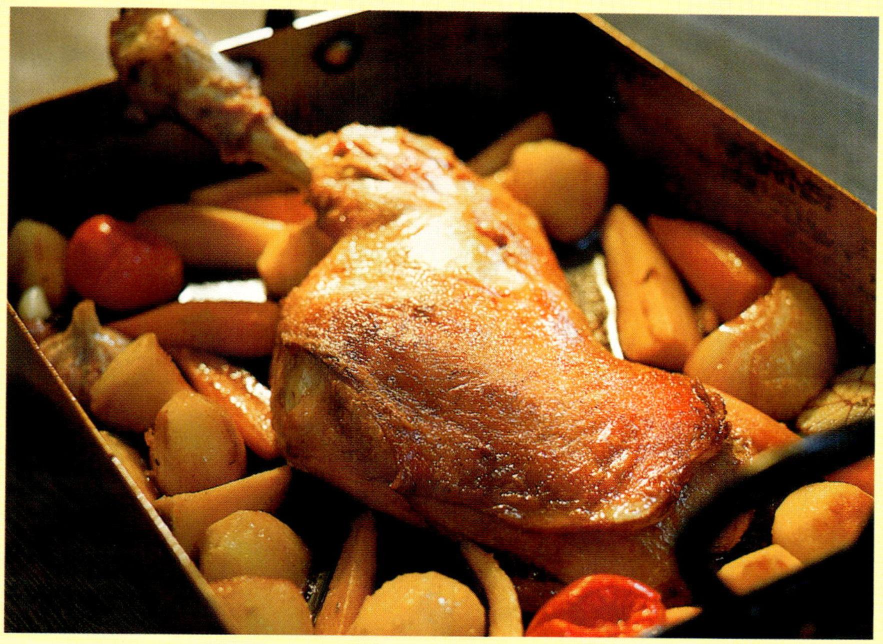

Für 4 Personen

- *8 kleine neue Kartoffeln*
- *2 Fenchelknollen*
- *2 Möhren*
- *1 kleine Sellerieknolle*
- *2–3 El Olivenöl*
- *4 Tomaten*
- *2 Knoblauchknollen*
- *1–2 Milchlammschultern (je nach Gewicht)*
- *Salz*
- *frisch gemahlener Pfeffer*
- *1 l Fleisch- oder Gemüsebrühe*
- *1 Rosmarinzweig*
- *2 Lorbeerblätter*

● Kartoffeln gründlich waschen. Fenchel waschen, Möhren und Sellerie schälen, alles putzen und vierteln.

● Den Backofen auf 160 °C vorheizen. Olivenöl in einem Bräter aus Gusseisen erhitzen. Die Lammschulter mit Salz und Pfeffer würzen und in dem Öl rundherum goldgelb anbraten. Das Fleisch herausnehmen, Fenchel, Möhren und Sellerie in den Bräter geben und hellbraun rösten. Die Tomaten vom Strunk befreien, den Knoblauch halbieren und beides zum Gemüse geben. 100 ml Brühe angießen und bei starker Hitze fast völlig reduzieren. Die restliche Brühe angießen. Kartoffeln und Fleisch in den Bräter geben.

● Alles 40–50 Minuten offen garen, dabei immer wieder beschöpfen. Nach der Hälfte der Garzeit Rosmarin und Lorbeerblätter hinzufügen.

● Das fertige Fleisch mit einem Messer vom Knochen lösen und zusammen mit Gemüse und Sauce auf vorgewärmten Tellern anrichten.

Ein konventionell wirtschaftender Bauer würde unsere Eier ablehnen, weil der Dotter nicht so kräftig dunkelgelb ist, wie es der Kunde angeblich wünscht. Da wir jedoch unseren Hühnern keine Farbstoffe ins Futter mischen, die diesen Effekt erzielen, sondern natürliche Substanzen füttern, sind unsere Eidotter eben etwas blässlich. Nur den täglichen Wurm, den das glückliche Huhn früher auf dem Hof fand und der der Eiweißversorgung diente, können auch wir unseren Hühnern nicht mehr bieten.

Hahn im Korb

»Kräht der Hahn auf dem Mist, ändert sich das Wetter oder es bleibt, wie es ist« – das Wetter mag ähnlich unzuverlässig geblieben sein, aber es kräht weit und breit kein Hahn mehr auf einem Misthaufen. Hygienemaßnahmen würden so etwas heute verbieten. Davon wusste man in meiner bäuerlichen Kindheit noch wenig.

Es ist erstaunlich, dass über ökologisches Arbeiten immer noch so viele falsche Vorstellungen herumgeistern. Viele meinen, dass ökologisches Wirtschaften mit Alles-nur-im-Kleinen-Halten gleichzusetzen sei. Das ist ein großer Irrtum. Denn das Leben und Wirtschaften in einem biologisch ausgerichteten Betrieb muss auch in der richtigen Dimension stattfinden, da der Landwirt sonst ziemlich schnell an die äußerst knapp bemessenen Grenzen in wirtschaftlicher Hinsicht stößt. Darum ist es auch bedauerlich, dass wir Ökobauern oft mit dem Vorwurf leben müssen, unsere Produkte seien besonders teuer und wir würden uns eine goldene Nase daran verdienen, das Bedürfnis nach Natürlichkeit und Reinheit in Bezug auf unsere Ernährung grob auszureizen. Davon kann allerdings keine Rede sein. Ich bin ein ökologisch wirtschaftender Geflügelbauer und arbeite in meinem Betrieb mit meiner Frau und meinen alten Eltern zusammen. Nur an Schlachttagen helfen noch ein paar Leute mehr mit. Zusammen sind wir dann zu neunt. Das heißt für uns, dass wir uns ziemlich anstrengen und schuften müssen, um den Betrieb am Laufen zu halten und die ständig steigende Nachfrage nach Biogeflügel auch befriedigen zu können.

Ich sollte ein wenig ausholen und erzählen, wie ich zur Biogeflügelzucht gekommen bin. Meinen Hof in Niederbayern habe ich von meinen Eltern geerbt. Ich stamme aus einem ganz normalen bäuerlichen Betrieb mit etwa 25 Hektar zur Bewirtschaftung. Meine Frau und ich haben uns frühzeitig dazu entschlossen, in jedem Fall Landwirte zu bleiben, obwohl wir wussten, dass wir uns etwas einfallen lassen mussten, um zu überleben. In verschiedenen ländlichen Organisationen wurden wir mit dem so genannten »Grünen Gedanken« vertraut gemacht und uns gefiel, dass man auf diese Weise auch Unterstützung für alternative Ideen bekam. Wir einigten uns darauf, dass meine Frau eine Ausbildung zur Tierwirtin für Geflügel machte und wir dann gemeinsam anfangen konnten, eine Geflügelzucht nach ökologischen Grundsätzen aufzubauen. Dabei gab und gibt es natürlich viel zu lernen und Entwick-

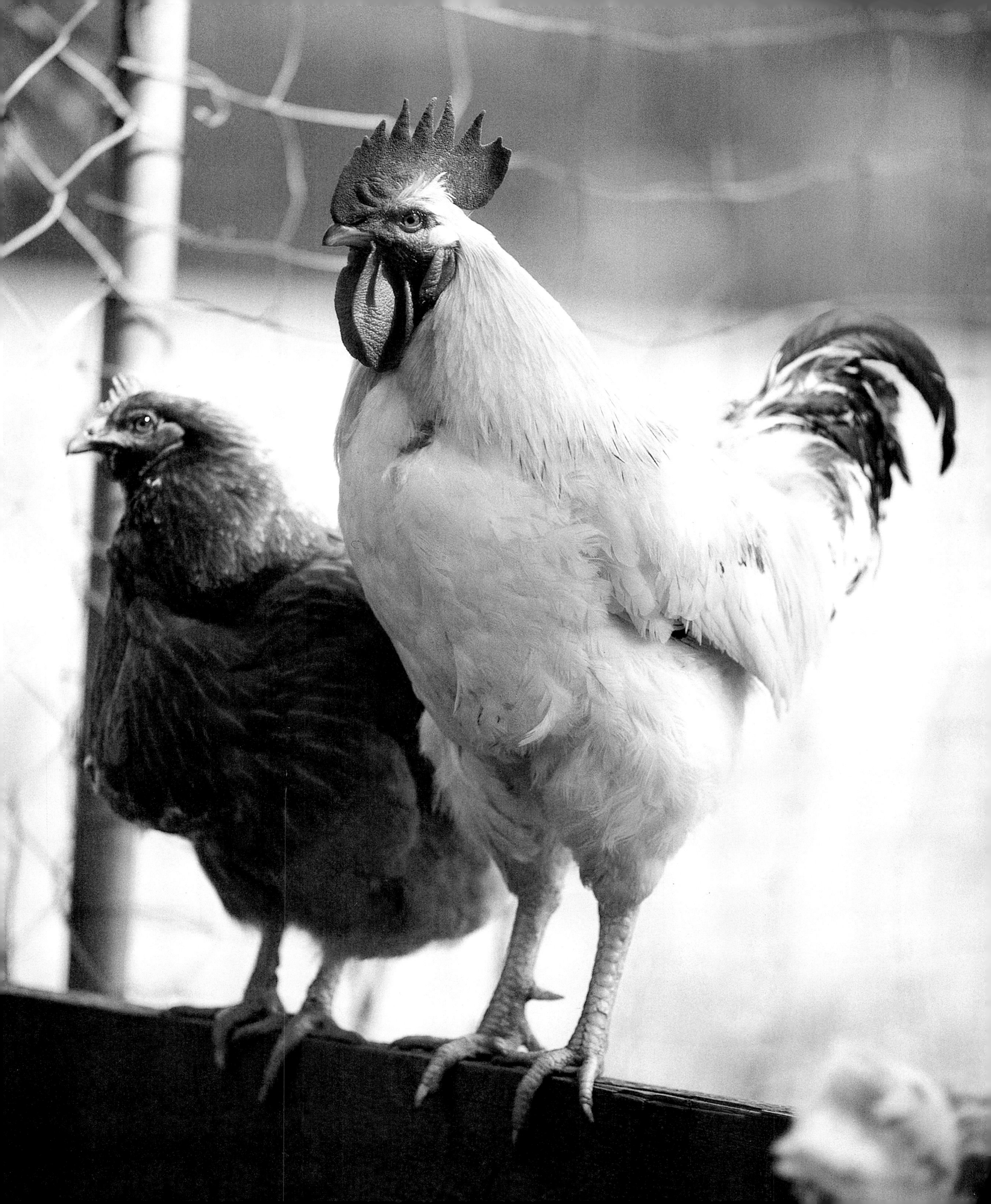

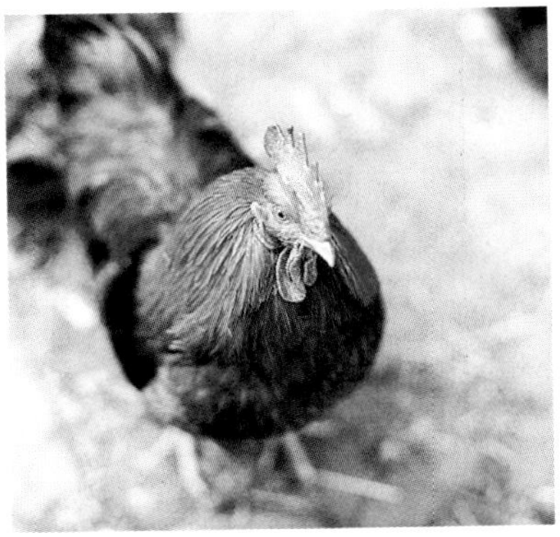
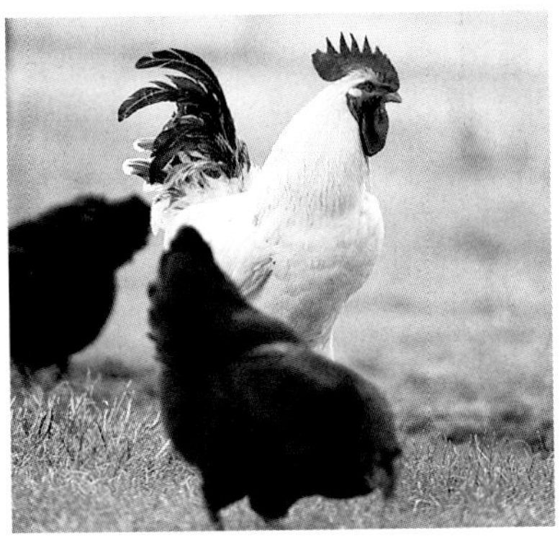
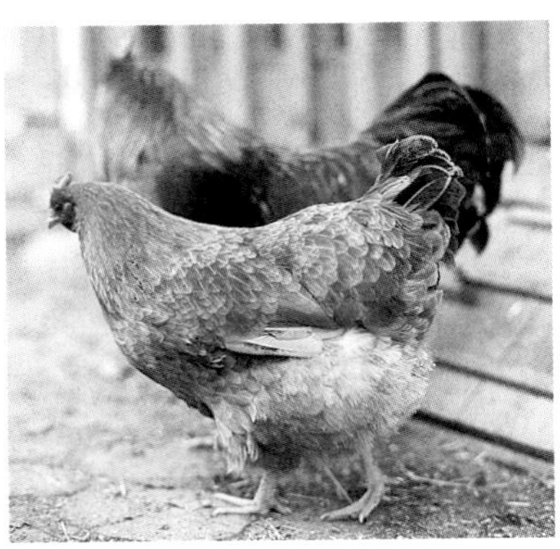

Manchmal müssen sich 50 bis 200 Hennen einen Hahn teilen. Er hat die ehrenvolle Aufgabe, die Hennen zu führen, ihnen ihr Nest zu zeigen und sie zu beschützen.

lungen durchzustehen. Eine Lehre ist es einem auch, dass nicht immer alles gelingt, was man sich in den Kopf gesetzt hat. Mittlerweile glauben wir jedoch, dass wir uns mit unserer Erfahrung und unserem Wissen zu den führenden Geflügelbauern zählen dürfen.

Ich muss nochmals auf die Größe des Geflügelbetriebs zu sprechen kommen: Wir haben etwa 5000 Legehennen und 3000 bis 4000 Masthähnchen. Ungefähr alle fünf Wochen wird der Bestand durch Küken, die schlüpffrisch am Tag ihrer Geburt an uns geliefert werden, wieder aufgefrischt. Wem diese Zahlen sehr hoch vorkommen, der muss wissen, dass wir uns damit auch bei unserer ökologischen Wirtschaft durchaus am unteren Ende befinden. Aber wir wollen dem Geflügel eine art- und naturgerechte Lebensweise ermöglichen. Dafür besitzen wir verschiedene Arten von Stallungen, als Besonderheit sogar so genannte Mobilställe. Diese können auf der Wiese für den Grünauslauf dort aufgestellt werden, wo es gerade günstig ist. Mobilställe sind optimal für eine Geflügelzucht und so neu, dass wir kürzlich deutschlandweit erst den fünften Stall dieser Art erworben haben. Unsere Legehennen bringen es zusammen auf etwa 4000 Eier pro Tag. Das klingt nach Industrie, aber wir haben für die Hühner Nester gebaut und sie so der Natur angeglichen, dass jedes Huhn immer einen Unterschlupf finden kann. Natürlich kommt uns die moderne Technik zu Hilfe, mit der wir es schaffen, die Eier vollautomatisch weiterzuleiten und zu sortieren. Wir bedienen uns auch technischer Hilfsmittel bei der Versorgung der Masthähnchen. Das macht das Leben angenehmer – und zwar das der Tiere und unser eigenes bäuerliches ebenfalls! Eine vollautomatische Futtermischanlage sorgt für die richtige Ernährung – das wirklich wichtigste Kriterium für Ökologie in der Geflügelzucht. Keine synthetischen Zusatzstoffe dürfen bei unserem Futter, das aus elf verschiedenen Komponenten besteht, verwendet werden. Wir verwerten ökologisches Getreide wie Mais, Weizen, Hafer, füttern Sonnenblumenkuchen, Erbsen und das Grünmehl: Das ist einfach getrocknetes Gras – natürlich nur von den Wiesen ohne Kunstdünger. Man muss darüber hinaus wissen, dass das Huhn am Tag etwa 130 Gramm frisst und das Ei, das es legt, ungefähr 70 Gramm wiegt – entsprechend konzentriert muss die Nahrung natürlich sein. Denn am Futter misst sich die echte Qualität unseres Geflügels – dafür müssen wir auch bei den Herrmannsdorfern immer wieder geradestehen.

Ingrid und Franz Grosser,
Geflügelbauern

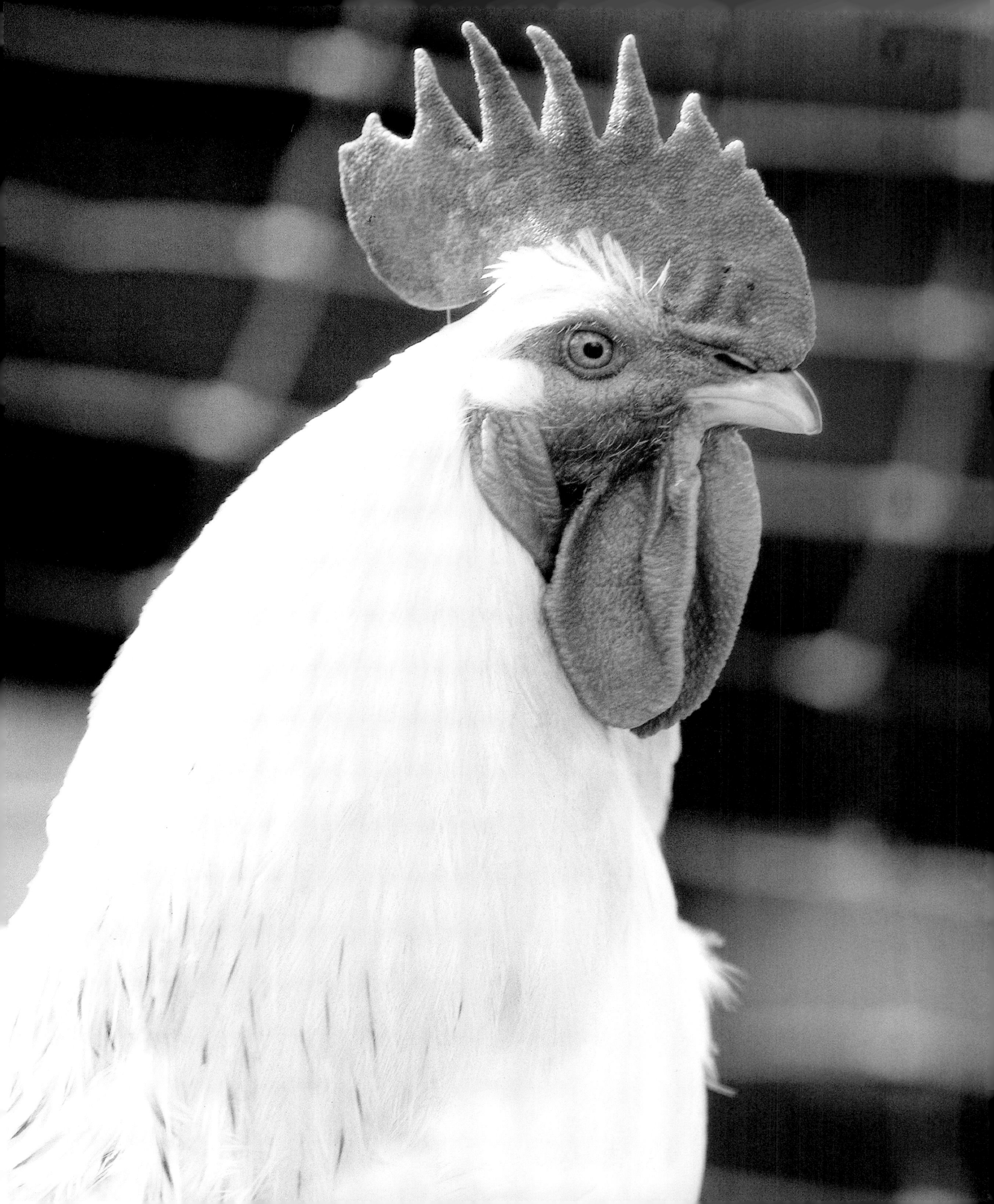

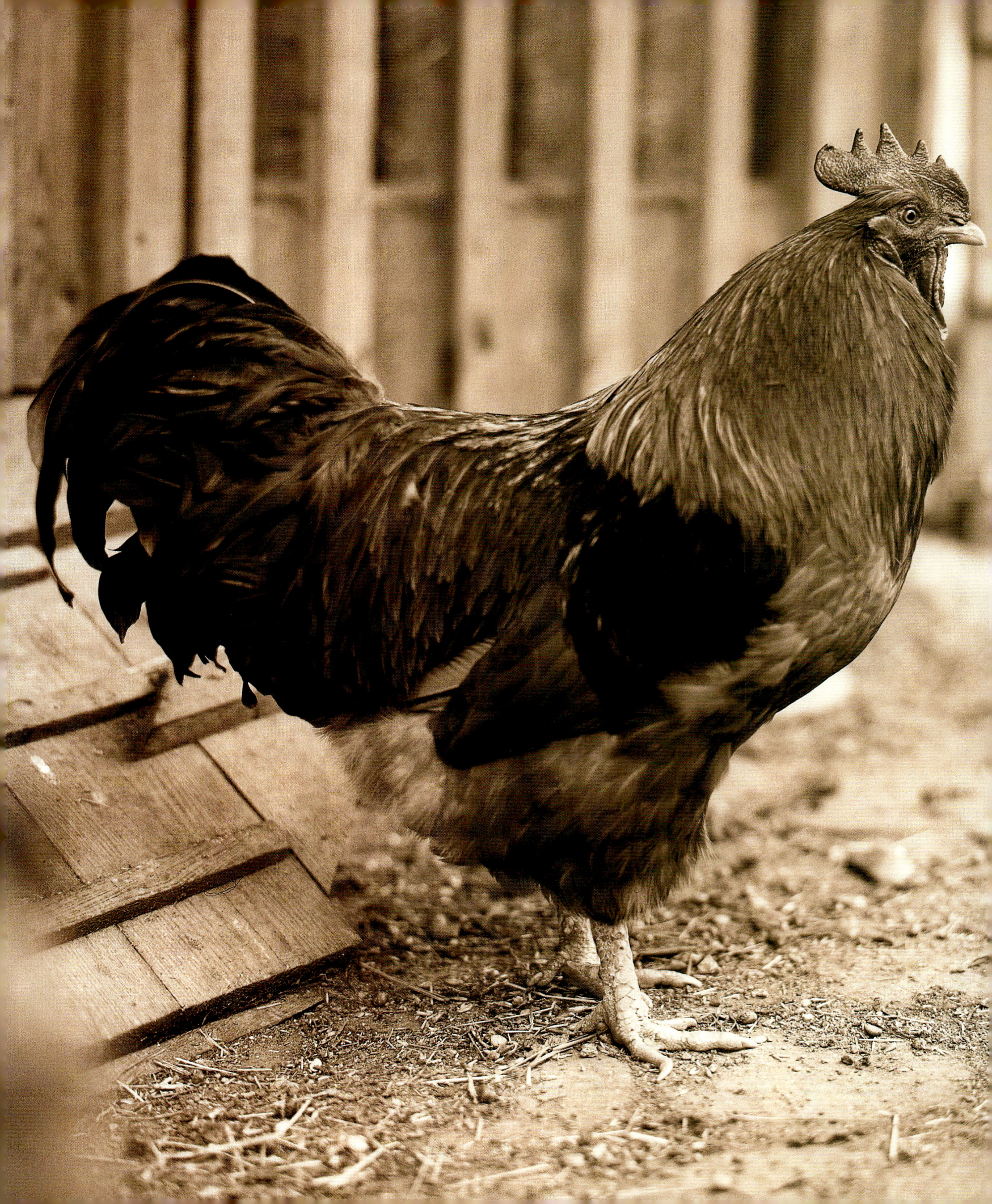

Thielemanns kleine Warenkunde

Geflügel. *Über artgerechte Haltung ist viel diskutiert worden. Zahlreiche Bilder von Legebatterien haben den Verbraucher verunsichert. Mittlerweile sind sich alle einig: Artgerecht gezüchtetes und gefüttertes Geflügel ist im Geschmack unschlagbar.*

Vertrauenssache: Geflügelkauf

Achten Sie beim Einkauf aufmerksam auf die Auszeichnung! Der Hinweis »Bodenhaltung« sagt noch nicht viel über eine ökologische Haltung aus. Mein Tipp: Kaufen Sie nur Geflügel, das als »ökologisch kontrolliert« ausgewiesen ist. Denn wer sein Geflügel so kennzeichnet, muss strenge Richtlinien einhalten und wird ständig kontrolliert. Viel einfacher fällt natürlich die Entscheidung, wenn Sie direkt beim Geflügelbauern kaufen und sich vor Ort von artgerechter Haltung überzeugen können. Denn wie beim übrigen Fleisch ist auch der Kauf von Geflügel Vertrauenssache. Artgerecht gehaltenes Geflügel wird mit Getreide gefüttert, je nach Art des Geflügels mit Mais oder Hafer. Um die gute Qualität auf einen einfachen Nenner zu bringen: Genügend Auslauf ergibt gutes Muskelfleisch, das richtige Futter den Fleisch- und Fettansatz. Woran können Sie selbst feststellen, ob Sie qualitativ hochwertiges Geflügel eingekauft haben? Gelbliche Verfärbungen der Haut oder trockene Stellen sind deutliche Zeichen, dass das Geflügel nicht mehr taufrisch ist.

Je heller, desto schneller

Apropos frisch: Das meiste Geflügel hat helles Fleisch. Abhängen lassen ist deshalb, bis auf wenige Ausnahmen, nicht nötig: Frisch verzehrt werden das deutsche Brathuhn sowie die noblere französische Verwandte, das Bresse-Huhn. Auch Gockel und Poularde, das Jungmasthuhn vor der Geschlechtsreife, können ganz frisch verarbeitet werden. Ente und Gans sind am besten, wenn sie drei, vier Tage alt sind. Geflügel mit dunklem Fleisch, wie die Taube und die seltenere Wachtel, sollten eine Woche lagern, bevor sie zubereitet werden. Die meisten Wachteln kommen übrigens von Zuchtbetrieben aus der Dombes in Frankreich. Der Kapaun, genauer gesagt der kastrierte Gockel, hat einen so hohen Fettanteil, dass er gut gekühlt auch noch nach zehn Tagen verzehrt werden kann. Fehlt noch der Truthahn, er ist das Geflügel mit dem geringsten Fettgehalt. Mir persönlich ist der Geschmack des Fleisches zu nichtssagend, selbst wenn er vom Biobauern kommt. Truthahnfleisch ist jedoch eiweißreich und muss darüber hinaus frisch verarbeitet werden.

Wissenswertes

Hähnchen *sagen die Deutschen, Poulet die Franzosen und bei den Österreichern heißt es Hendl.*

Poularde *ist ein fleischiges und schweres Hähnchen.*

Truthahn *aus konventioneller Intensivhaltung ist durch moderne Methoden am stärksten degeneriert.*

Kapaun *ist ein männlicher kastrierter Junghahn.*

Stubenküken *wiegen unter 750 Gramm und sind eine Besonderheit.*

Suppenhuhn *ist kein Masthuhn, sondern eine Legehenne.*

Bresse-Hühner *stammen aus Frankreich und werden ab einem bestimmten Alter nur mit Mais und Milch gefüttert.*

Zerlegen, Binden, Füllen

Frisches Geflügel lässt sich meist einfach verarbeiten. Nur die Zubereitung eines guten Geflügelfonds ist etwas aufwändiger und zeitraubender – doch der Aufwand lohnt sich. Auch das Einlegen beim klassischen Rezept für Coq au Vin braucht etwas Zeit.

Tipps

➡ Wenn Sie einen Coq au Vin schmoren, geben Sie ein, zwei Schweinefußscheiben mit in die Reine oder den Bräter. Das verbessert die Bindung der Sauce und den Geschmack.

➡ Wenn Sie Geflügel im Ganzen garen möchten, sollten Sie es zuvor in Form bringen; der Profi spricht von Dressieren oder Binden. Gemeint ist, dass abstehende Teile mit Küchengarn eng am Körper befestigt werden.

➡ Durch das Binden erreichen Sie ein gleichmäßiges Garen – kein Teil trocknet aus oder verbrennt.

Im Ganzen oder zerlegt

Je nach Vorliebe können Sie Geflügel im Ganzen zubereiten oder Sie lösen Brust und Keule aus und bereiten sie getrennt zu. Für die Zubereitung im Ganzen müssen Sie das Geflügel innen sorgfältig auswaschen und von den kleinen Lungen befreien, die einen bitteren Geschmack ergeben. Vielleicht nimmt Ihr Geflügelhändler Ihnen diese Arbeit sogar ab. Sollte er das nicht tun: Die Lungen liegen links und rechts leicht eingebettet auf der Innenseite des Rückens. Ganzes Geflügel sollten Sie außerdem dressieren, in diesem Fall bedeutet das mit Küchengarn binden, bevor Sie das Geflügel in den vorgeheizten Backofen schieben. Es behält so besser seine Form und gart gleichmäßiger, weil die Schenkel anliegen und die Brust dadurch gut geschützt ist. Denn die Brust ist im Normalfall schneller gar als die Keulen (Abbildungen oben und Mitte, Seite 135).

Apropos Bardieren: Geflügel mit Speck zu umwickeln ist nicht nötig, denn es besitzt ausreichend eigenes Hautfett. Aber keine Regel ohne Ausnahme: Eine gefüllte Geflügelkeule müssen Sie entweder mit kleinen Spießchen verschließen oder mit einem Schweinenetz umwickeln, damit die Füllung nicht herausfällt. Lösen Sie den Knochen erst vorsichtig aus; dabei entsteht eine Öffnung für die Füllung.

Ganz schön füllig: die Farcen

Womit Sie Geflügel füllen, hängt in erster Linie von Ihrem Geschmack ab. Brotfüllungen mit und ohne Innereien sind beliebte Klassiker unter den Füllungen. Die reine Brotfüllung besteht aus den Zutaten Brot, etwas Geflügelfleisch (für eine bessere Konsistenz), frischen Kräutern, einem Ei, heißer Milch und Zwiebelwürfeln. Für die Variante mit Innereien geben Sie noch grob gehackte Geflügelleber und fein geschnittenes Herz dazu (Abbildung unten, Seite 135). Wenn Sie außerdem noch den Geflügelmagen verwerten und dazugeben möchten, müssen Sie ihn vorher vom Muskel befreien und in Geflügelfett oder Olivenöl weich kochen; das nennt der Fachmann confieren. Die confierten Mägen können Sie dann zerkleinern und unter die Füllung mischen.

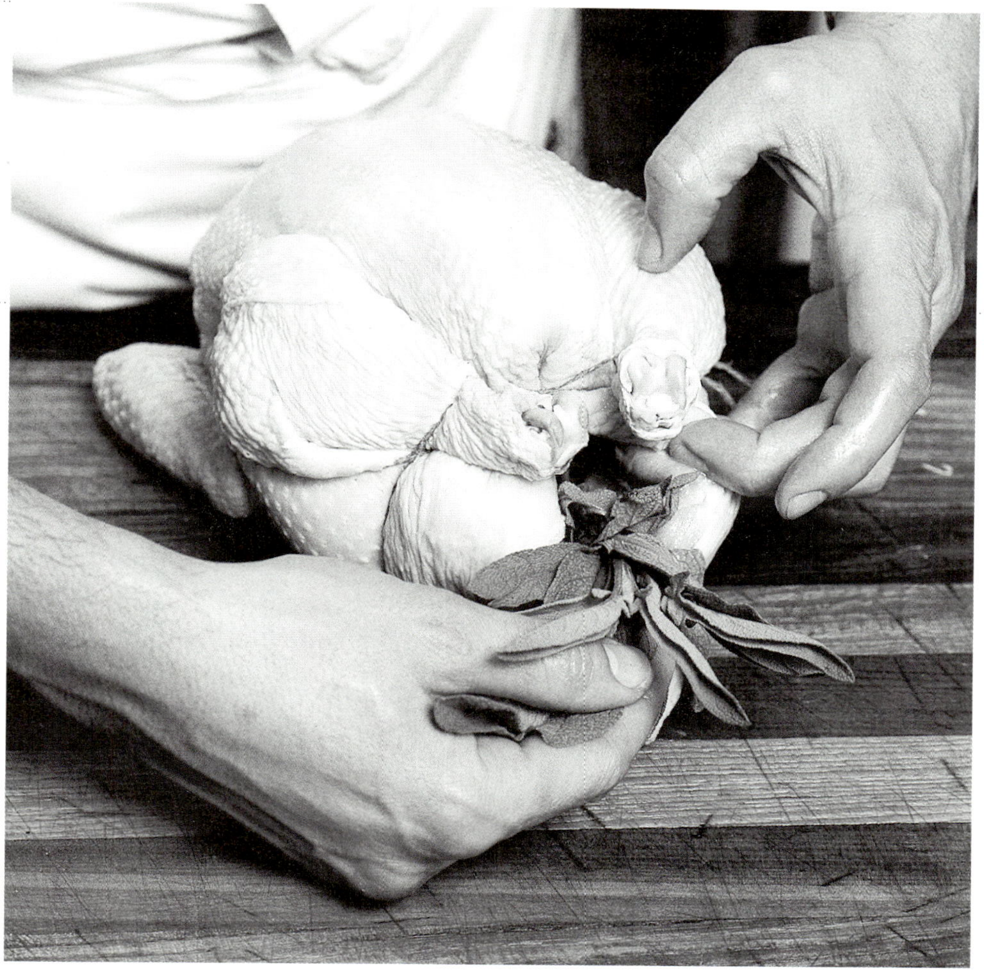

Mit einer aromatischen Füllung schmecken Poularde, Ente oder Gans doppelt so gut.

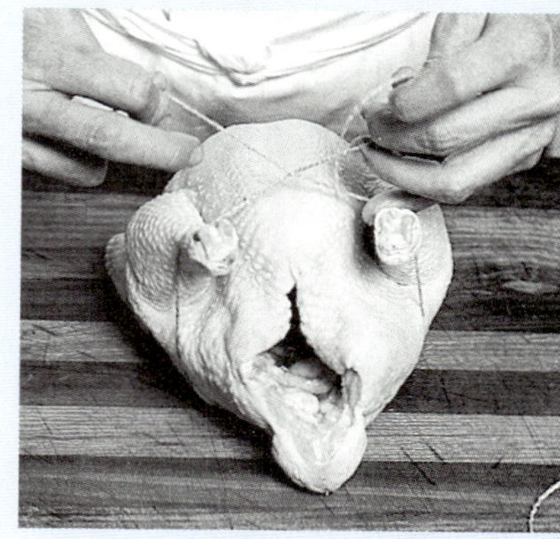

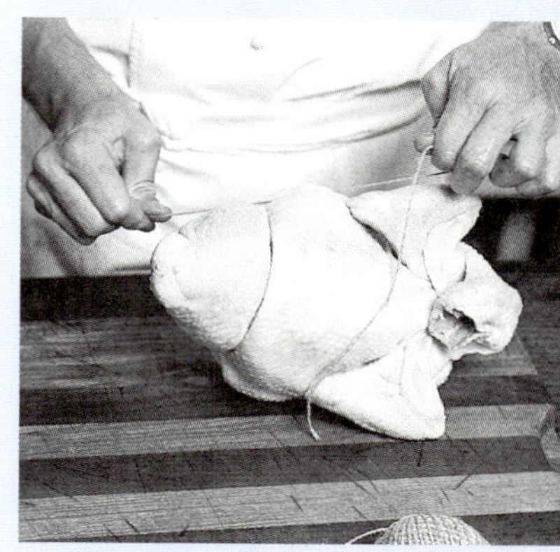

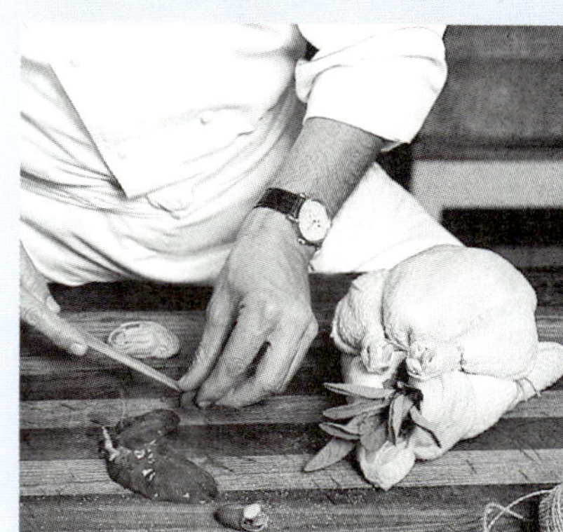

Ich bevorzuge eine dritte Variante: Gockel- oder Hühnerbrust mit Butter gefüllt und paniert. Schneiden Sie eine Tasche in die Brust, füllen diese mit Butter und verschließen sie. Die Brust mit dem flachen Rücken eines Messers leicht plattieren, mit Salz und Pfeffer würzen, in Mehl, Ei und zuletzt in Semmelbröseln vorsichtig wenden. Die gefüllte Brust schwimmend in heißem Geflügelfett backen, bis sie goldbraun ist.

Ein weinseliger Gockel

Ein sehr geschätztes Geflügelgericht ist der berühmte Coq au Vin. Es ist erstaunlich, was Sie alles aus einem ausgewachsenen Gockel machen können, der schon zwei, drei Jahre auf dem Buckel hat und vier bis fünf Kilogramm auf die Waage bringt. Der sonst so zähe Vogel wird butterweich, wenn Sie ihn drei, vier Wochen in gutem Rotwein einlegen. Zuvor müssen Sie ihn in größere

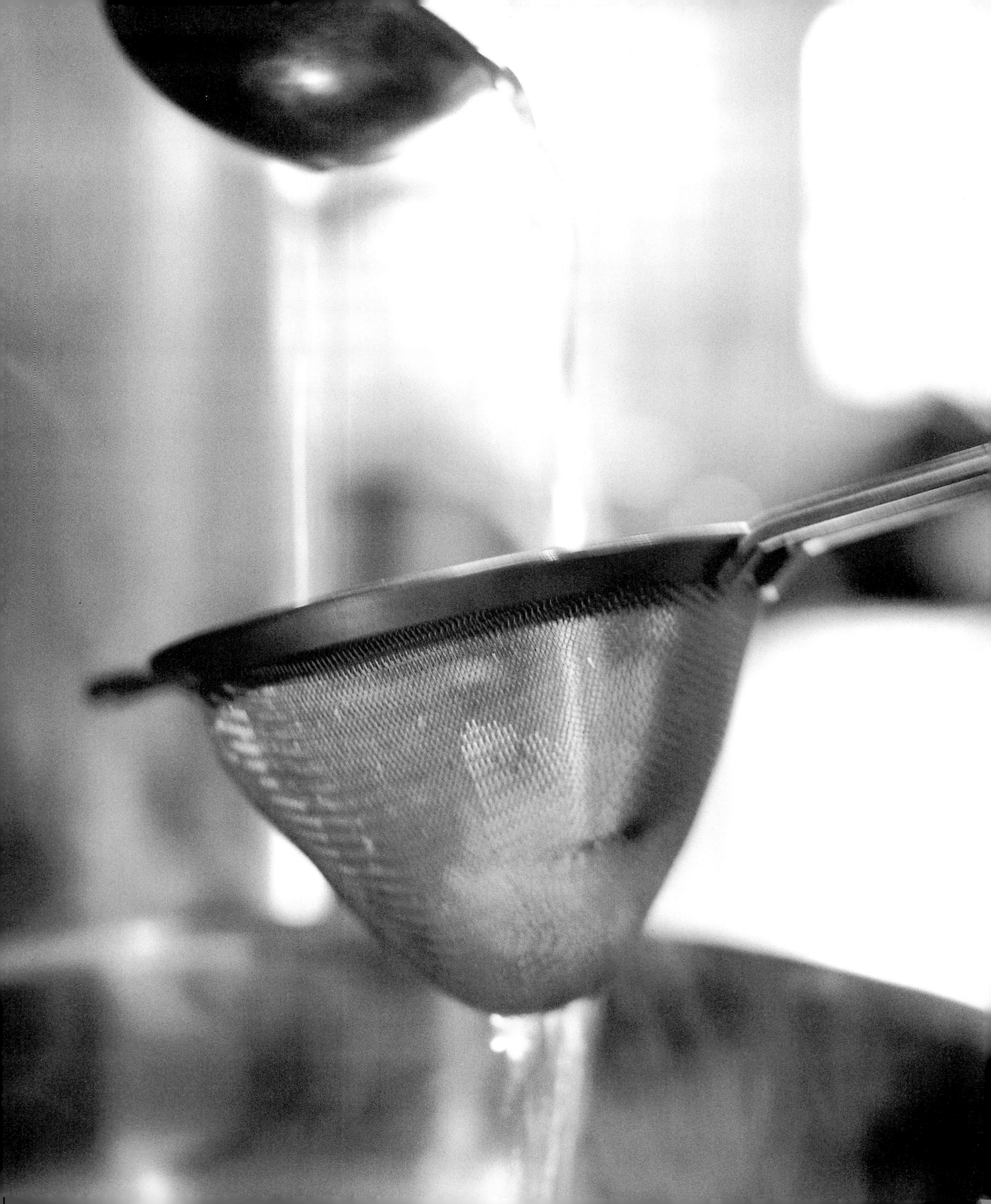

Coq au Vin, der berühmte Klassiker aus der französischen Küche, wird normalerweise mit Rotwein zubereitet, die Variante aus dem Elsass dagegen mit Elsässer Riesling. Je nach dem, welches Rezept Sie probieren, servieren Sie stets denselben Wein dazu.

Einzelteile zerlegen. Dann die Marinade zusammen mit den Aromaten Wacholder, Lorbeerblatt und Piment in eine dunkle Reine oder einen Bräter geben. Achten Sie darauf, dass alle Fleischteile ganz von Rotwein bedeckt sind.

Das leichtere Pendant dazu ist der Coq au Vin blanc. Egal, ob Gockel, Hühnchen oder Poularde, sie werden vor dem Marinieren zerlegt und eine Woche in Weißwein eingelegt. Was viele Hobbyköche nicht wissen: Auch das beliebte Backhendl wird mariniert. Es wird erst mit der Haut ausgelöst, vom Knochen befreit und mit grob gehackter Petersilie und Zitronenscheiben zwei Tage mariniert. Danach wird es mit Salz und Pfeffer gewürzt, mehliert und in Ei und Semmelbröseln paniert.

Fonds und Suppen

Kräftige Fonds sind die Basis von aromatischen Suppen und feinen Saucen – die hellen und klaren eignen sich für Suppen und die dunklen ausschließlich für Saucen.

Für einen klaren Fond nehmen Sie am besten ein Suppenhuhn, also ein altes Legehuhn mit grobfaserigem Fleisch. Wichtig ist, dass Sie das Huhn wie beschrieben von den Lungen befreien sowie innen und außen gründlich waschen, sonst bilden sich beim Kochen unerwünschte Trübstoffe. Das vorbereitete Huhn in reichlich kaltem Salzwasser aufsetzen – Salz zieht den Saft aus den Knochen und dem Fleisch – und langsam zum Kochen bringen. Immer wieder die Trübstoffe beziehungsweise den Schaum mit einem Sieblöffel abschöpfen. Für einen Saucenfond das Ganze bei schwacher Hitze zwei bis drei Stunden ziehen lassen. Für eine kräftige Hühnersuppe muss diese Komposition unbedingt sechs bis acht Stunden langsam köcheln. Etwa eine halbe Stunde vor Ende der Garzeit Suppengemüse, Aromaten, wie Pfefferkörner, Chilischote, Piment, Nelken und Lorbeerblatt, dazugeben. Der braune Fond, aus dem Sie eine geschmackvolle Sauce zubereiten können, wird wie Kalbsfond hergestellt: Dafür Rücken- oder Brustknochen hellbraun anrösten, grob zerkleinertes Wurzelgemüse und eine Tomate zugeben, alles leicht salzen und drei, vier Mal mit Wasser oder klarem Geflügelfond ablöschen.

Empfehlungen

- *Brust und Keulen sind beim Geflügel die besten und wohlschmeckendsten Stücke.*
- *Kaufen Sie nur Geflügel, das artgerecht und nach ökologischen Kriterien aufgezogen wurde.*
- *Geflügel vom Biobauern soll nur mit Getreide gefüttert werden. Das gibt Fleisch, das gut schmeckt, und das nötige Fett auf die Rippen.*
- *Truthahn ist ein Mode-Geflügel. Es passt gut zu Salaten und schmeckt hervorragend als Belag auf Sandwiches.*

Braten, Kochen, Sautieren

Das meist helle und zarte Geflügelfleisch eignet sich vorzüglich zum Braten; Taube, und Wachtel sollten Sie nur rosa braten. Geschmorter Coq au Vin schmeckt deftiger und gekochtes Huhn ist leichter und für empfindliche Mägen bekömmlicher.

Empfehlungen

Zu Gebratenem empfehle ich knusprige Kartoffelbeilagen, zum Beispiel:

- *gebratene Kartoffeln, die zusammen mit dem Geflügel gebraten werden*
- *extra gebraten als Rösti*
- *Maxim-Kartoffeln*
- *gebratene Kartoffelscheiben*
- *kleine gebratene Pellkartoffeln*
- *Rosmarin-Kartoffeln*
- *Pommes frites, vorausgesetzt sie kommen nicht aus der Friteuse, sondern sind in gutem Olivenöl in der Pfanne gebraten*

Ein feiner Braten

Das Braten ist die beliebteste Zubereitungsmethode bei Geflügel. Vor allem Huhn, Gockel und Poularde schmecken saftig gebraten, das heißt medium-well, am besten. Das Fleisch wird besonders zart, wenn Sie es nach dem Fertigbraten im Backofen herausnehmen und am Knochen noch etwas nachziehen lassen. Bei hellem Geflügel müssen die Keulen durchgebraten werden. Da Keulen zum Garen mehr Zeit in Anspruch nehmen als die Brust, gehe ich in zwei Schritten vor. Wenn ich Geflügel im Ganzen brate, löse ich zuerst die Brust aus und serviere sie als ersten Gang, während die Keulen mit dem Torso fertig braten – die Keulen bringe ich als zweiten Gang auf den Tisch. Diese Vorgehensweise bietet sich für Perlhuhn, Gockel und Kapaun gleichermaßen an. Stubenküken, Wachteln und Tauben sind Leichtgewichte und sollten wie Kurzbratstücke nur rosa gebraten werden.

Schmoren sollt ihr

Für den Klassiker Coq au Vin als Paradebeispiel für ein Schmorgericht rösten Sie zunächst Geflügelknochen und zerkleinertes Wurzelgemüse in einem dunklen Bräter an. Diesen Ansatz löschen Sie mit Rotwein – nicht den vom Marinieren – und wenig Geflügelfond ab. Dann geben Sie die marinierten Teile vom Gockel dazu und lassen ihn offen bei etwa 150 Grad in mehreren Stunden weich garen. Trotz des vielen Rotweins schmeckt das Gericht nur leicht danach. Der Alkohol verdunstet während der langen Marinier- und Garzeit. Im Gegensatz zum klassischen Coq au Vin sollten Sie die Variante mit Weißwein nur kurz garen, noch besser poelieren. Dazu wird eine Sauté mit Zwiebeln angedünstet, bis sie leicht braun ist, dann gießen Sie den Gockel mit etwas Weißwein und wenig Geflügelfond an und lassen ihn in der Pfanne schmoren. Coq au Vin mit Weißwein ist eines der wenigen Gerichte, die Sie wegen der hellen Sauce auch in Edelstahlgeschirr zubereiten können.

Huhn à la Cocotte

Das ist ein gekochtes Huhn, das zu guter Letzt noch leicht angebraten wird. Zuerst füllen Sie das Huhn mit frischen Kräutern. Damit die abstehenden Teile

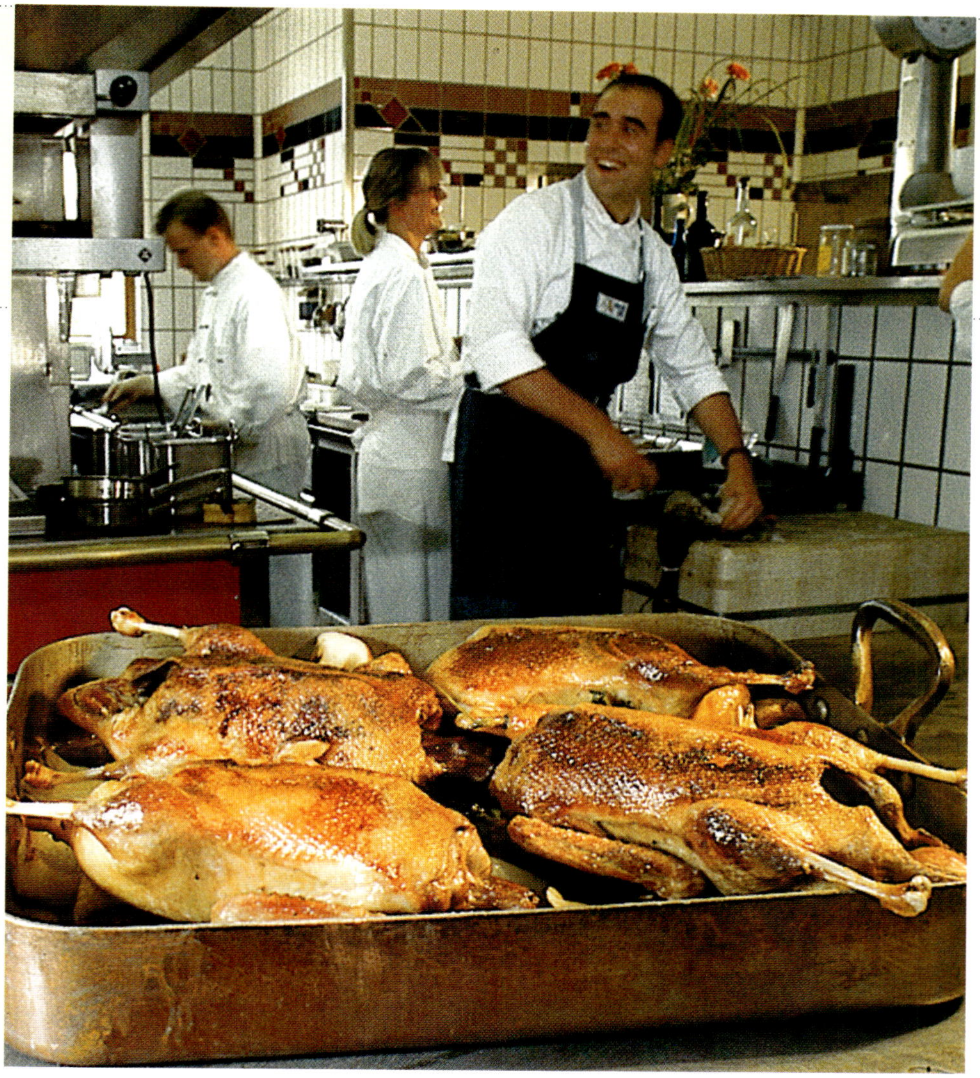

So schmeckt's noch besser: Geflügel im Ganzen garen und vor dem Tranchieren einige Minuten ruhen lassen.

nicht verbrennen, sollten Sie diese dressieren. Sie können das Huhn im Ganzen und in einer schwarzen Reine oder einem Bräter kurz anbraten. Geben Sie klein geschnittenes Gemüse, einen hellen, klaren Fond und einen Spritzer Weißwein dazu. Das Huhn muss etwa zwei Zentimeter hoch im Fond sitzen, nicht mehr, aber Deckel drauf.

Auf ein Wort zur Garzeit

Grundsätzlich richtet sich die Garzeit von Geflügel nach Gewicht, Größe, Alter und Qualität. Zu hohe Temperaturen und zu langes Erhitzen können eher schaden als nützen. In den meisten Rezepten sind Hinweise zu Garzeiten demnach nur Richtlinien und Orientierungshilfen.

Tipps

- Auch kleineres Geflügel sollten Sie zwischendurch mit der Bratflüssigkeit übergießen – das verbessert den Geschmack und schützt vor dem Austrocknen.
- Die Geflügelhaut wird schön knusprig, wenn Sie die Haut kurz vor dem Ende der Garzeit mehrmals mit der Marinade oder etwas Salzwasser bepinseln.
- Um zu langes Garen zu vermeiden, machen Sie nach etwa zwei Drittel der Garzeit eine Probe. Tritt farbloser Fleischsaft aus, ist das Geflügel fertig.
- Vor dem Tranchieren und Servieren das Geflügel etwa zehn Minuten ruhen lassen.

Im Sud sanft kochen

Zartes Gemüse und Geflügel ergänzen sich hervorragend und bieten sehr leichte und gut bekömmliche Gerichte – idealerweise werden sie in einem Wurzelsud, Aromasud oder Kräutersud zubereitet.

Tipps

➡ Zum Tranchieren von großem Geflügel benötigen Sie ein scharfes Messer, eine Fleischgabel und eine Geflügelschere sowie ein Brett mit einer Saftrinne am Rand.

➡ Zuerst schneiden Sie die Keulen mit etwas Muskelfleisch aus der Umgebung ab.

➡ Eventuell fleischige Flügel und Keulen halbieren. Das Fleisch aus der Oberkeule vielleicht noch längs in Scheiben schneiden.

➡ Den Rumpf halten Sie am besten mit der Gabel fest. Dann schneiden Sie das Brustfleisch beidseitig in schräge Scheiben.

Gekocht – ein leichter Genuss

Wenn Sie Liebhaber leichter Gerichte sind oder auf Bekömmlichkeit achten, empfehle ich Ihnen, das Huhn sanft in einem aromatischen Wurzelsud zu kochen. Sollte Ihnen diese Variante am Ende doch zu neutral schmecken, runden Sie den Geschmack mit gehobelten Trüffeln oder brauner Butter ab.

Für das Blankett – Ragout aus weißem Fleisch mit heller Sauce – wird das Huhn ebenfalls in einem Wurzelsud gekocht. Danach wird die Haut abgezogen und das Fleisch in großen Stücken abgelöst. Lassen Sie die Fleischstücke anschließend kalt werden, damit sie sich leichter klein schneiden lassen. In der Zwischenzeit eine helle Mehlschwitze zubereiten, mit Geflügelfond ablöschen und etwa 20 Minuten bei schwacher Temperatur köcheln lassen, damit die Sauce den Mehlgeschmack verliert; dann mit Zitronensaft und etwas Salz abschmecken. Das Fleisch dazugeben und einmal aufkochen lassen. Inzwischen das Gemüse aus dem Wurzelsud nehmen und fein würfeln. Die Gemüsewürfel in die Sauce geben und kurz erwärmen. Diese leichte Köstlichkeit mit Basmatireis oder Nudeln servieren.

Während beim Blankett Fleisch und Sauce getrennt zubereitet werden, wird für das klassische Frikassee das Hühnerfleisch in Segmente geschnitten, die Brust halbiert, die Keule ausgelöst und in steigender Butter und etwas Olivenöl von allen Seiten goldbraun angebraten. Geben Sie noch eine fein geschnittene Zwiebel und ein wenig Mehl dazu. Alles mit etwas Weißwein ablöschen und mit heller, klarer Geflügelbrühe aufgießen. Anschließend das Frikassee etwa 20 Minuten kochen lassen. Zu diesem Klassiker passen am besten gegarter Reis oder gute mehlige Salzkartoffeln.

Feine Innereien

Von den Innereien schmecken Herz, Magen und natürlich die Geflügelleber hervorragend. Die zarte Geflügelleber können Sie sautieren und auf einem frischen, knackigen Blattsalat anrichten oder nur mit einem sehr guten Aceto balsamico abgeschmeckt servieren. Als Beilagen passen Pasta und Reis sehr gut dazu. Anders als bei der Kalbsleber ist übrigens die Haut der Geflügelleber so fein, dass sie vor dem Sautieren nicht abgezogen werden muss.

Rosa gebratene Entenbrustfilets

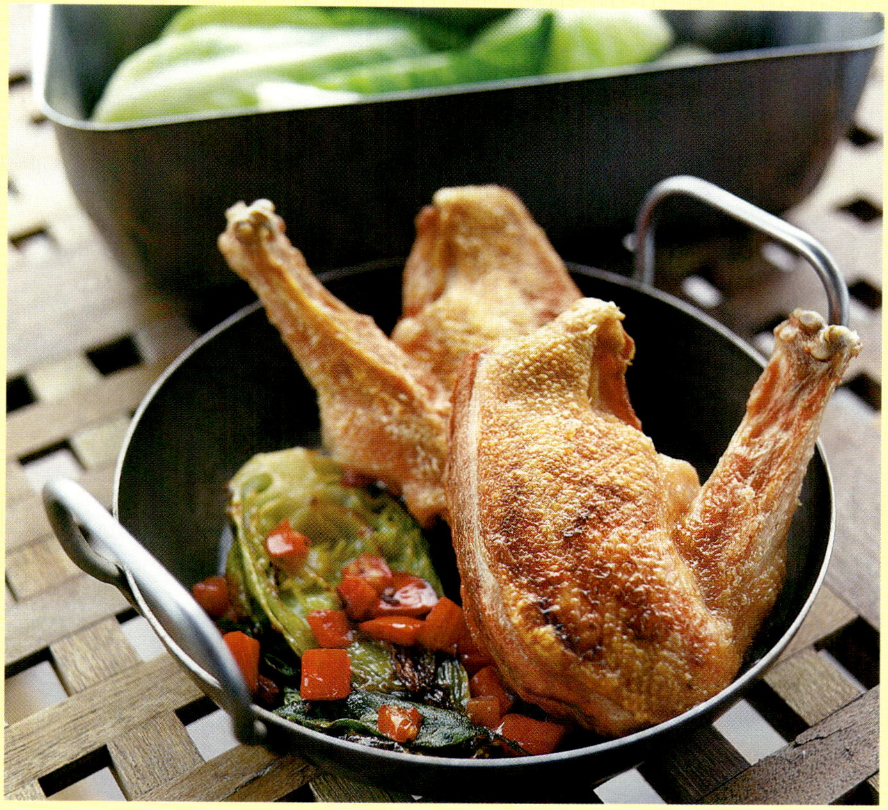

Für 4 Personen

- *4 Bauernentenbrustfilets mit Haut (ca. 800 g)*
- *20 g Fleur de Sel (grobes Meersalz)*
- *5 g geschroteter schwarzer Pfeffer*
- *5 g Korianderkörner*
- *zum Braten Entenfett*

- Die Entenbrüste von den Sehnen befreien. Fleur de Sel, Pfeffer und Koriander im Mörser grob zerstoßen. Die Entenbrüste damit einreiben und 2 Tage zugedeckt kalt stellen.

- Den Backofen auf 170 °C vorheizen. Die Entenbrüste kurz unter kaltem Wasser abbrausen, dann trockentupfen. Die Hautseite rautenförmig einritzen. Entenfett in einer Gusseisenpfanne zerlassen. Die Entenbrüste mit der Hautseite nach unten hineingeben und bei starker Hitze anbraten. Die Brüste im Backofen (Mitte) in 8–10 Minuten rosa braten. Die Entenbrüste aus dem Backofen nehmen und 3–4 Minuten ruhen lassen. Das Fleisch fächerförmig aufschneiden und auf vorgewärmten Tellern anrichten.

Dazu passt Möhren-Sellerie-Salat.

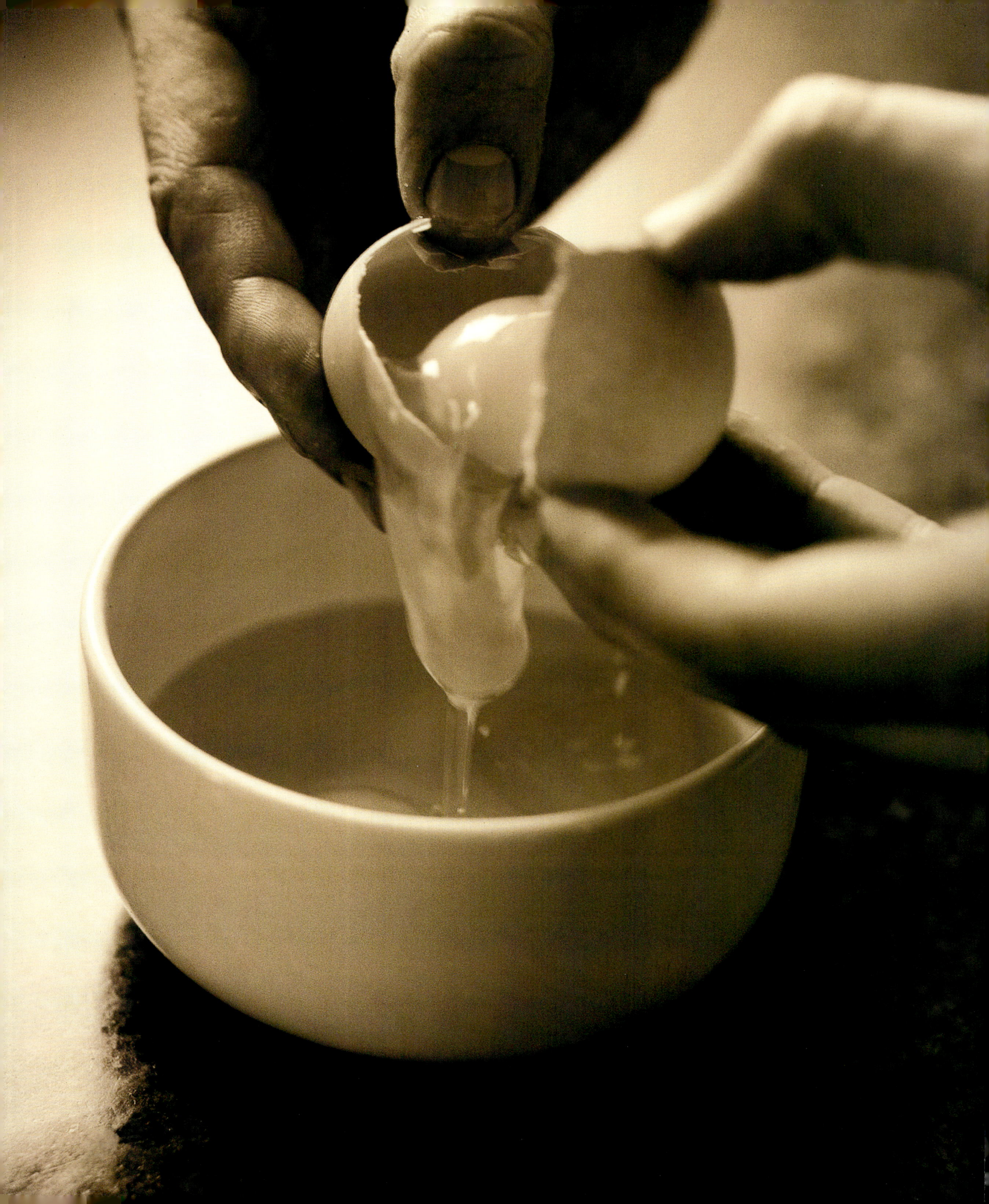

Thielemanns kleine Warenkunde

***Eier.** Dem Huhn verdanken wir nicht nur leckere Geflügelgerichte, sondern auch eine der wichtigsten Zutaten in der Küche: das Ei. Natürlich gibt es noch Exoten – Wachteleier, Enten-, Gänse- oder Möweneier. Aber die haben in der Küche nichts verloren.*

Augen auf beim Eierkauf

In gesetzlichem Sinne ist mit dem Ei das Hühnerei in der Schale gemeint und in der Europäischen Union wird es nach Güte- und Gewichtsklassen gekennzeichnet. Andere Eier dürfen nur unter eindeutiger Nennung der Vogelart angeboten werden. Bei der Güteklasse handelt es sich immer um die Handelsklasse A. Die Gewichtsklasse erkennen Sie an den Buchstaben XL (sehr groß), L (groß), M (Mittel) und S (Klein).

Das Ei ist ein Wunder der Natur: Die luftdichte Kalkhülle hält das sensible Produkt lange frisch. Zum Aufbewahren gehören sie in den Kühlschrank, und zwar getrennt von stark riechenden Lebensmitteln. Aber machen Sie die Frischeprobe, bevor Sie die Eier lagern. Wenn Sie beim Schütteln etwas Festes spüren, ist das Ei sicher schon zwei Wochen alt. Und: Ein Blick auf ein aufgeschlagenes Ei verrät Ihnen, ob es auch wirklich frisch ist. Ein hochgewölbter Dotter und ein gallertartiger Eiweißring signalisieren Frische. Je älter das Ei ist, desto flacher sind der Dotter und der Eiweißring. Alte Eier schweben, wenn sie im Wasser liegen.

Rund ums Bioei

Mit dem Ei verhält es sich so wie mit dem Geflügel, das es legt: Die besten Eier stammen von den Hühnern, die auf dem Geflügelhof freien Auslauf haben. Sollten Sie keinen Geflügelbauern kennen, dem Sie vertrauen, ist ökologisch kontrollierte Ware eine Alternative.

Bioeier können Sie sehr leicht erkennen: Ihre Farbe ist auf natürliche Weise gelbrot, die Bindefähigkeit besser. Ein Beispiel: Für die Zubereitung von etwa einem Liter Vanillesauce brauche ich statt zwölf handelsüblicher Eier nur acht bis neun Bioeier; und vor allem schmecken sie besser. In Herrmannsdorf werden übrigens ausschließlich Eier aus ökologischer, artgerechter Haltung verwendet – von Hühnerhöfen, die wir persönlich kennen. Vorsicht bei ähnlich klingenden Klassifizierungen wie Bodenhaltung oder Volierenhaltung: Sie garantieren keine ökologische Qualität.

Eier sind aus der Küche nicht mehr wegzudenken, denn es gibt zahlreiche Verwendungszwecke: für Eierspeisen und Füllungen, zum Backen, Binden und Verfeinern sowie für Desserts.

Tipps

➡ Verarbeiten Sie Eier immer frisch und gekühlt.

➡ Rühren Sie Eigelb nie direkt in eine heiße Mischung.

➡ Schlagen Sie Eischnee aus Eiern, die Zimmertemperatur haben und drei, vier Tage alt sind; dann wird er luftiger.

➡ Verwenden Sie vor allem für Pasta, Vanillesauce, Crème Brulée nur erstklassige Eier.

➡ Mit Bioeiern schmeckt dieses Rührei mit frischen Kräutern noch köstlicher.

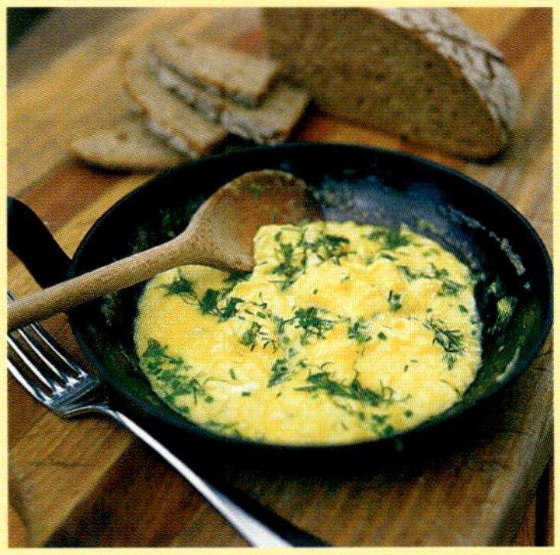

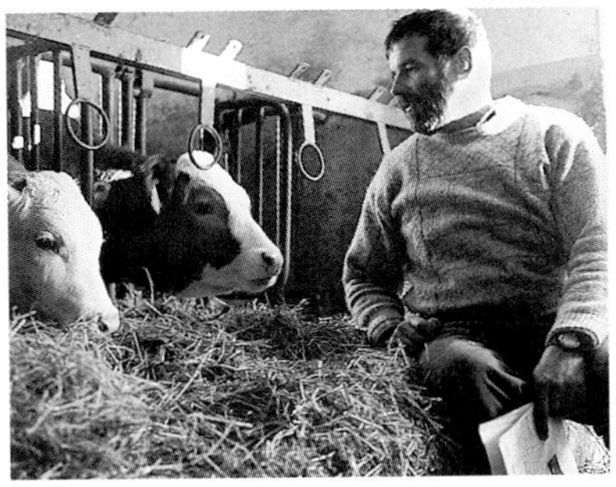

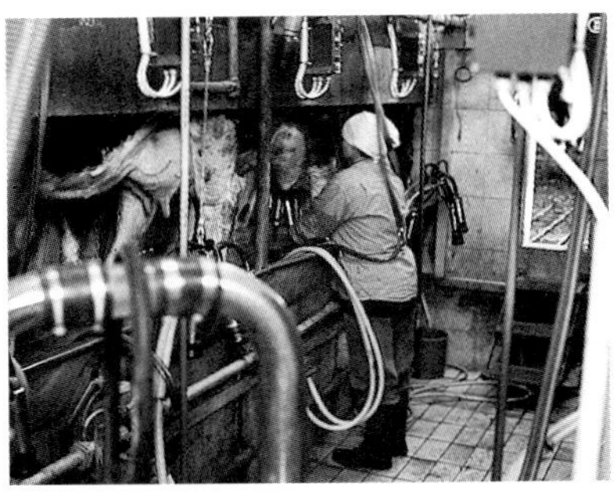

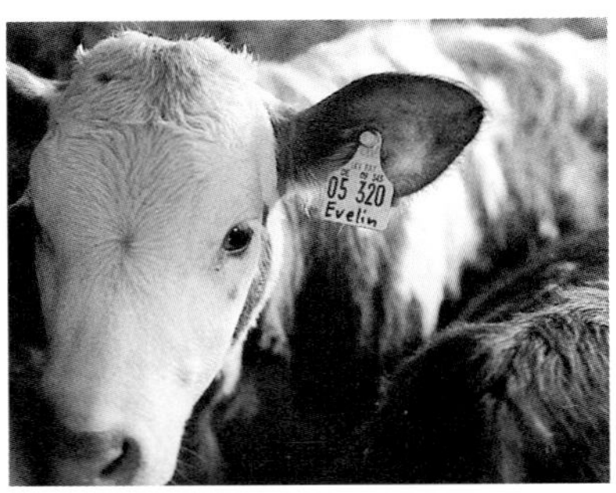

Präzise Milchanalysen ermöglichen, Rückschlüsse auf die Ernährung der Kühe zu ziehen.

Melkstand: Jeden Morgen und jeden Abend wird regelmäßig im Abstand von zwölf Stunden gemolken.

Kalb Evelin mit Kennmarke, auf der die exakten Daten zu Geburt und Herkunft abzulesen sind.

Das alte Wissen

Manchmal habe ich das Gefühl, dass der Städter gar nicht mehr weiß, wieso die Kuh eigentlich Milch gibt. Auch Kinder können sich gar nicht mehr vorstellen, dass die Milch nicht aus Papiertüten kommt, sondern von Kühen, die auch Kälber kriegen müssen, damit die Milchproduktion in Gang kommt.

Es war ein langer Weg, bis wir da angekommen sind, wo wir heute stehen. Und manchen Umweg sind wir auch gegangen. Als wir schon mittendrin waren, im Aufbauen unseres biologisch-orientierten Landwirtschaftsbetriebs und zudem schon ganz sicher wussten, dass wir tatsächlich nur noch ökologisch arbeiten wollten, kam eines Tages eine Art Abgesandter von Karl Ludwig Schweisfurth zu uns. Es war der Käser der Herrmannsdorfer Landwerkstätten, der für seinen feinen Käse entsprechend gute Milch haben wollte, und suchte. Mich hat das damals sehr gefreut, dass einer wie Schweisfurth auf uns aufmerksam geworden war, das war wie eine Art Ritterschlag für uns. Er war zu dieser Zeit schon bekannt und berühmt für sein Anliegen, der Natur nicht ständig mit unqualifiziertem Handeln ins Handwerk zu pfuschen, und er hatte unter Beweis gestellt, dass Umdenken auf jede erdenkliche Weise möglich ist. Genau das hat uns so eingenommen für ihn, denn wir hatten auch diesen Prozess durchgemacht und wollten uns auf Reinheit und Natur besinnen.

Wir sind in unserer kleinen dörflichen Gemeinschaft nur eine Hand voll Bauern und dabei keineswegs alle der Ökologie verschrieben, was ich übrigens sehr interessant finde. Meinen Mann hat letztlich ein Vortrag überzeugt und er hält, wenn er Zeit dazu hat, auch selbst gerne Vorträge über nachhaltiges Wirtschaften mithilfe von hochtechnischen Errungenschaften. Das ist das Geheimnis allen neuen Denkens, dass es nicht um das Zurückdrehen in vermeintlich gute alte Zeiten geht, sondern nur darum, das Echte, Gesunde und Natürliche zu bewahren.

So halten wir es jedenfalls mit unserer Bewirtschaftung. Wir haben erst wieder lernen müssen, dass nicht der reichlich über die Weiden gestreute Stickstoff die Wiesen satt und grün macht, sondern die wunderbaren Möglichkeiten des natürlichen Kreislaufes. Das bedeutet, dass wir vorsichtig die so genannte Gülle zur Düngung verwenden – also die natürlichen Restprodukte unseres Viehbestandes, der auch ohne chemische Zusätze gefüttert wird. Es geht immer noch das Gerücht, dass

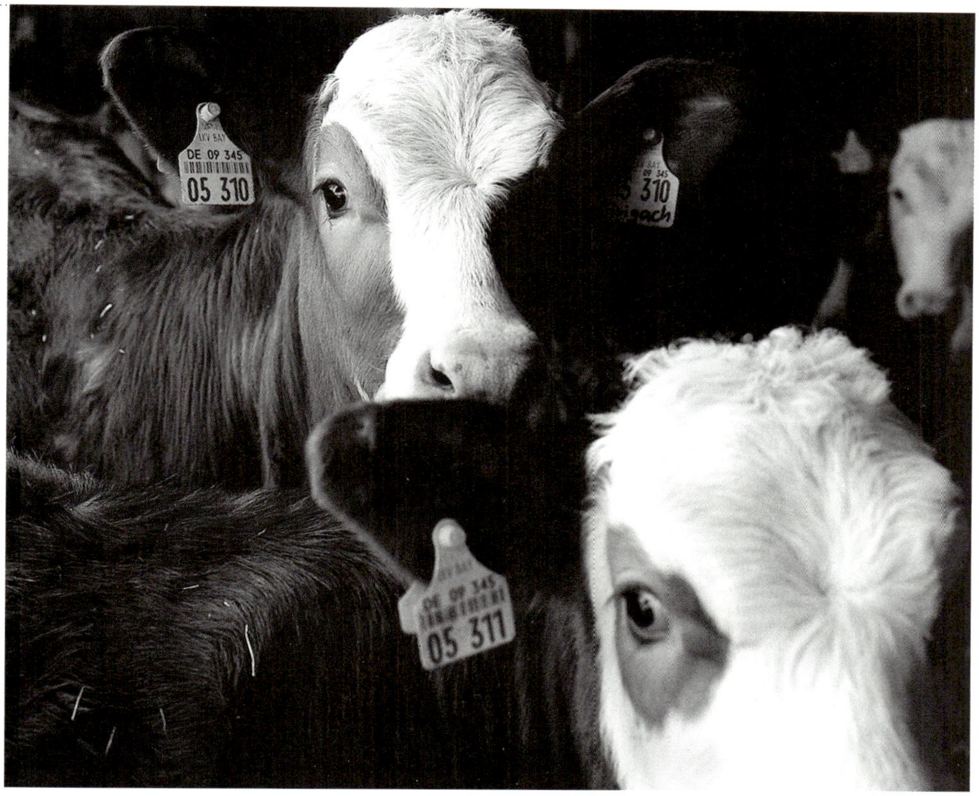

Absolute Kontrolle: Ein Besitzerwechsel muss innerhalb einer Woche bei der Datenbank gemeldet werden. So kann der Lebenslauf eines Tieres lückenlos nachvollzogen werden.

die Kühe des Biobauern weniger Milch geben, weil sie nie unter Druck gesetzt werden wie in der konventionellen Bewirtschaftung. Das ist aber keineswegs so. Unsere Milch unterliegt, wie andere Produkte auch, einer strengen Prüfung des »Landeskontrollverbandes für tierische Erzeugung«. Die Daten, die wir hier über Computer eingeben und die durch Vernetzung unter den bäuerlichen Konkurrenten auch austauschbar sind, ergeben für unsere Landwirtschaft einen überragend hohen Durchschnitt an Milchleistung. Darauf sind wir schon ein wenig stolz. Im Übrigen lässt sich Milch heute so präzise untersuchen, dass man sogar genaue Rückschlüsse auf die Ernährung der Kühe ziehen und alle wichtigen Bestandteile, wie Fettanteil und Eiweißgehalt, feststellen kann. Das heißt natürlich auch, dass wir jederzeit auf mögliche schlechtere Ergebnisse reagieren könnten. Und mogeln ist dabei völlig ausgeschlossen. Das scheint mir das Wichtigste zu sein. So spielt sich also das Leben der modernen Ökobauern ab und so kommen wir in unserem bäuerlichen Alltag zu einem für uns hochbefriedigenden Gleichklang zwischen Technik und Natur.

Christa und Anton Daxenbichler,
Milchbauern

Wir sind von unseren bäuerlichen Kollegen sehr genau beobachtet worden. Manche haben uns auch ausgelacht, als wir wieder mit dem Güllewagen über die Wiesen fuhren. Einer schwang sich sogar auf seinen Traktor und überschwemmte förmlich seine Wiesen mit dem Zeug. Etwas höhnisch sagte er, er würde nun auch »neumodisch odeln«, also Gülle auf dem Acker verteilen. Und das Wort »neumodisch« sollte schon andeuten, dass er uns für etwas verrückt hält. Dabei ist es nur das alte Wissen unserer Vorväter, das wir wieder anwenden.

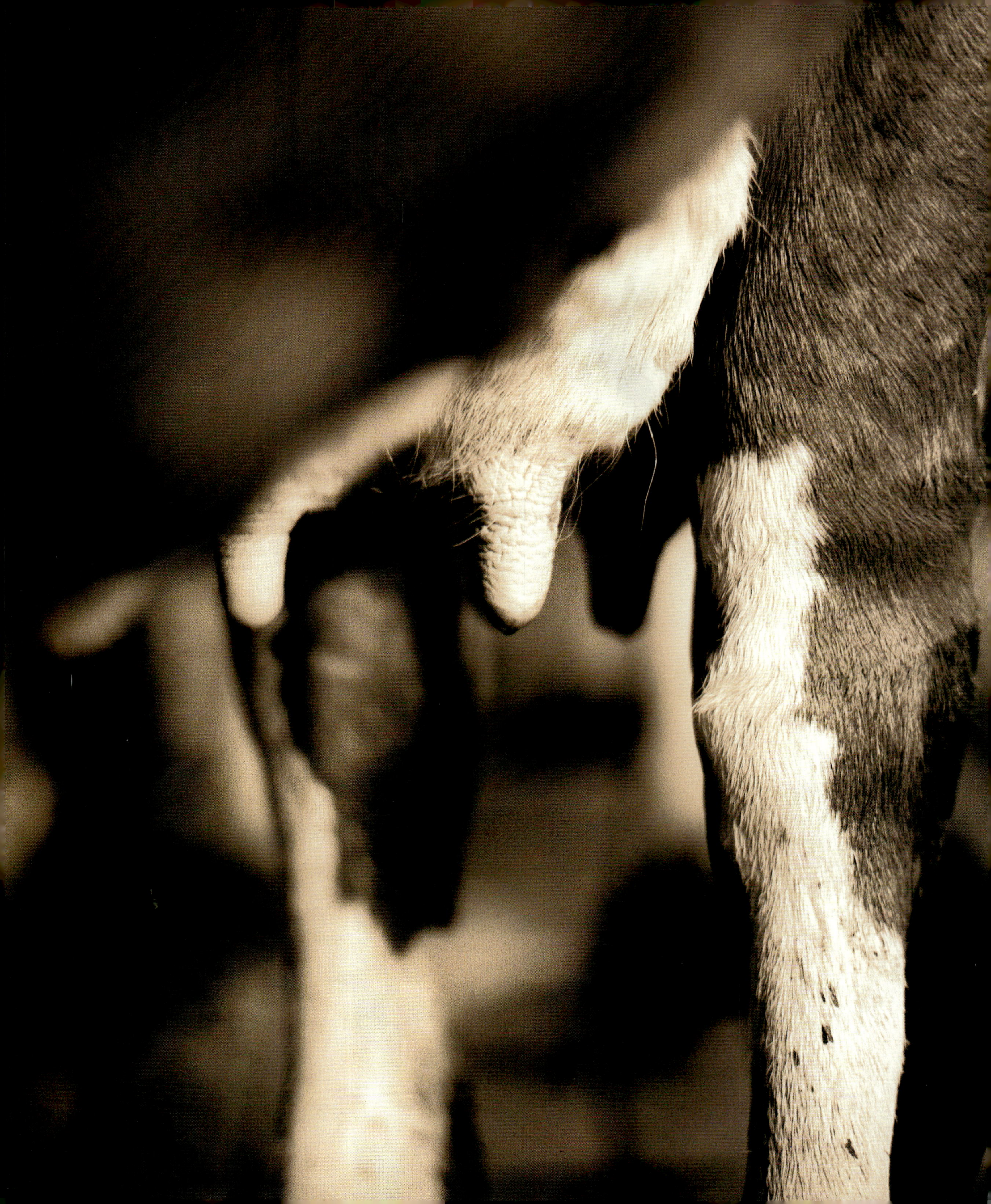

Thielemanns kleine Warenkunde

Milch, Butter, Sahne. *Milch von glücklichen Kühen ist kein leeres Schlagwort. Denn auch bei Milchprodukten gilt: Das Produkt ist immer nur so gut wie der Lieferant. Artgerechte Haltung und richtiges Futter machen die Qualität von Milchprodukten aus.*

Die Milch macht's

Ich verwende ausschließlich Frischmilch. Diese ist zwar pasteurisiert – und das ist gesetzlich vorgeschrieben –, aber nicht homogenisiert. Beim Homogenisieren büßt die Milch viel an Qualität ein, deshalb meide ich sie. Nicht homogenisierte Milch, Voll- oder Vorzugsmilch erkennen Sie leicht an dem Fettrand, der auf der Milch schwimmt. Vorzugsmilch wird unbehandelt und mit unverändertem Fettgehalt roh verkauft. Deshalb werden besondere Anforderungen an den Gesundheitszustand der Kühe gestellt.

Feiner mit Butter

Auch die Butter ist nur so gut wie das Ausgangsprodukt, die Milch. Die bessere Milchqualität – dank besserer Fütterung – ergibt bei der Butter einen feineren Geschmack. Am besten schmeckt frisch »gebutterte« Butter, die es leider nicht täglich gibt. Wenn Sie auf abgepackte Butter angewiesen sind, greifen Sie zu Biobutter. Ihr Fettanteil ist zwar höher, der Wasseranteil dafür geringer. Dadurch wird sie geschmeidiger und lässt sich besser verarbeiten. Ökologische Butter gibt es in fast jedem Supermarkt. Der zweifellos bessere Geschmack lohnt am Ende den geringfügig höheren Preis. Ob Sie Butter aus Süßrahm oder aus Sauerrahm bevorzugen, ist eine Frage des Geschmacks. In der Küche verwende ich nur Sauerrahmbutter, weil die Säure als Geschmackskomponente besser mit den meisten Gerichten harmoniert als das Liebliche der Süßrahmbutter. In den Kühlregalen der Supermärkte finden Sie beide Sorten.

Aber bitte mit Sahne

Je höher der Fettgehalt von Sahne ist – bis zu 35 Prozent –, desto intensiver ist der Geschmack. Crème double oder Crème fraîche verwende ich selten und wenn, dann nur wenig. Natürlich schmeckt zu manchen Gerichten ein Löffel Crème fraîche oder Crème double sehr gut. Ich finde jedoch, dass Quark zu den meisten Gerichten besser passt. Er entsteht nicht durch bakterielle Reifung und schmeckt daher frischer. Eine gute Alternative dazu ist Joghurt, der nicht so intensiv ist wie Crème fraîche.

Empfehlungen

- *Milch lässt sich vielseitig verwenden; sie eignet sich zum Verfeinern, Abrunden und Ausgleichen des Geschmacks von vielen Gerichten.*
- *Butter von größeren Stücken schmeckt besser als klein abgepackte. Das ist so wie mit Magnumflaschen beim Wein.*
- *Geben Sie Butter zum Verfeinern immer erst kurz vor dem Ende der Garzeit zu. Nehmen Sie dazu kalte Butter, das erhöht die Bindefähigkeit.*
- *Statt Crème fraîche oder Crème double zu verwenden, stelle ich Sauerrahm aus Sahne und Zitronensaft selbst her. Das gibt eine ganz besondere Note.*

Binden, Anreichern, Verfeinern

Ohne Milch, Butter und Sahne geht in der gehobenen Feinschmeckerküche nichts. In guter Qualität sind sie zum Binden, Anreichern und Verfeinern unentbehrliche Zutaten. Oft reicht nur ein Schuss, Stich oder Hauch – und schon ist das Ergebnis perfekt.

Empfehlungen

- *Wenn Sie Sauerrahm zum Verfeinern von Saucen verwenden, darf die Sauce nach dem Unterrühren nicht mehr kochen, sonst gerinnt sie.*
- *Grundsätzlich erst zum Schluss, wenn die Sauce schon fast fertig ist, einen Teelöffel Sauerrahm mit einem kleinen Schneebesen unterrühren.*
- *Sahne immer nach dem Zugeben glatt verrühren. Das Gericht dann nur noch mit Salz, Pfeffer aus der Mühle und einem Spritzer Zitronensaft abschmecken; am besten so wenig wie möglich verfälschen.*

Milch gehört dazu

Für einen guten Cappuccino nehme ich H-Milch mit einem Fettanteil von einem halben Prozent – je weniger Fett, desto schöner der Schaum. Abgesehen davon hat H-Milch in meiner Küche nichts zu suchen. Milch soll vielmehr eine möglichst hohe Fettstufe haben, denn Fett ergibt erst den guten Geschmack. Das gilt sowohl für die Zubereitung von Teigen wie für gebundene Saucen und natürlich für Süßspeisen und Cremes aller Art. Vollmilch ist vor allem dann angesagt, wenn Sie Kartoffelpüree oder Semmelknödel zubereiten. Gerade die Kartoffel schmeckt besonders gut in Verbindung mit Fett. Deshalb gebe ich zusätzlich zur Milch, mit der ich Püree zubereite, auch ein Stückchen Butter dazu.

Frische Butter muss sein

Probieren Sie es einfach aus, Sie werden angetan sein: ganz frische Butter zum Omelett, zu Spiegel- oder Rührei – Sie schmecken garantiert den Unterschied. Ob zum Braten, Backen, Dünsten, zum Verfeinern von Saucen, zu Spargel- oder Nudelgerichten – Butter ist ein unverzichtbarer Bestandteil jeder guten Küche. Auch panierte Gerichte schmecken mit einem extra Stück Butter feiner. Geben Sie ein kleines Stück direkt auf die Panade und schieben Sie das Schnitzel oder das Kotelett noch einmal kurz in den vorgeheizten Backofen. Das Ergebnis wird Sie begeistern. Wenn Sie Butter zum Kochen verwenden, beachten Sie stets: Je weniger die Butter erhitzt wird, desto besser ist ihr Geschmack. Geben Sie deshalb auch beim Braten, selbst wenn Sie tierisches Fett, wie Schweineschmalz und Kalbsfett, oder Olivenöl verwenden, ein Stück Butter zur Abrundung des Geschmacks dazu – idealerweise erst kurz vor dem Ende der Bratzeit.

Der Trick mit der Butter

Lassen Sie die Butter dabei vorsichtig steigen, das heißt leicht brutzeln, bis die Molke in der Butter braun wird. Diese Butter heißt wegen des typischen Geschmacks auch Nuss-Butter. Aber Vorsicht: Nur eine Minute zu lange in der Pfanne, schon wird die Butter schwarz und schmeckt verbrannt. Deshalb meine Empfehlung: Bleiben Sie

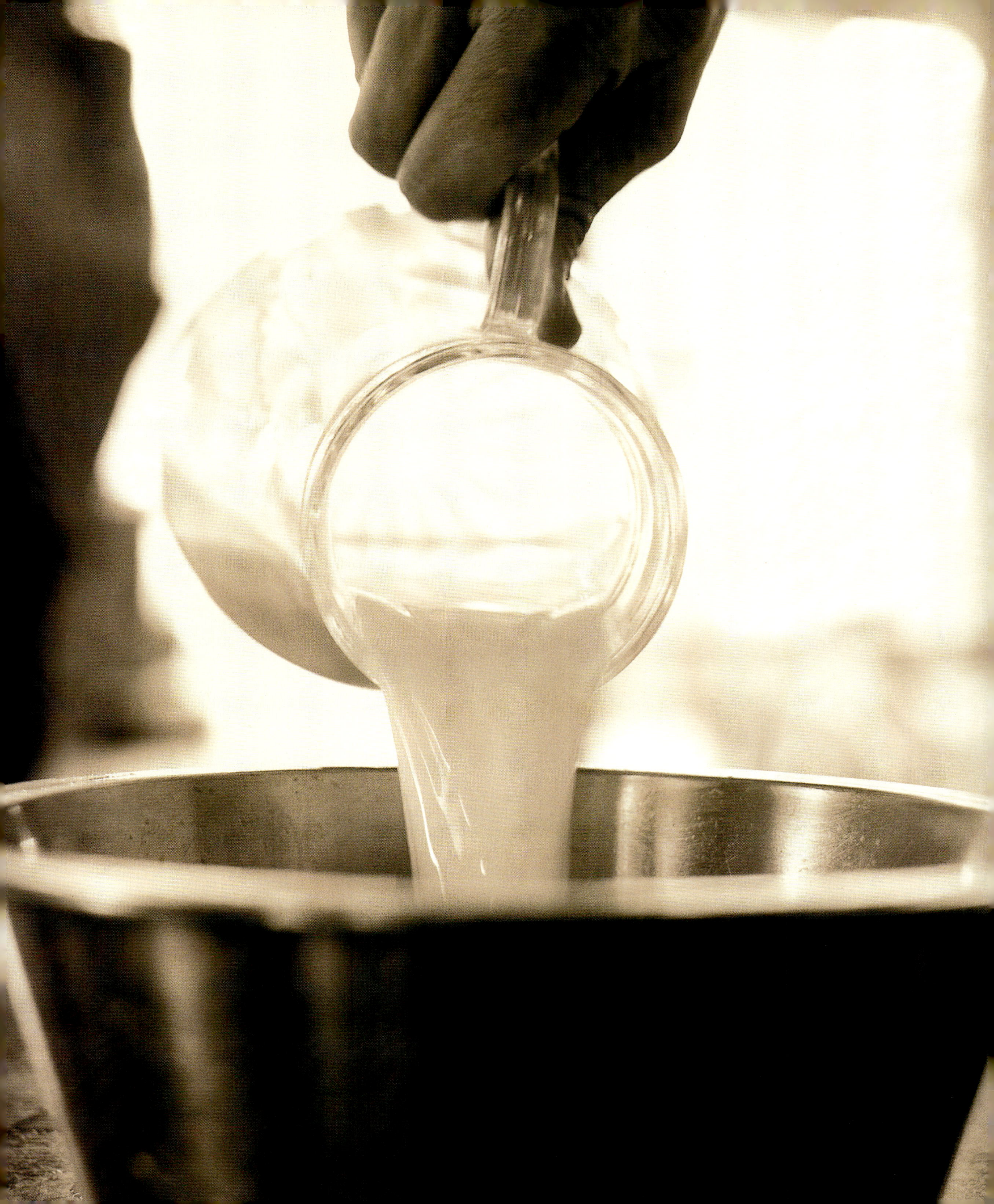

Wissenswertes

Sahne *(Rahm, süße Sahne) – ihr Fettgehalt bestimmt ihr Verhalten beim Steifschlagen. Je mehr Fett, desto schneller ist sie steif.*

Crème fraîche *(Küchenrahm, Küchensahne) hat mindestens 30 Prozent Fett. Zur Aromabildung werden bei der Herstellung spezielle Bakterienkulturen zugesetzt.*

Crème double *(Doppelrahm, dicke Sahne) lässt sich ebenfalls hervorragend wie Sahne schlagen – bis auf das Doppelte des Ausgangsvolumens.*

Quark *(Topfen, Matte), ein Frischkäse, der mithilfe von Lab oder durch natürliche Säuerung aus Milch gewonnen wird.*

Joghurt *kann dick- oder dünnflüssig sein. Spezielle Milchsäurebakterien geben ihm den typischen Geschmack und die jeweilige Beschaffenheit.*

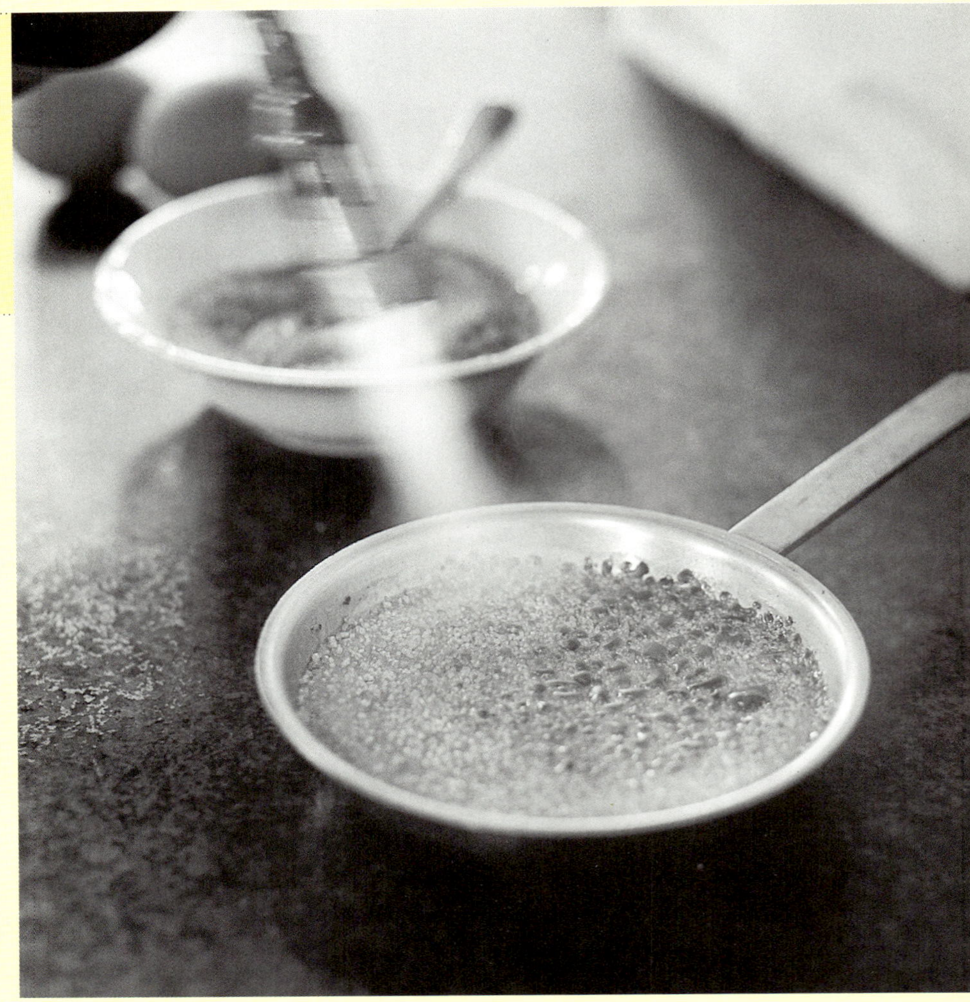

Karamellisierter brauner Zucker gibt dieser Eiercreme eine angenehm süße Note.

beim Erhitzen der Butter am Herd stehen und rühren Sie die Butter ab und zu mit einem kleinen Schneebesen um.

Ein Schuss Sahne gefällig?

Sahne eignet sich in jeder Form zum Verfeinern von Gerichten, zur Abrundung von Vorspeisen und zum Binden von Saucen. Zur beliebten Crème double oder Crème fraîche habe ich allerdings ein zwiespältiges Verhältnis. Ich verwende diese Produkte nur selten. Wenn ich Sauerrahm brauche, mache ich ihn aus Sahne und Zitronensaft selbst. Statt Crème fraîche bevorzuge ich Quark oder Topfen – er schmeckt frischer und leichter. Quark können Sie aber auch durch Joghurt ersetzen. Sie können ihn raffiniert zu Süßspeisen verarbeiten, zur Anreicherung von Cremes, für die Herstellung von Speiseeis oder für Saucen und Dressings verwenden.

Gratinierte Creme aus gutem Rahm und Eiern

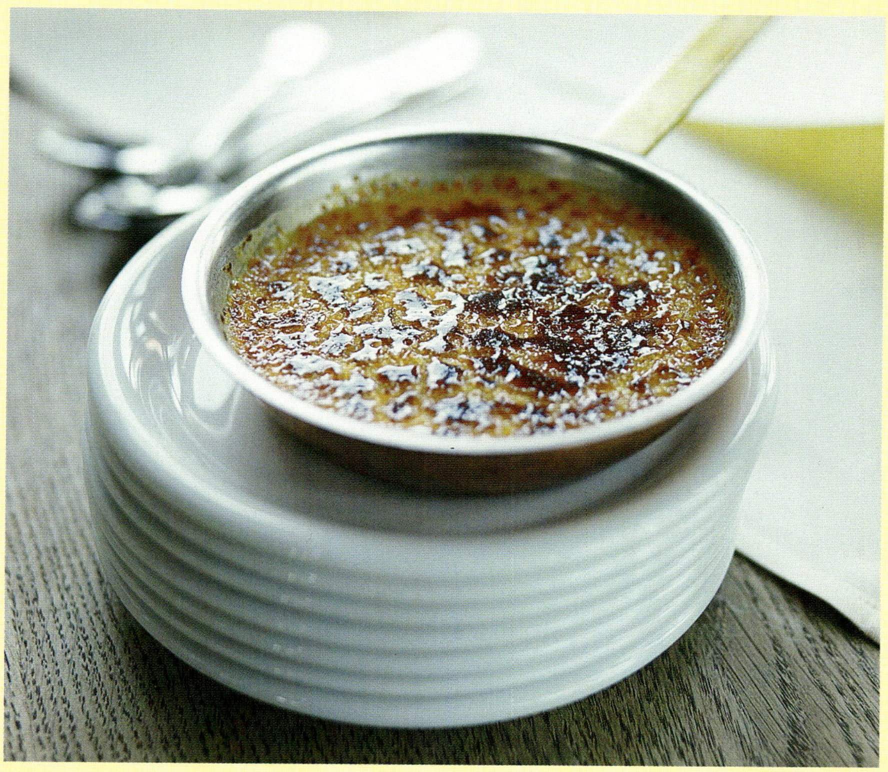

Für 6 Personen

- *6 Eigelbe (von glücklichen Hühnern)*
- *40 g Puderzucker*
- *1/2 Vanilleschote*
- *1/4 l Vollmilch (von freilaufenden Kühen)*
- *250 g Sahne*
- *6 EL brauner Zucker*

- Den Backofen auf 100 °C vorheizen. Die Eigelbe mit dem Puderzucker verrühren. Die Vanilleschote längs aufschneiden. Das Mark herauskratzen und mit Milch und Sahne unter die Eigelbe rühren.

- Die Mischung in 6 ofenfeste Förmchen (à 10–12 cm Ø) füllen und im Backofen (Mitte) etwa 30 Minuten stocken lassen. Die Förmchen herausnehmen und abkühlen lassen, dann mindestens 2 Stunden kalt stellen.

- Jede Portion mit 1 EL braunem Zucker bestreuen. Den Zucker mit einem Bunsenbrenner oder unter dem Grill (höchste Stufe) karamellisieren lassen.

- Dazu passen hervorragend säuerliches Obst und frische Minze.

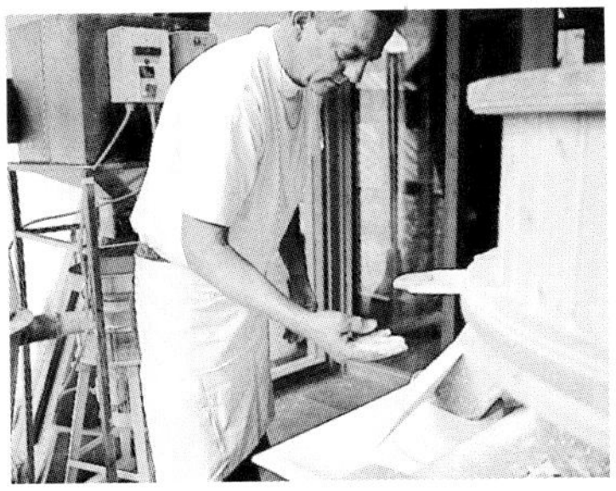
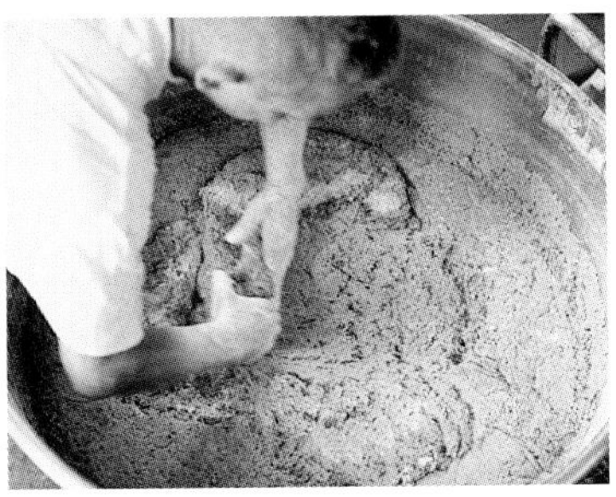
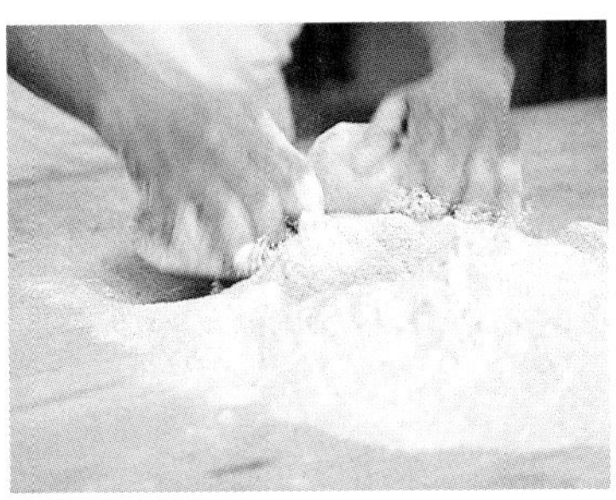
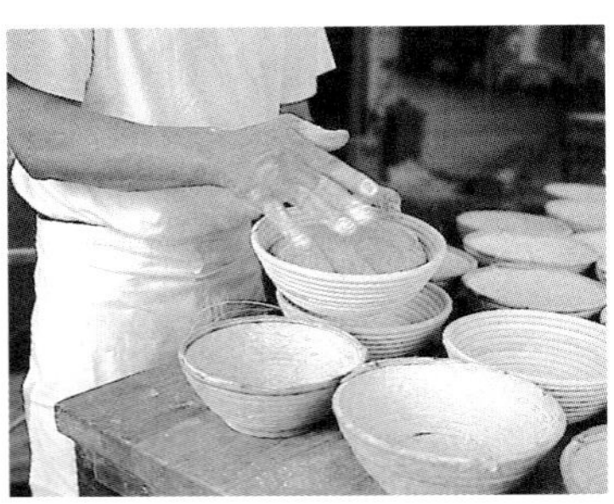
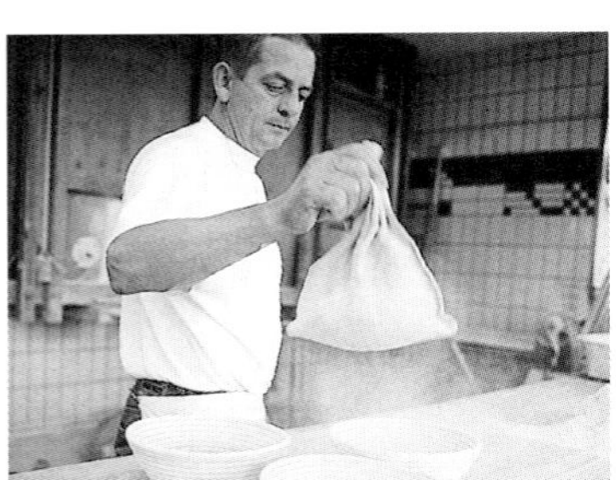

Geheimnisvolles Korn

Ich bin sehr stolz darauf, dass ich wirklich zu den allerersten Herrmannsdorfern zähle. Mit den ökologischen Kinderschuhen, die noch in Gut Sonnenhausen standen, habe ich zu laufen begonnen und bin dann mitgewachsen, bis die Gesamtidee des Herrmannsdorfer Projekts endgültig auf sicheren Beinen stand.

Ich habe das Bäckerhandwerk gelernt und betreibe unsere Natursauerteig-Bäckerei seit zehn Jahren. Diese wieder einzuführen, war ebenfalls eine der Ideen von Karl Ludwig Schweisfurth. Mich hat begeistert, dass er für sein Gesamtkonzept eines Hofmarktes neben Bauer und Metzger, Gärtner und Käser auch eine Bäckerei haben wollte. Wir verarbeiten natürlich nur das volle Korn, das heißt mit den Außenschalen und auch zusammen mit dem so genannten Keimling. Denn das Geheimnis des gesunden Brotes ist dieser Keimling. In ihm liegt alles, was man zum Leben braucht, aber er ist hoch empfindlich und leicht verderblich. Darum mahlen wir sogar selbst.

Wir backen drei Grundsorten von Brot, die man nicht nur auf dem Hofmarkt, sondern täglich frisch auch in unseren zehn Filialen in München bekommen kann: Roggen-, Weizen- und Dinkelbrot. Entscheidend für unsere Qualität ist, dass wir Roggen und Dinkel in unserer eigenen Landwirtschaft anbauen können; Weizen müssen wir aus einem kontrollierten Betrieb zukaufen. Ich fürchte, die Vorstellung vom Beruf des Bäckers ist heute etwas verschwommen und Großstadtkinder werden oft glauben, dass Brot einfach Tiefkühlware ist, die man in den Ofen schiebt, aus dem dann nach einer Weile alles frisch und warm herauskommt. Unser Sauerteigverfahren entspricht der uralten Kunst und dem Handwerk des Brotbackens. Unser Teig wird ohne Triebmittel gemacht, wobei noch ein anderes Geheimnis guter Brotherstellung ist, dass sich der Bäcker genügend Zeit nimmt – sie vor allem seinem Teig lässt: Der muss reifen können, liegen bleiben, damit sich Geschmack entwickeln kann. Natürlich verwende ich in meiner Bäckerei keinerlei Geschmacksstoffe. Backen in seiner reinen Form, wie wir es betreiben, ist eine zyklische Angelegenheit, ein ständiger Kreislauf: Sauerteig liegt vor mir, ich nehme davon ein Stück und gebe es dem nächsten Teig wieder weiter – das hat etwas von einem Mutter-Kind-Verhältnis. Eine schöne und dem wirklichen Leben sehr nahe Arbeit ist das Backen auf diese Weise. Natürlich versuche ich als Bäcker, der sein Brot ja

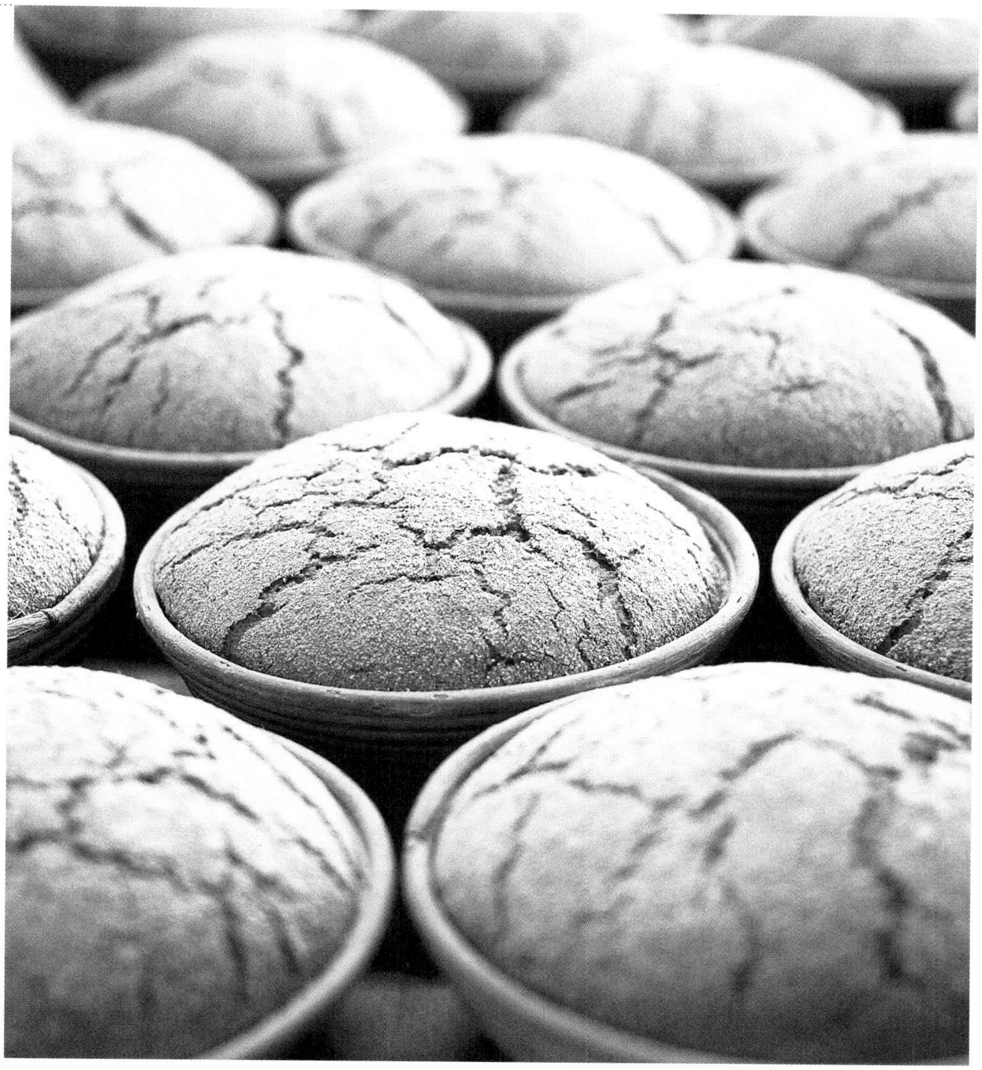

Backen in seiner reinen Form kann mit einem ständigen Kreislauf verglichen werden: Ein Stück Sauerteig gilt immer als Grundlage für den nächsten Teig.

auch verkaufen muss, mich auf die Bedürfnisse und Wünsche des Kunden einzustellen, ihm anzubieten, was er sich vorstellt. Deswegen gibt es bei uns neben den drei Brotsorten auch viel Gebäck, von den Semmeln ganz abgesehen. Für unsere vielen Brotsorten sind wir in Deutschland ohnehin berühmt, bereits fremde Staatsmänner haben sich darüber gewundert, auf wie viele verschiedene Arten wir es backen. Das hat Tradition und entspricht altem Handwerk, das ich in seiner ursprünglichen Art lebendig halten will.

Gerhard Wastian, Bäckermeister

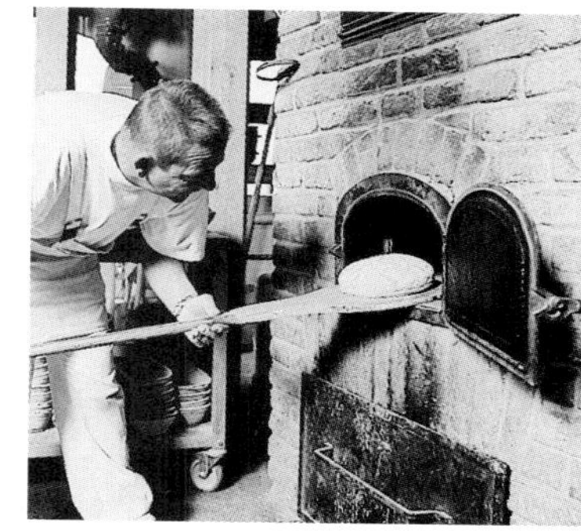

Abbildungen Seite 152 und 153:

Die Kunst, einen Natursauerteig herzustellen: Die Konsistenz des Mehls aus der Kornmühle wird überprüft.

Nachdem die Zutaten verarbeitet wurden, wird ein Stück Teig aus der Schüssel gezogen.

Dieses Teilstück wird genau abgewogen und unter rhythmischen Rollbewegungen zu einem Brot geformt.

Immer wieder müssen die Hände mit Mehl bestäubt werden, damit der Teig nicht an den Fingern kleben bleibt.

Der fertige Brotteig wird in eine mit Mehl ausgestreute Backform gegeben, um dort mehrere Stunden zu ruhen.

Ein Sauerteig braucht ausreichend Zeit, um zu reifen, damit sich der typische Geschmack entwickeln kann. Dann erst wird er in den Holzofen geschoben und gebacken.

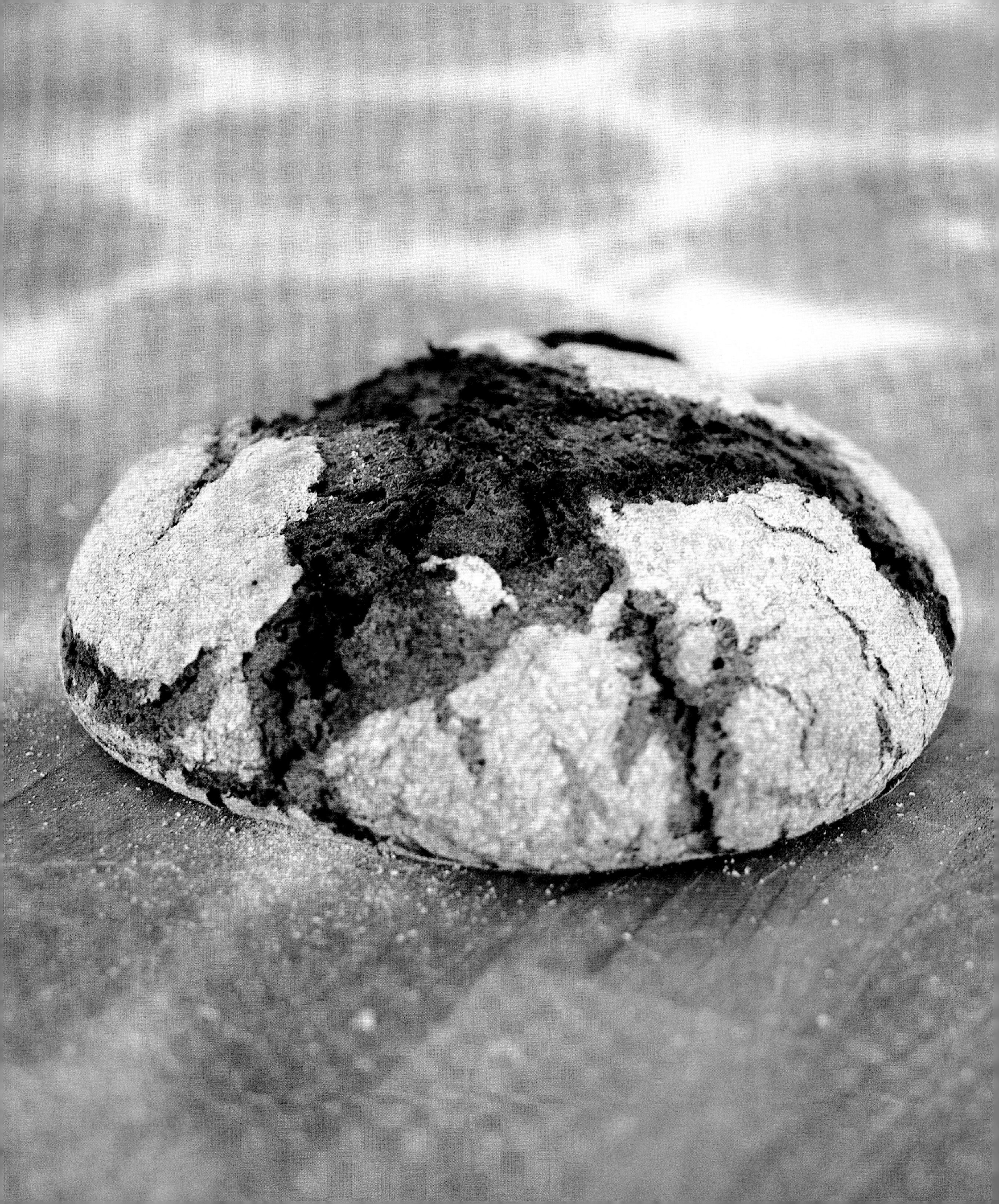

Thielemanns kleine Warenkunde

Brot. *Brot gilt als Grundnahrungsmittel, hat aber durchaus auch einen kulinarischen Reiz. Es wird aus Mehl oder Schrot, Wasser, Salz mit und ohne Triebmittel gebacken. Und: Es gibt eine erstaunlich große Vielfalt an Brot- und Brötchensorten.*

Mit dem vollen Korn

In Herrmannsdorf werden täglich fünf, sechs Sorten Brot serviert – zu jedem Gericht und für jeden Geschmack das passende. Das Getreide, das zu Brot verarbeitet wird, kommt natürlich aus ökologischem Anbau, wird in der gutseigenen Getreidemühle frisch gemahlen und direkt in der eigenen Backstube gebacken. Vermahlen wird das volle Korn samt Keimling und allen sieben Schalen. Da sind noch alle Vitamine, Enzyme und Ballaststoffe drin, die die Natur bereithält. Und weil der Keimling leicht ranzig werden kann, wird das Mehl jeden Tag frisch gemahlen.

Noch mehr Natur

Das frisch gemahlene Mehl wird schließlich nur noch mit Wasser, Meersalz und natürlichem Sauerteig zu einem Brotteig verarbeitet. Damit das Brot länger frisch bleibt, wird dem Teig für das Herrmannsdorfer Brot auch das so genannte Quellstück zugesetzt, das nach und nach die Feuchtigkeit ans Brot abgibt und ihm damit wieder Frische verleiht. Worin besteht das Geheimnis des Quellstücks? Dafür werden die Körner nicht gemahlen, sondern gebrochen und etwa zwölf Stunden vor der Herstellung des Teiges mit Wasser vermischt.

Brot vom Biobäcker

Das Herrmannsdorfer Brot schmeckt nicht nur hervorragend, sondern ist auch noch gesund. Wenn Sie keine Bäckerei in der Nähe haben, in der Sie so hochwertiges Brot kaufen können, achten Sie wenigstens auf die Zusammensetzung und Herstellung. Enthält es Vollkornmehl und Sauerteig oder natürliche Triebmittel, dann greifen Sie zu. Doch bei der Auswahl lohnt sich ein kritischer Blick, denn auch bei Brot gibt es feine Unterschiede. Nicht überall, wo Öko oder Bio draufsteht, wird ausschließlich Vollkornmehl und Natursauerteig verarbeitet. Wenn möglich, kaufen Sie Ihr Brot entsprechend der Jahreszeit und dem Anlass, zu dem Sie es servieren möchten. Im Herbst und Winter schmecken kräftige dunkle Brote, im Sommer helle. Etwas stärker im Geschmack und ballaststoffreicher ist das Sechskornbrot mit Sonnenblumenkernen, ein Brot, das das ganze Jahr über schmeckt.

Empfehlungen

- *In den kalten Herbst- und Wintermonaten schmeckt kräftiges, dunkles Natursauerteigbrot. Es wird im Holzofen gebacken, ist sättigend und hat eine dunkle, wohlschmeckende Kruste.*
- *Wer's deftiger mag und kein Faible für Krustenbrot hat, nimmt den Sonnenhauser Laib. Er besteht aus dem gleichen Natursauerteig und wird im normalen Ofen gebacken.*
- *Im Sommer, wenn Brot leichte Gerichte begleiten soll, sind die weißen, hellen Sorten ideal. Ich empfehle weißes Molkebrot, gewürztes Brot mit Koriander, aber auch Ciabatta oder feines Olivenbrot.*
- *Molkebrot wird mit Weizenauszugsmehl, 20 Prozent Natursauerteig und einem Molkeanteil ohne Hefe gebacken. Aus diesem Teig werden auch die besten Brötchen gemacht.*

So vielseitig ist Brot

Brot schmeckt solo, in Begleitung mit süßen und herzhaften Aufstrichen, als Beilage oder zum Stippen. Es ist aber auch sonst in der Küche abwechslungsreich verwendbar: für Füllungen und Knödel, für Suppen, als Brösel und vieles mehr.

Tipps

➡ Verwenden Sie zum Panieren grobe Semmelbrösel aus Weißbrot. Wer eine extra feine Konsistenz bevorzugt, kann die Brösel durch ein Haarsieb streichen.

➡ Ist Ihr Vorrat an Bröseln ausgegangen, ziehen Sie einfach eine trockene Semmel über eine feine Reibe, das tut's im Notfall auch.

➡ Sammeln Sie trockenes Weißbrot und lassen Sie es, wenn möglich, in Ihrer Bäckerei mahlen.

➡ Das Brot sollte nicht zu alt sein, sonst schimmelt es. Vor allem aber darf keine Feuchtigkeit mehr im Brot sein, sonst gibt es Probleme mit der Haltbarkeit und beim Reiben.

➡ Brot kann auch Basis für einen Auflauf oder Gewürzkuchen sein. In einen Brotauflauf mit Kirschen gehören Brot, Ei, Sahne, Vanille, etwas Zucker und Kirschen.

Brot – ein Multitalent

Statt Ciabatta schmeckt auch ein in Olivenöl gebratenes Weißbrot köstlich. So gelingt's: Olivenöl und einen Rosmarinzweig in eine Pfanne geben und das Brot mit Rinde darin knusprig braten, auf Küchenpapier geben, salzen – fertig. Es passt zu Tatar, mariniertem Fisch und Fleisch, dem Carpaccio. Das Tatar auf das warme Brot geben, bei Fisch und Carpaccio einfach nur beilegen. Es schmeckt wunderbar als Amuse Gueule zu Gemüse- und Kartoffelaufstrichen. Für Brotfüllungen können Sie alles verwenden, was aus Weizenmehl gebacken wurde – Brötchen, das Molkebrot oder die Ciabatta.

Ein Knödel zur Probe

Für Semmelknödel nehme ich helle Semmeln aus Weizenmehl, dann bekommt der Knödel ebenfalls eine schöne helle Farbe. Mit Weißbrot schmecken sie aber auch. Für den Knödelteig brauchen Sie klein geschnittene Semmeln oder Weißbrotwürfel, kochende Milch, Ei, Zwiebelwürfel, grob gehackte Petersilie, Salz, Pfeffer und Muskat. Alle Zutaten mit der Milch gut durchmischen. Den Teig zehn Minuten quellen lassen. Er darf nicht zu fest sein. Ob die Mischung aus Ei und Brot stimmt, stellen Sie fest, indem Sie einen Knödel probeweise in kochendem Wasser ziehen lassen. Zerfällt er, schaffen Semmelbrösel oder aufgebrühtes Weißbrot und ein Ei Abhilfe.

Vom Arme-Leute-Essen

Mit den richtigen Zutaten ist Brotsuppe eine Delikatesse. Würfeln Sie Brotstücke vom Vortag. Verwenden Sie mindestens zwei Drittel helles Brot und maximal ein Drittel dunkles, sonst wird die Suppe durch den Sauerteig zu säuerlich. Rösten Sie die Brot- und Zwiebelwürfel in Butter und Olivenöl an, bis die Zwiebeln hellbraun werden. Geben Sie einen Thymianzweig und ein Lorbeerblatt zu. Gießen Sie mit einer hellen Brühe auf – etwa vier Mal so viel Brühe wie Brot. Die Suppe köcheln lassen, dann mit Salz und Pfeffer abschmecken. Zum Verfeinern können Sie einige gebratene Leberwürfel oder Steinpilzscheiben dazugeben. Mit gebratenen Gambas oder Krebsen wird aus einem einfachen Gericht ein raffiniertes.

Abgeschmelzte Brotsuppe

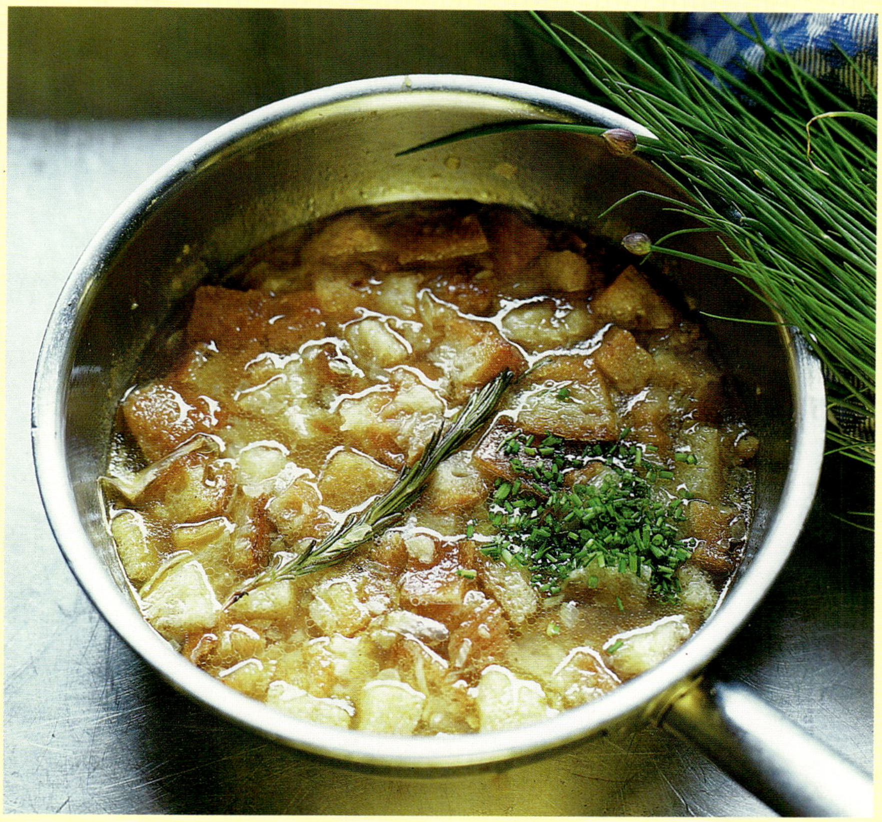

Für 4 Personen

- *300 g Weißbrot vom Vortag*
- *1 Zwiebel*
- *100 g Sauerrahmbutter*
- *1 l kräftige Rinderbrühe*
- *1 Lorbeerblatt*
- *3 Knoblauchzehen*
- *1 Zweig Thymian*
- *Salz*
- *frisch gemahlener Pfeffer*

● Das Weißbrot in etwa 1 cm große Würfel schneiden. Die Zwiebel schälen und fein hacken. In einem flachen, weiten Topf die Butter bei schwacher Hitze schmelzen lassen. Die Brotwürfel darin langsam goldbraun rösten.

● Die Zwiebel hinzufügen und mitrösten. Die Fleischbrühe angießen. Lorbeerblatt, Knoblauchzehen mit Schale und Thymian dazugeben. Die Suppe mit Salz und Pfeffer würzen und bei schwacher Hitze etwa 20 Minuten kochen lassen.

● Die Suppe mit reichlich frischem Schnittlauch oder gebratenen Leberwürfeln servieren. Oder im Winter mit gerösteter Blutwurst.

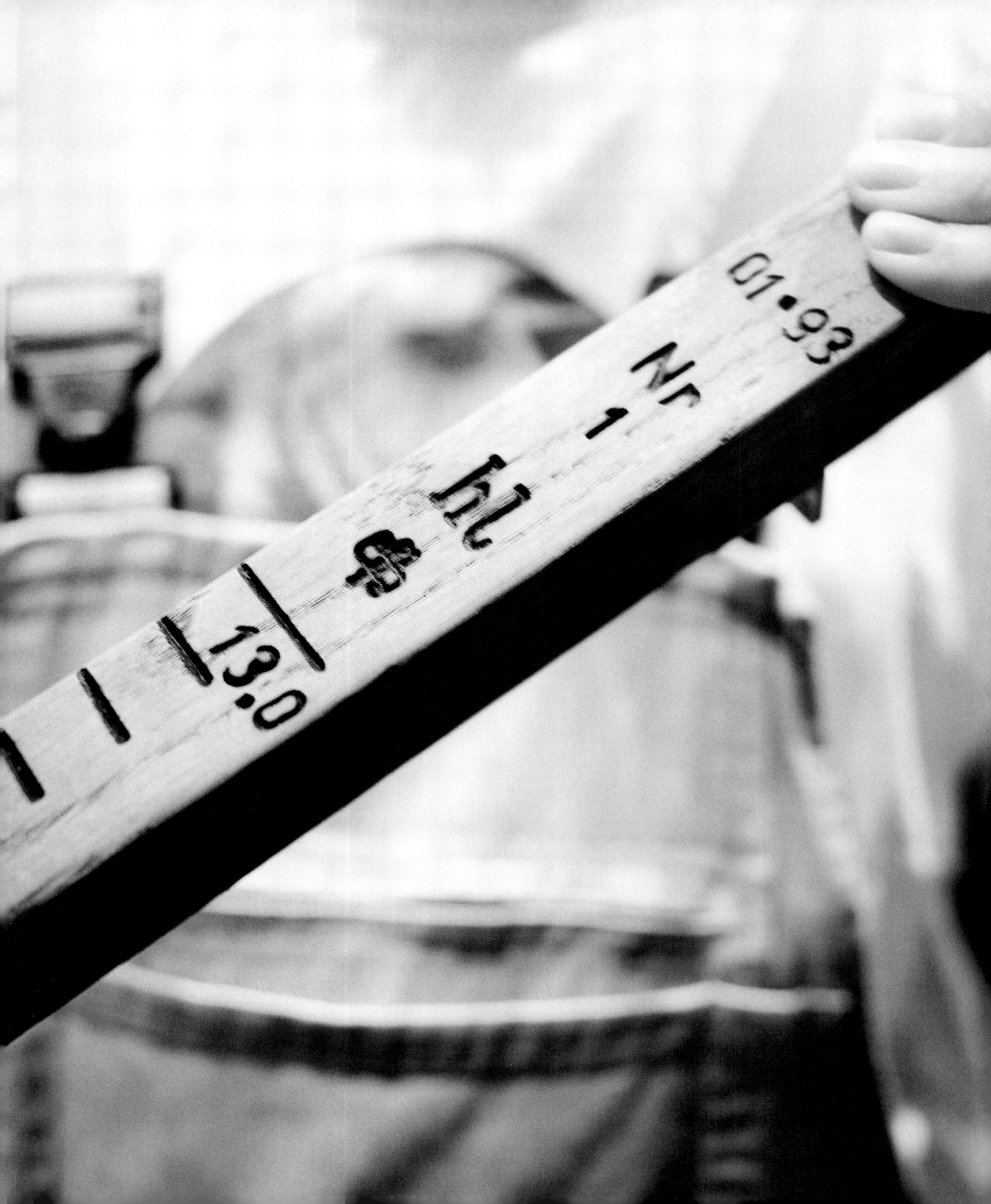
01•93
Nr 1
hl
13.0

Des Rätsels Lösung

Immer wieder werden wir gefragt, wieso unser Bier »Schweinsbräu« heißt und auf dem Etikett auch noch das perlenbekränzte Schwein zu sehen ist. Ganz einfach: Beim Bierbrauen schauen wir zu den Schweinen hinaus und sehen sie lustig umherlaufen – da versteht sich doch die Namensgebung fast von selbst!

Ich habe das Brauereihandwerk ganz konventionell gelernt, wobei das Herstellungsprinzip natürlich das gleiche wie beim Biobrauen ist. Es sind die Details, die Zutaten und die Verwendung der Mittel, die unser biologisches vom herkömmlichen Brauen unterscheiden – vom niedrigen Ausstoß an Menge gar nicht zu reden. Das »Schweinsbräu« in Herrmannsdorf braut im Jahr etwa 900 Hektoliter Bier, wovon ein Viertel an unser gleichnamiges Gasthaus geht. Selbstverständlich ist das Hauptmerkmal unseres naturtrüben Bieres die Verwendung biologisch angebauter Rohstoffe, also Hopfen und Gerste. Dazu muss man allerdings wissen, dass es sehr schwierig ist, Hopfen und Gerste wirklich naturbelassen aufzuziehen. Eine Spezialität von uns ist, dass wir ausschließlich einen Naturhopfen verwenden, der eine ganz besonders feine Bitterkeit ergibt, die das Bier würzig und wohlschmeckend macht, während bei den herkömmlichen Brauereien meist nur Extrakte aus dem Hopfen verarbeitet werden, die diesem durch einen chemischen Prozess entzogen worden sind.

Ich arbeite gerne in unserer kleinen Brauerei, weil ich hier Möglichkeiten habe, die kaum noch sonst irgendwo zu finden sind. Es gibt nur eine minimal kleine Anzahl von biologischen Bierbrauereien in Deutschland und darüber hinaus eine Sache, die zur so genannten Erlebnisgastronomie zählt – da ist Brauen jedoch nur als Schau für Menschen gedacht, die sehen wollen, wie der grundsätzliche Vorgang des Bierbrauens abläuft. Das hat allerdings nichts mit Biobrauen zu tun. Sicher, auch wir haben unsere Brauerei direkt neben dem Gasthaus und man kann uns bei der Arbeit zusehen – das soll sogar so sein.

Ungewöhnlich für moderne Maßstäbe ist auch, dass wir eine so genannte »offene« Gärung haben – ein Verfahren, das früher gang und gäbe war und heute schon aus Platzgründen meist gar nicht mehr praktiziert werden kann. Diese »offene« Gärung bedeutet, dass ich als Brauer den Sud beobachten und den beim Gärungsprozess entstandenen Schaum und die Trübstoffe »abheben« kann, was das ganze Brauen zu einer sehr handwerklichen Angelegenheit

Wenn mal gejammert wird, dass unser Bier nicht so lange hält wie herkömmlich hergestelltes, dann empfehle ich immer, lieber an Ort und Stelle und sofort das gute Bier zu genießen. Und wer will, der kann sich dann noch eine unserer allseits beliebten Flaschen mitnehmen, bei denen übrigens jeder Bügelverschluss einzeln von Hand verschlossen wird.

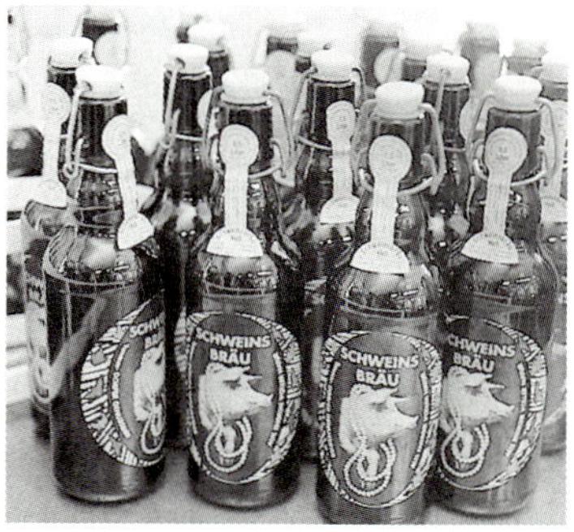

Manche fühlen sich veralbert, weil wir unserem Bier den Namen »Schweinsbräu« gegeben haben. Doch wir nehmen das ganz ernst: Das Schwein ist ein Tier, das bei uns in Herrmannsdorf in ziemlich hohem Ansehen steht. Warum also nicht eine Reverenz an die Kreatur, die wir hoch achten? Die Namensgebung geht übrigens auf eine Idee von Herbert Achternbusch zurück.

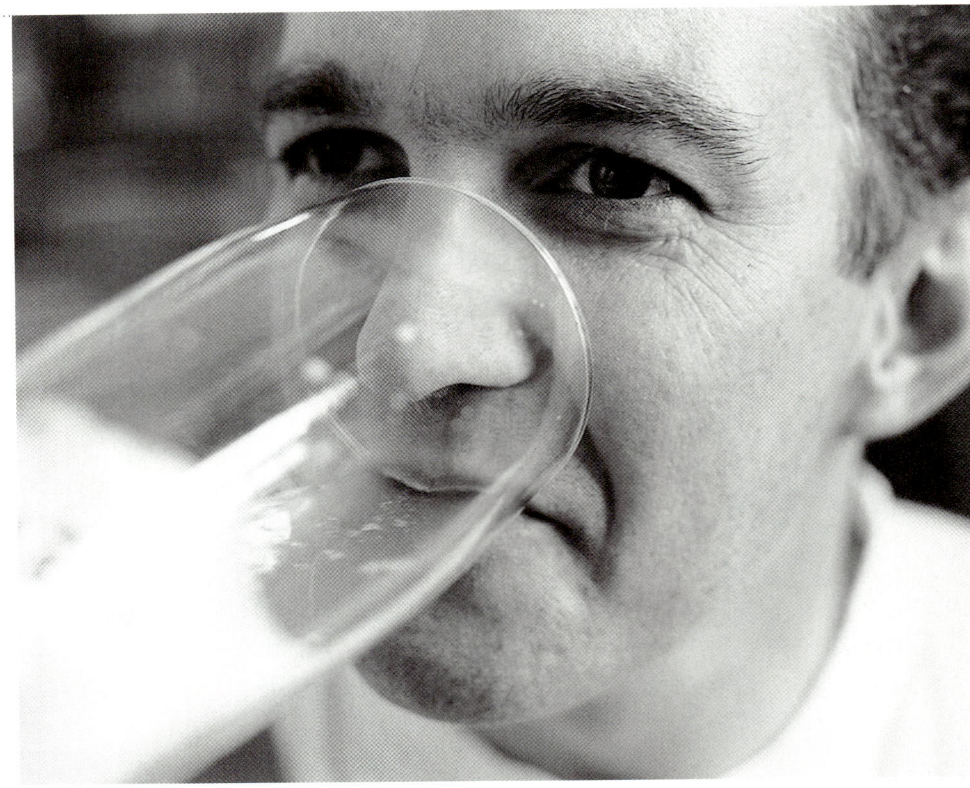

Zur ökologischen Ernährung gehört auch ein Gerstensaft, der diesen Kriterien entspricht.

macht. Denn meine vier Bottiche mit je elf Hektoliter Fassungsvermögen müssen auch jeweils noch von Hand gereinigt werden – eine ziemlich mühselige und aufwändige Arbeit. Da wir uns aber dem reinen und naturbelassenen Brauen verschrieben haben, gehört so etwas für uns ganz selbstverständlich dazu.

Naturtrüb ist unser Bier, weil wir alle Stoffe, die beim natürlichen Brauen und Gären entstehen, erhalten und nichts wegfiltern, nicht pasteurisieren und keine Stabilisatoren zugeben. Das hat auch zur Folge, dass unser Bier eine durchaus begrenzte Haltbarkeit hat und nicht über weite Strecken transportiert werden kann. Das ist uns aber klar. Das ganze Jahr über bieten wir helles und dunkles Bier, Weißbier und zu bestimmten Zeiten unsere Festbiere an. In der Fastenzeit haben wir den »Visionator«, den Maibock als einfachen hellen Bock und an Weihnachten gibt es das Weihnachtsbier. Und damit unser Bier weiterhin so beliebt und angesehen bleibt wie bisher, dass es sogar von einem Gastro-Magazin unter die zehn besten Biere Bayerns gewählt wurde, kann ich uns allen nur wünschen: »Hopfen und Malz, Gott erhalt's.«

Robert Hauser, Bierbrauer

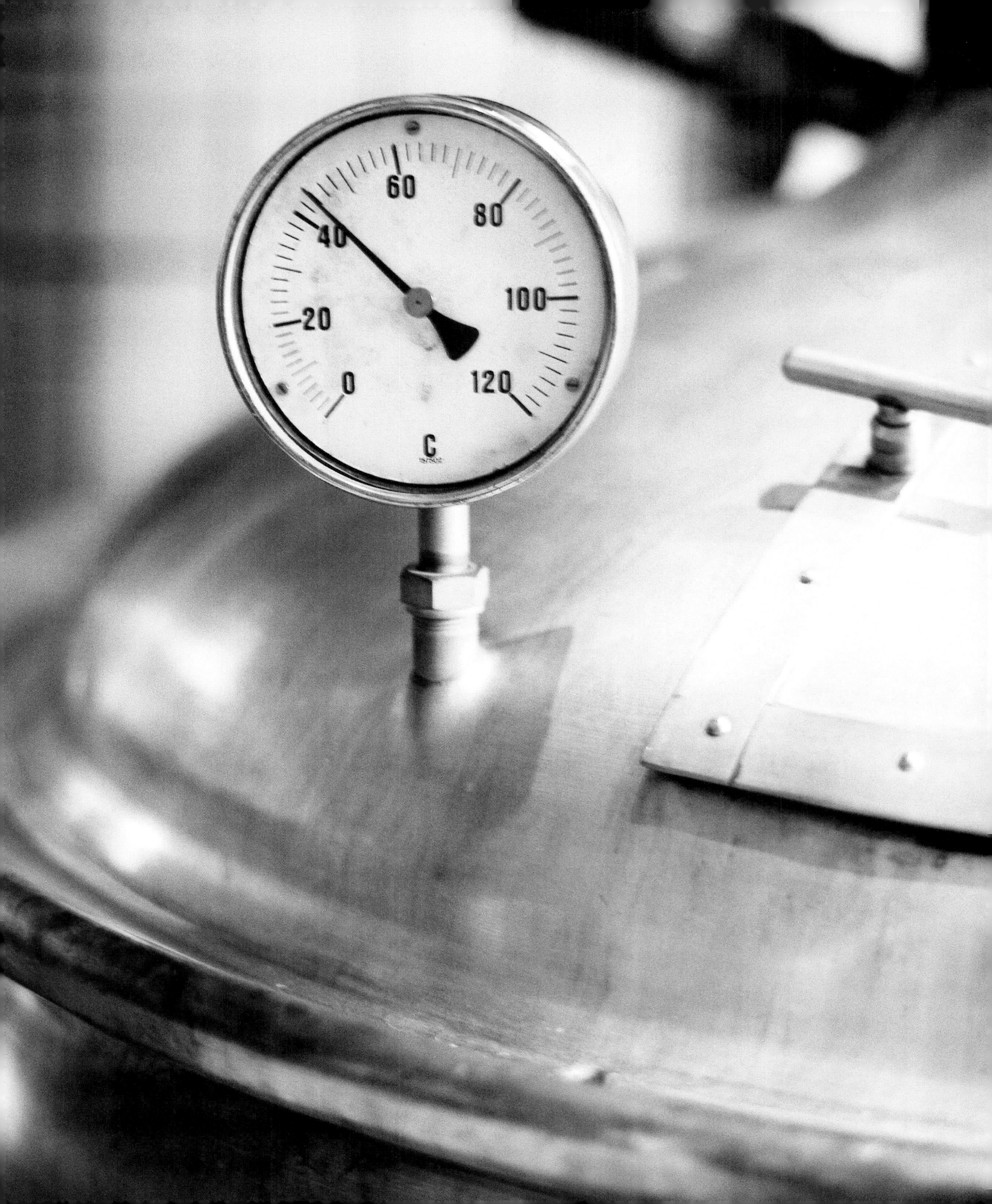
60
80
40
100
20
0
120
C

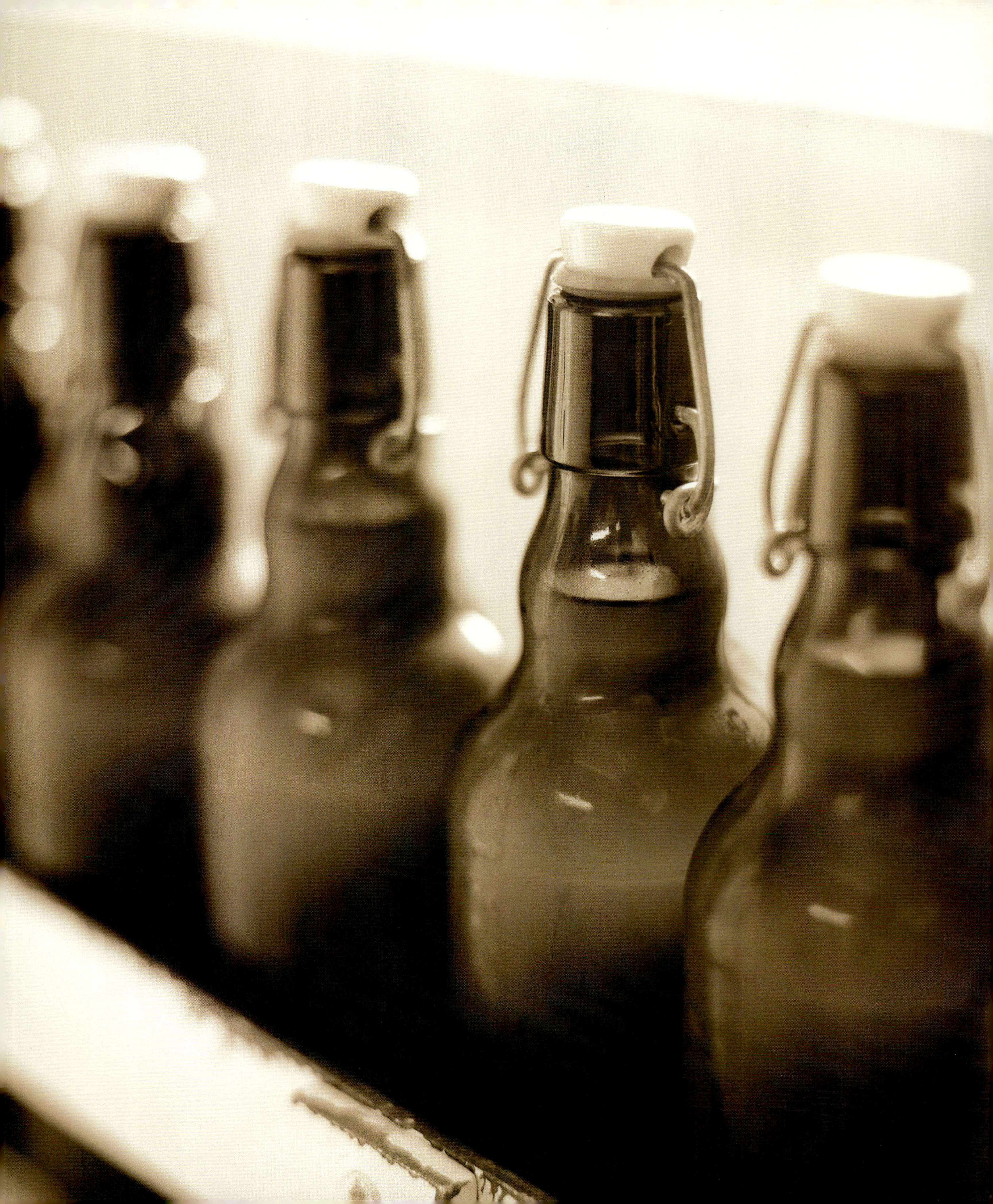

Thielemanns kleine Warenkunde

Bier. *Der Gerstensaft gilt in Bayern nicht als alkoholisches Getränk, sondern als Lebensmittel. Ein frisch gezapftes Bier ist eine feine Sache, hat in der Küche jedoch nichts zu suchen. Sein bitterer Geschmack würde die meisten Speisen verderben.*

Reinheit von Anfang an

Für den Herrmannsdorfer Brauer beginnt das Reinheitsgebot bereits auf dem Acker – beim ökologischen Gersten- und Hopfenanbau, natürlich ohne Pestizide und synthetisierte Düngemittel. In Herrmannsdorf werden zwei bis drei Mal pro Woche knapp zehn Hektoliter Bier gebraut. Beim Brauvorgang wird nichts hinzugefügt und nichts durch Filtern weggenommen. Der Braumeister arbeitet wie früher: mit einer eisernen Sudpfanne, ohne technische Hilfsstoffe oder Stabilisatoren zur Haltbarmachung. Gebraut wird nur mit den besten Rohstoffen. Und weil nur natürliche Stoffe eingesetzt werden, erhält das Bier einen ganz besonderen Geschmack. Es ist nicht kräftiger, enthält nicht mehr Alkohol als andere Biersorten, aber es ist ausdrucksstärker und wesentlich geschmacksintensiver – und macht keinen dicken Kopf am nächsten Morgen

Micro-Brauerei ganz fein

Da nur geringe Mengen gebraut werden, ist der Geschmack zwar nicht immer gleich, aber stets gleich gut. Gebraut werden verschiedene Sorten: ein klassisches Helles, dunkles Bier und Weißbier. Dazu kommen, je nach Jahreszeit und Anlass, Spezialbiere wie Mai-Bier, Erntedank-Bier oder Weihnachtsbier. Letztere sind allesamt Bockbiere mit 17 Prozent Stammwürze, im Vergleich zu den sonst üblichen elf bis zwölf Prozent. Ein spezielles Starkbier, das nur zur Fastenzeit gebraut wird, ist bernsteinfarben und trüb, macht satt und lässt wahre Kenner schwärmen. Jedes Bier hat seinen eigenen, unverwechselbaren Charakter. Unverwechselbar ist auch die klassische Form der Flasche und der typische Schnappverschluss.

Bier nur zum Trinken

Ich verwende Bier aus gutem Grund nicht in der Küche, denn der bittere Geschmack verdirbt die feinen Speisen. Nur beim Schweinebraten mache ich eine Ausnahme: Ich lösche die Sauce mit ein wenig Bier ab und gieße noch etwas über die Kruste. Das macht sie besonders kross. Ich bin auch kein Freund der Biersuppe. Das Bier macht die Suppe bitter und die enthaltene Kohlensäure verkocht nicht.

Wissenswertes

Bier *gilt wie Wein als das älteste Getränk der Menschheit. Auch die alten Ägypter kannten schon Bier; darauf deuten Krüge mit Bier in der Grabkammer von Ramses III.*

Vollbier *hat einen Alkoholgehalt von dreieinhalb bis viereinhalb Prozent, Starkbier dagegen sogar bis siebeneinhalb Prozent.*

Stammwürzegehalt *ist der Gehalt an wasserlöslicher Trockensubstanz der Bierwürze vor der Gärung.*

Starkbier *oder* ***Bockbier*** *haben einen hohen Stammwürzegehalt. Die Einteilung in einzelne Biergattungen erfolgt nach dem Gehalt an Stammwürze.*

Für das ***Herrmannsdorfer Bier*** *gilt nicht nur das Reinheitsgebot aus dem Jahre 1516, sondern der Braumeister verwendet zudem nur Hopfen und Gerste aus ökologischem Anbau.*

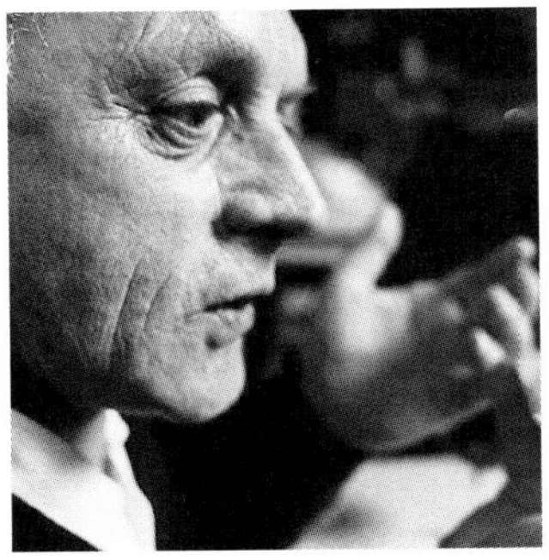

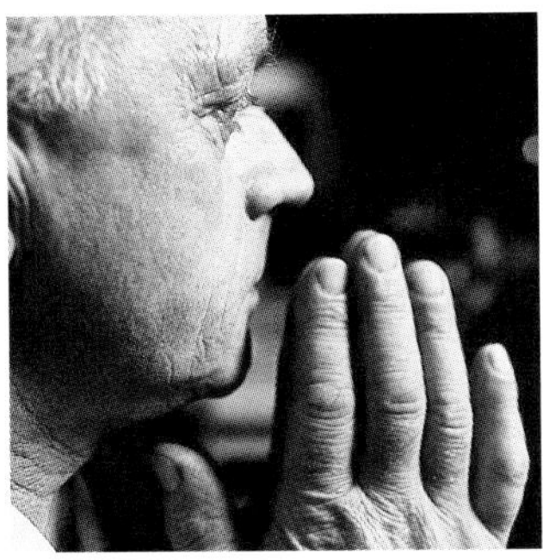

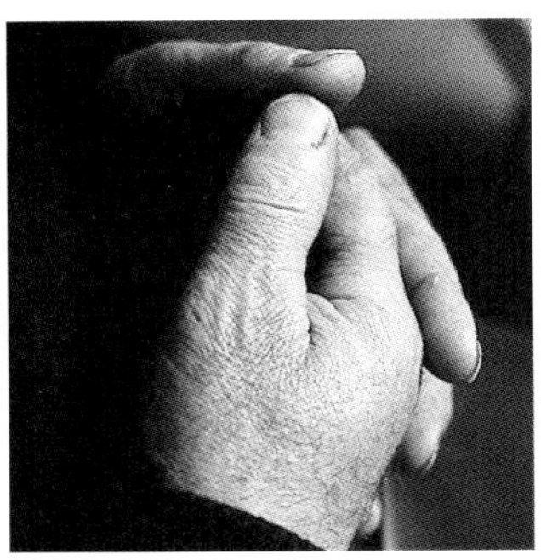

Ich mache richtig echte Handarbeit! Das ist für mich das, was man Handwerk nennen kann. Und die Qualität des Handwerks ist der Gegensatz zu industrieller Masse – und Masse zerstört immer Qualität.

Lieber Disteln als Chemie

Als alteingesessener Bauer eines Tages ökologisch wirtschaften zu wollen, ist nicht so einfach. Denn die Nachbarn, die immer noch konventionell arbeiten, würden eher dreckige Wäsche auf ihrem Hof akzeptieren als Unkraut auf dem Nachbaracker. Das allerdings lässt sich nicht immer vermeiden. Zwei Biobauern im Gespräch.

Kratzer: Unsere Väter waren ja schon ziemlich gescheit. Sie wussten zwar nichts von Ökologie, aber ihre Landwirtschaft war für heutige, moderne Maßstäbe ganz schön fortschrittlich. So altmodisch es war! Dass ich mit meinen 60 Jahren so denke, hat mit meiner eigenen Biografie zu tun. Ich war ein herkömmlicher Bauer, habe im Laufe meines bäuerlichen Daseins alles gelernt, was es an modernen Errungenschaften in der Landwirtschaft gab. Ich war recht erfolgreich und stolz auf meine Schweinemast mit ungefähr 500 Schweinen. Ich hatte keine Zweifel an den gebotenen Möglichkeiten, sei es in puncto Tierhaltung oder auch im Umgang mit dem Boden. Aber doch hat immer irgendwas an mir genagt, im Stillen, doch nachhaltig. Denn richtig geschmeckt hat mir das Fleisch von meinen Schweinen nicht mehr. Eines Tages kam mein Vater mit der merkwürdigen Bitte auf mich zu, ob man nicht mal ein Schwein so füttern könne, wie er das früher getan hatte. Das Experiment ging auf: Das Schwein, das gemütlich auf der Weide sein Futter ohne jeden Zusatz zu sich nehmen und einfach groß werden durfte, war tatsächlich anders im Geschmack. Und mein Vater war der Meinung, es schmecke so wie früher.

Senkenberg: So kommt jeder auf seine Weise dazu, ökologisch zu wirtschaften. Bei mir lag das ein wenig anders. Dabei gefällt mir an dieser Geschichte so gut, dass ein Jungbauer vom so genannten »Alten« lernt. Ich habe den Betrieb, das heutige Herrmannsdorf, geerbt, die Landwirtschaft von der Pike auf gelernt und hatte immer Visionen und Vorstellungen, was man auf 140 Hektar an Bewirtschaftung alles machen könnte. Wir hatten auf dem Gut Geflügel, Rinder, Schafe, Schweine – die ganze Tiervielfalt, von der ich heute noch meine, dass sie zum nachhaltigen Wirtschaften wichtig ist. Ich konnte meine Vorstellungen über ökologisches Wirtschaften erst realisieren, als ich mich mit Karl Ludwig Schweisfurth zusammentat, der das Gut meiner Familie abkaufte, mich aber sozusagen als »ersten Landwirt« bei sich behielt. Er verstand, worum es mir ging, wir ergänzen uns wunderbar. Ich konnte mit meiner Fachkenntnis seine Visionen

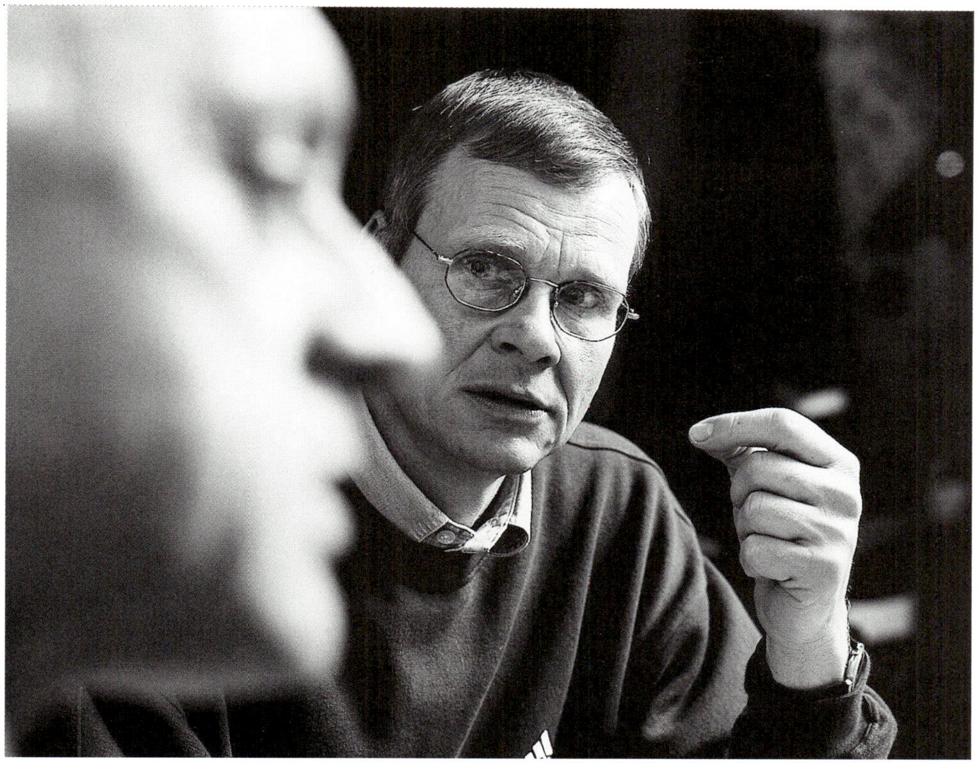

Ökologisches Wirtschaften bedeutet, sich gegen viele Widerstände durchzusetzen.

unterstützen und wir beide haben uns bemüht, das zu erreichen, was wir bis heute doch vorbildlich mit dem Herrmannsdorfer Modell geschaffen haben.

Kratzer: Freilich, das war bei euch so und ihr habt dann auch bald – nach anfänglichem Experimentieren – angefangen, das schwäbisch-hällische Schwein zu züchten. Ich bin ja für Herrmannsdorf kein Schweinelieferant, ich liefere euch nur Wild, das ich gerne jage, und außerdem – nicht zu vergessen! – auch meinen guten Obstschnaps! Aber trotzdem bin ich stolz, dass ich das ökologische Wirtschaften gelernt und mich auch gegen viele Widerstände durchgesetzt habe. Wenn ich denke, dass mir viele Bauern kein Land zum Pachten geben wollten, weil sie schreckliche Angst vor Verunkrautung in ihrer Nähe hatten. Die schlimmste Vorstellung für den konventionell arbeitenden Nachbarbauern ist doch immer, dass neben dem säuberlich mit Chemikalien gereinigten Feld plötzlich Disteln wachsen könnten oder sonst was Schlimmes. Und der Widerstand hält bis heute an, das muss klar gesehen werden.

Kein Bereich der Lebensmittelerzeugung ist so genau durch Gesetze geregelt und wird entsprechend kontrolliert wie der ökologische. Das gilt für jede Verarbeitungsstufe, vom Acker bis zur Ladentheke. Der Verbraucher kann sicher sein: Wenn »Öko« draufsteht, ist auch »Öko« drin. Üblicherweise wird Lebensmittelqualität nach der chemischen Analyse definiert. Sie ist jedoch wesentlich abhängig davon, wie achtsam und natürlich auf dem Acker, in den Ställen und Werkstätten gearbeitet wurde. Der Prozess ist entscheidend für die Qualität und bestimmt den »inneren« Wert.

Karl Ludwig Schweisfurth

Das, was man sinnvoll anbaut, was gut für die Fütterung des Hausschweins wäre, kann nicht eingesetzt werden, weil die Verweildauer im Darm des Tieres einfach zu kurz ist – da haut es hinten einfach alles wieder raus, was man an Gutem vorne hineingegeben hat.

S*enkenberg:* Ökologisches Wirtschaften mit den guten Ergebnissen, wie wir sie erzielen können, heißt, weitsichtig zu sein und langfristig Strukturen zu entwickeln. Außerdem sind wir auch bei unserer Art zu wirtschaften auf die richtige Positionierung im Markt angewiesen. Meine neue Vision, ein Bild von einer immer weiter greifenden Bewirtschaftung, geht noch über dieses fantastische Herrmannsdorf hinaus. Ich denke, man müsste auch im Stall, so wie auf der Weide, eine so genannte Fruchtfolge anstreben. Das heißt, auch im Stall eine Vielfalt und gesunde Mischkultur zu haben, im Wechsel von zwei bis drei Jahren mit den Tieren – Rindern, Schweinen, Geflügel – in einen anderen Bereich umzuziehen. Ich weiß, dass so eine Vielfalt, wie ich sie vor Augen habe, eigentlich nur in kleineren Familienbetrieben funktionieren kann, weil das von den Arbeitsstrukturen her in großen ökologisch geführten Betrieben schwierig zu managen ist. Allerdings denke ich auch, dass die Zeit gekommen ist, wo man auf uns Landwirte hört, weil wir wirkliche Alternativen zu bieten haben. Und deswegen hoffe ich, dass den weiterführenden Gedanken für Neues mehr Beachtung geschenkt wird.

K*ratzer:* Ich finde auch, dass eine zu große Spezialisierung in der nachhaltigen Bewirtschaftung möglicherweise ein Problem ist. Ich selbst habe vor einigen Jahren ein interessantes, allerdings sehr spezielles, Experiment begonnen, das gut funktioniert: Ich kreuze das normale Hausschwein mit dem Wildschwein und das ergibt einen ganz außergewöhnlich guten und interessanten Effekt, vor allem einen wohlschmeckenden!

S*enkenberg:* Vielleicht sollte man an der Stelle erzählen, was mit dem Hausschwein in Deutschland im Laufe der letzten 60 bis 70 Jahre geschehen ist. Durch die extreme Zufuhr von hoch konzentrierten Futtermitteln hat sich über die Jahrzehnte der Darm des Schweins um nahezu zehn Meter verkürzt! Einfach zurückgebildet. Eine unvorstellbare Geschichte, was man da den Tieren und in der Folge auch den Konsumenten angetan hat.

K*ratzer:* Natürlich müssen wir sehen, dass alles in vernünftigen Bahnen bleibt. Ich habe mit meinen 40 Hektar Land einen reinen Handwerksbetrieb. Alles geschieht nur auf handwerklicher Basis. Aber wenn man, wie in Herrmannsdorf, bereits 140 Hektar bewirtschaftet, dann muss anders gearbeitet werden. Ihr macht dennoch nicht Masse. Denn Masse zerstört immer die Qualität. Und jetzt, wo so viele Menschen Lebensmittel aus sicherem, ökologisch betriebenem Anbau haben wollen, wo die Verbraucher langsam aufwachen, werden auch die Möglichkeiten größer, dass mehr Betriebe umstellen und dass sogar die letzten Zauderer unter den bäuerlichen Kollegen mitmachen. Nur so kann man den Bedürfnissen und Nachfragen vieler Menschen gerecht werden und sie mit gesunden Lebensmitteln versorgen.

Senkenberg: Wir haben uns ja alle von den verführerischen Möglichkeiten, die es scheinbar einst gab, blenden lassen. Das schnelle Wachstum, das einträgliche Wirtschaften mit Monokulturen hat zunächst verdeckt, wie sehr das mit der Ausbeutung des Bodens und der Ressourcen einhergeht. Und dass wir uns und die Erde damit systematisch ruinieren. Aber wir dürfen auch nicht stehen bleiben bei dem einmal Erreichten. Es muss ständig weiter geforscht werden und wir müssen uns Möglichkeiten eröffnen, um für eine ausgewogene und vernünftige Ernährung auch im pflanzlichen Bereich zu neuen Züchtungen zu kommen. Wenn wir auf kluge Weise die Erfahrungen aus dem konventionellen Bereich mit den ökologischen Erkenntnissen von heute verbinden, dann lässt sich vieles erreichen. Allerdings müssten die politischen Träger endlich verstehen, dass allerhöchster Handlungsbedarf angesagt ist. Etwa bei der Weidehaltung: Wenn der Anbau von Rotklee so subventioniert würde wie die Monokultur des Maisanbaus, dann wäre allen ökologisch wirtschaftenden Bauern schon sehr geholfen. Denn der Klee deckt zu einem so großen Teil den Eiweißbedarf der Tiere, man bräuchte überhaupt kein Zusatzfutter.

Kratzer: Ich bin ein unabhängiger Bauer, der mit seiner Art des Wirtschaftens gut zurechtkommt. Aber ich weiß, dass das nicht überall so gut geht. Und ich glaube, dass wir jetzt die Macht hätten, Bauern, Bürger und Politiker davon zu überzeugen, dass dringend umgedacht werden muss. Wir sollten es nutzen, dass wir mit unserer Art von Bewirtschaftung auch zu einem gesünderen, besseren und zufriedeneren Leben in Form gesunder Nahrung beitragen können! Wir müssen die hohe Politik davon überzeugen, dass man auf uns hört und unsere Vorschläge ernst nimmt.

Senkenberg: Das ist ganz richtig. Wir haben wirklich eine Art Machtposition und die derzeitigen Rahmenbedingungen unterstützen im Grunde unsere Bemühungen. Ich bin voller Hoffnung, dass wir Ökobauern eine viel bessere Zukunft mitgestalten können. Ich glaube an die entsprechende Einsicht und das macht mich eigentlich sehr optimistisch.

Fritz Kratzer,
Rudolf Senkenberg,
Biobauern

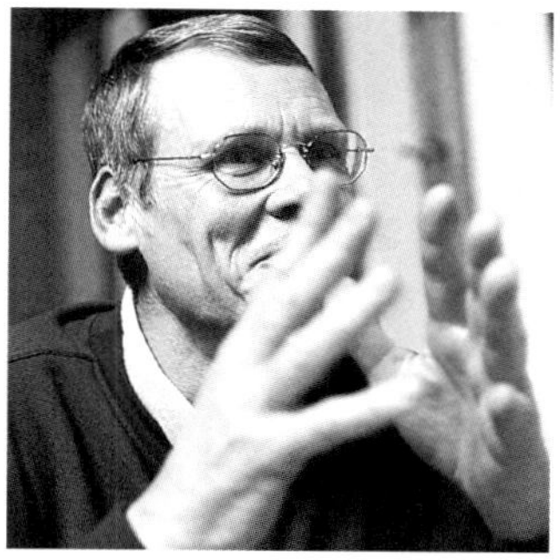

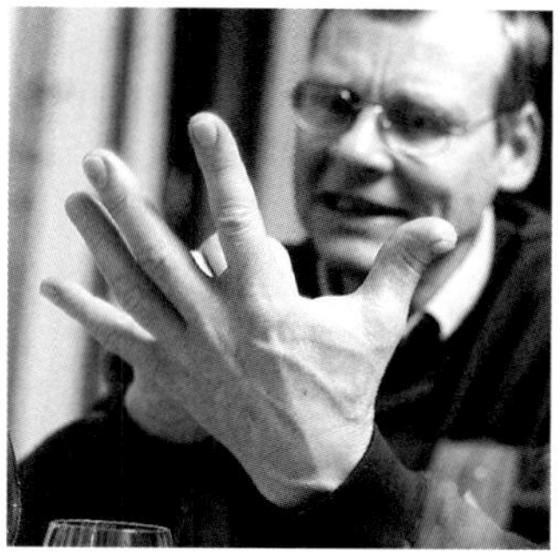

Meine Vision ist das Bild von einer immer weiter greifenden Bewirtschaftung. Ich würde sowohl im Stall als auch auf der Weide eine gesunde Mischkultur und Vielfalt anstreben.

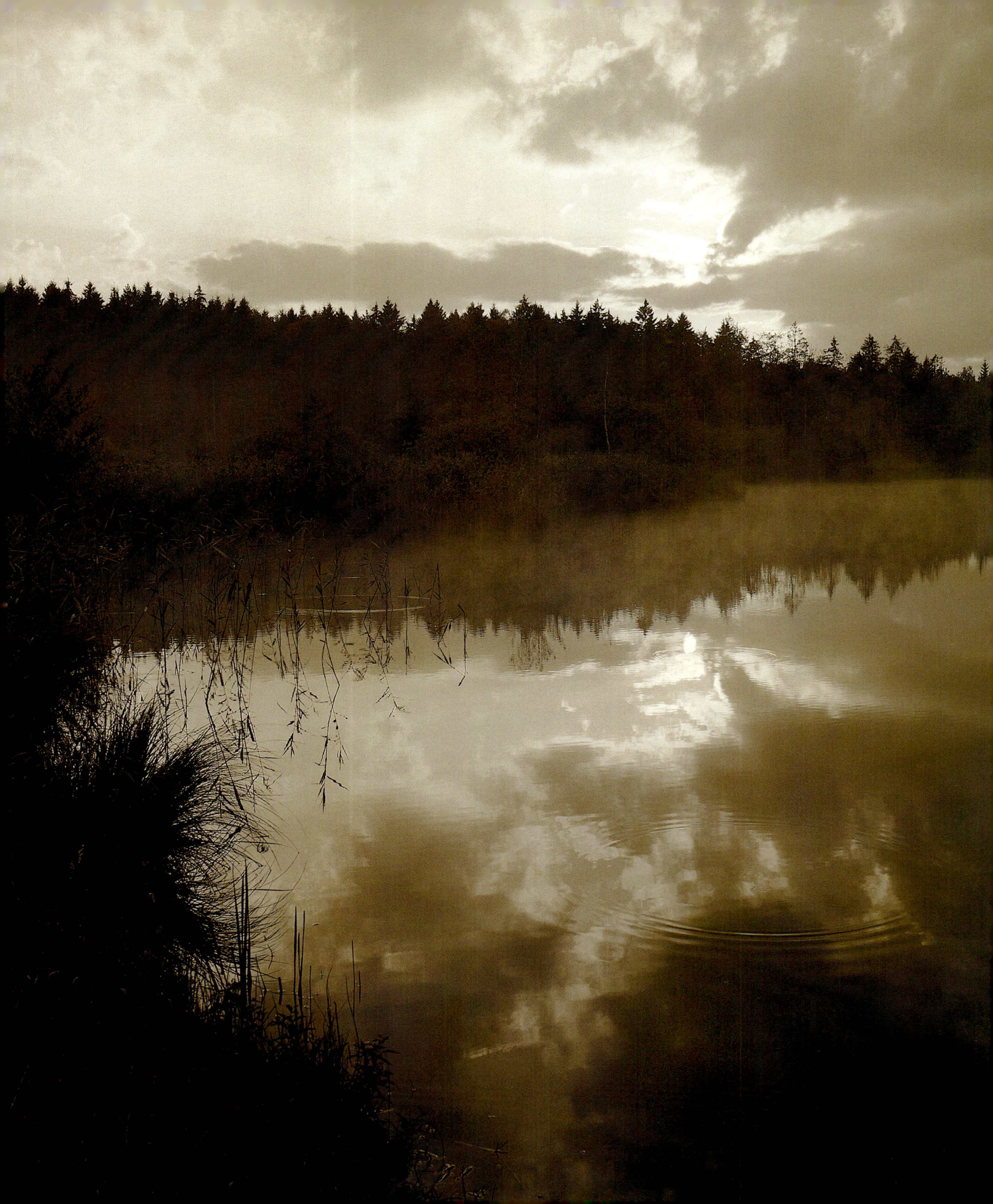

3

Flüsse und Seen

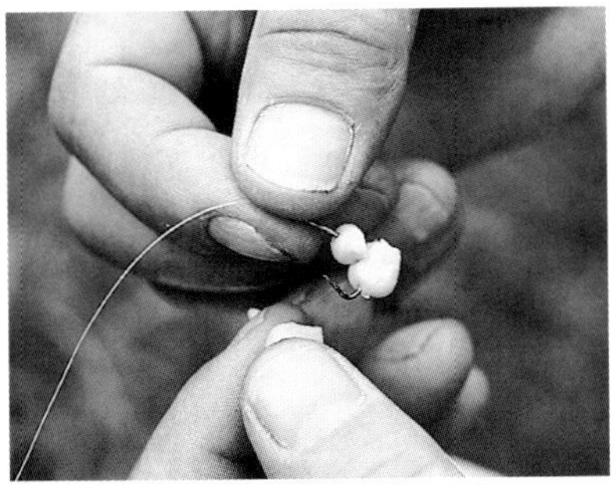

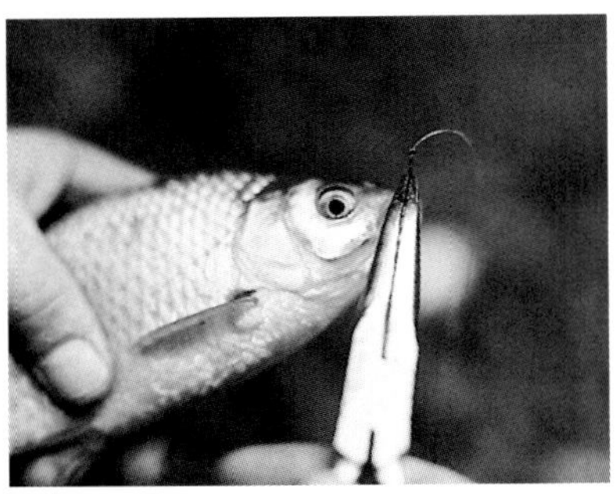

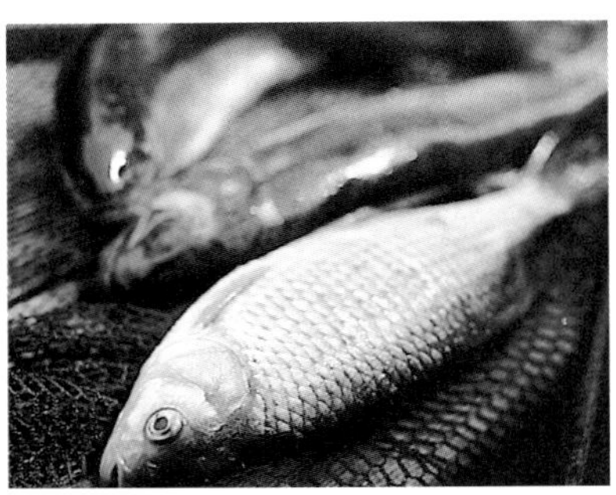

Auch Maiskörner können als Köder verwendet werden.

Wenn ein Fisch, hier eine Rotfeder, angebissen hat, wird der Angelhaken mit einer Zange entfernt.

Unter Anglern sind Rotfedern sehr begehrt und gelten als Spezialität.

Wahres Anglerglück

Ich betreibe die Fischerei aus reiner Freude an der Natur und Kreatur. Meine Eltern haben zu Hause einen Weiher und bereits mit zwölf Jahren habe ich den Jugend-Fischereischein erworben, der einem erlaubt, in Begleitung eines Erwachsenen zu fischen. An einem Bach zu stehen und zu angeln ist für mich das Höchste.

Man kann die Fischerei natürlich als bloßes Freizeitvergnügen ansehen, aber es fehlt einem was, wenn man das Ganze nicht richtig ernsthaft verfolgt. Denn es gibt so vieles, was man wissen muss und lernen kann und durch die Naturbeobachtungen beim Fischen noch zusätzlich erfährt, dass es schade wäre, wenn man die Fischerei nur von Zeit zu Zeit und zum Spaß betreiben würde. Interessant ist es allein schon, die heimischen Fische zu beobachten, und ich spreche dabei vor allem von denen in Süddeutschland. Zum Teil gibt es bei uns nämlich andere Fischarten als etwa im Norden, wo der Einfluss und das salzige und brackige Wasser des Meeres zu spüren und dadurch eine andere Artenvielfalt gegeben ist. Wir hier im Süden haben hauptsächlich unsere berühmten Forellen und die Renken, die man gerade an den großen Seen bekommt. Die Renken brauchen tiefe und kalte Wasser. Unsere Seen – der Chiemsee, der Starnberger See oder der Ammersee – sind sehr tief, da fühlen sich die Renken wohl. Auch der Nährstoffgehalt ist in diesen Tiefen größer und das ist für die Renke ebenfalls von Bedeutung. Forellen kann man auch züchten, allerdings brauchen sie immer fließendes Wasser. Natürlich ist das für einen Fischer völlig uninteressant. An einem Bach zu stehen und mit Fliegenfischen oder auch Wurmfischen eine schöne Forelle zu fangen, das bedeutet echtes Anglerglück. Beim Fliegenfischen stellt man eine Art künstlicher Mücke her, die aus kleinen Federn gebunden ist und scheinbar über das Wasser schwebt, und lässt die Forelle danach schnappen.

Die Züchterei hat auch dazu geführt, dass die Fische, die es eigentlich in der Natur nicht gibt und die sich nicht aus sich selbst heraus vermehren können, regelrecht produziert werden – so etwa die neuerdings oft angebotene Tigerforelle. Sie zeichnet sich durch ein besonders schönes rosa Fleisch aus, aber sie kann nur ihr Leben leben und danach ist alles vorbei. Anscheinend ist das auch ein Zugeständnis an den Publikumsgeschmack. Dabei hat die Forelle, die wild in fließendem Gewässer lebt, ein ebenso schönes Fleisch. In Bayern gibt es noch ein paar ganz

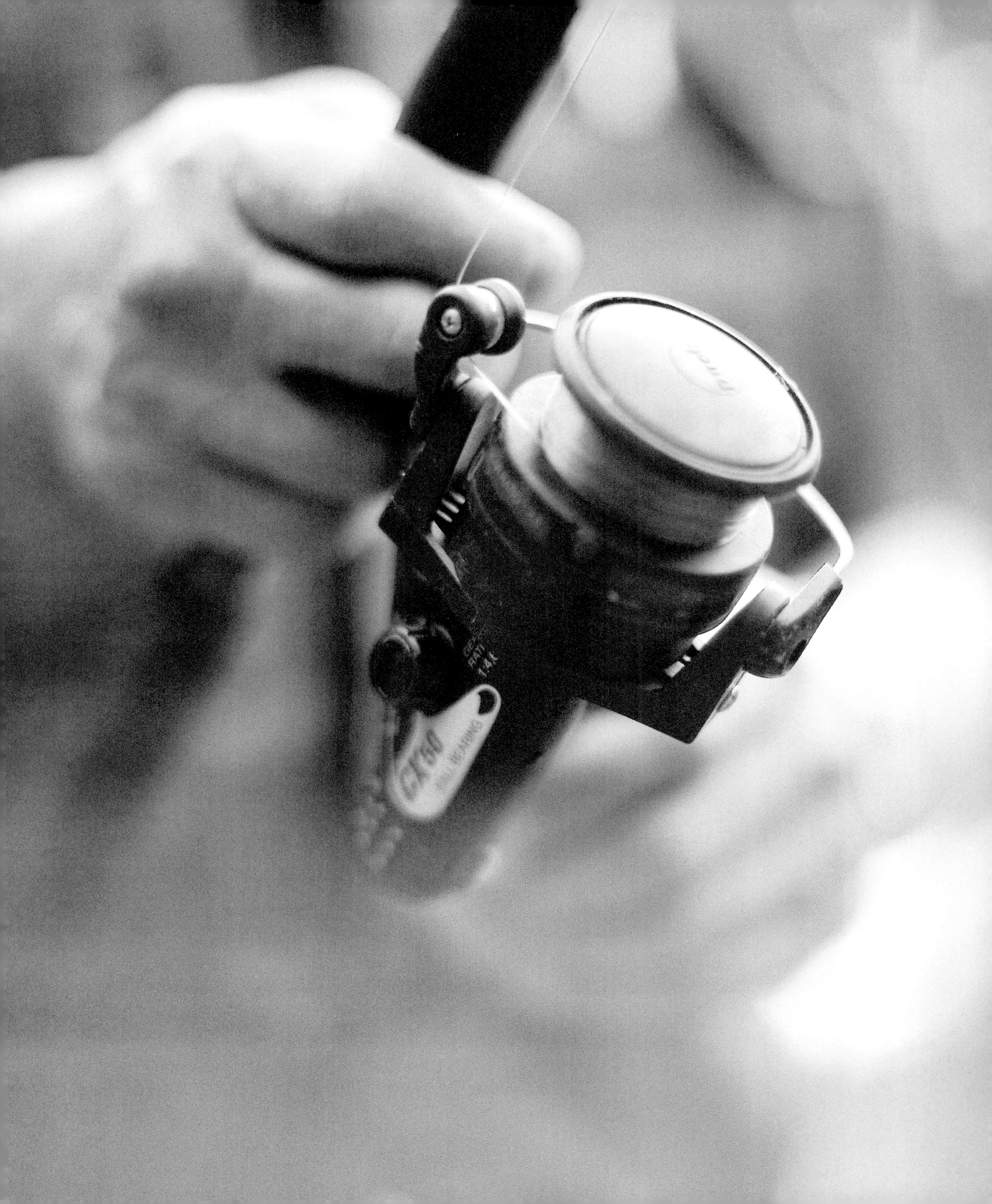

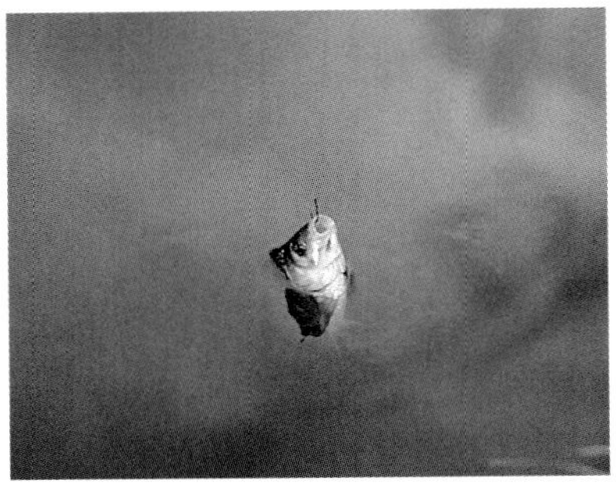

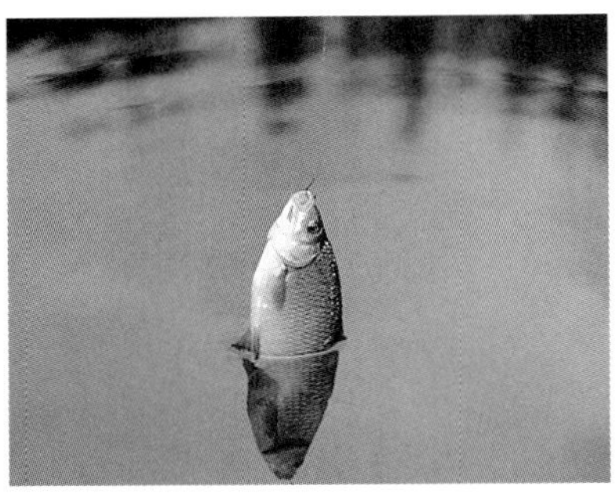

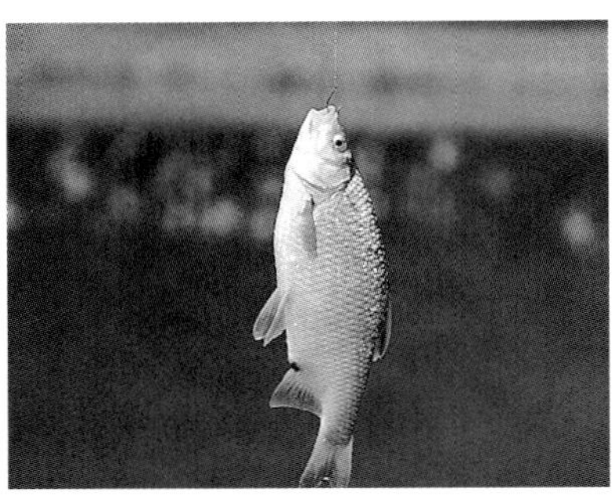

Zwischen Fisch und Fischer entsteht oftmals eine Art Spiel. Ein Fisch wittert den Köder, beißt an und – entwischt wieder.
Ein Anglermotto lautet: Der Fisch soll eine Chance mehr haben als der Fischer.

besondere Fische, die nirgendwo anders sonst leben. Dazu gehört der Huchen, der im Rhein-Main-Donau-Gebiet zu finden ist und eine ziemliche Größe erreicht – bis zu fast eineinhalb Metern. Noch größer wird der Wels, auch Waller genannt, der es sogar auf fast drei Meter Größe bringen kann. In Bayern oder Süddeutschland sind die beliebtesten Fische neben den erwähnten Forellen und Renken noch Karpfen, Hecht, Zander und Schleie. Sie haben unterschiedliche Lebensräume und vor allem auch Lebensansprüche. Schleien etwa brauchen zum Beispiel besonders wenig Sauerstoff.

Ein wirkliches Problem für Fische stellen die ganzen Flussbegradigungen dar, die die natürlichen Lebensräume der Fische total zerstört haben. Durch diese Eingriffe werden die Flüsse schneller, sie fließen, ohne von natürlichen Hindernissen wie Felsen oder Steinen aufgehalten zu werden, geradeaus dahin. Aber dadurch finden viele Fische nicht mehr ihren Platz unter den Steinen, der ganze Lebensraum verändert sich. Das mag für die Fährschiffe, weil sie auf diese Weise besser manövrieren können, von Vorteil sein, aber für die Fische ist das schrecklich. Mittlerweile hat man allerdings erkannt, dass der natürliche Lebensraum der Fische erhalten bleiben muss, darum werden diese ganzen Begradigungen zum Teil wieder rückgängig gemacht.

Fischen ist eine sehr wetterabhängige Angelegenheit. Hitze etwa mögen Fische gar nicht, auch sie begeben sich dann in den Schatten, wenn es ihnen möglich ist. Das heißt, dass man sie nicht finden kann. Vor Gewittern sind sie extrem unruhig. Die Kreatur reagiert eben ganz natürlich, wir Menschen sind ja auch oft gereizt und nervös, ehe es zu einem Donnerwetter kommt. Spannend und auch abwechslungsreich ist Fischen bei Nacht. Da wird meistens auf Grund gefischt, das bedeutet, dass man ein Grundblei, an dem ein Köder befestigt ist, auf den Boden versenkt. Beißt der Fisch an, läutet ein Glöckchen, das an der Angel befestigt ist, und zeigt an, dass etwas im Gange ist.

Man sollte vor allem Zeit und Muße haben, wenn man fischt. Das ist keine Sache, die man schnell und eben mal nebenbei machen kann. Es braucht Überlegung und Einfühlung in natürliche Vorgänge und Zusammenhänge. Selbstverständlich muss man auch über feste Regeln und Gesetze Bescheid wissen. So gibt es für Fische bestimmte Zeiten, in denen sie geschont werden und nicht herausgezogen werden dürfen. Es gibt darüber hinaus bestimmte Schonmaße, das bedeutet, dass der einzelne Fisch eine bestimmte Größe erreicht haben muss, bevor man ihn mitnehmen darf. Ansonsten muss er wieder ins Wasser zurückgegeben wer-

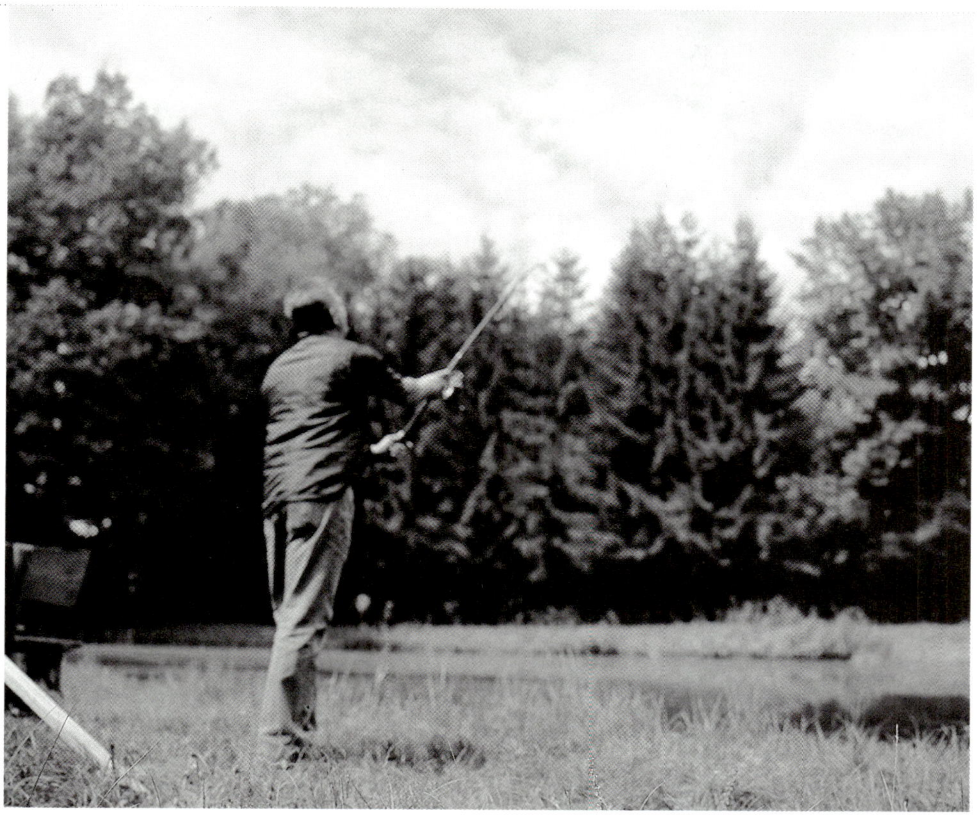

Fische ziehen sich eher zurück, wenn es zu belebt um sie herum ist. Deshalb liegen die idealen Zeiten zum Angeln morgens und abends jeweils zwischen sechs und neun Uhr.

Zum Fischen braucht man Zeit und Muße. Man muss Überlegungen anstellen und sich in natürliche Vorgänge und Prozesse einfühlen. Das kann man nicht einfach so nebenbei machen.

den. Das hat den Sinn, dass nicht unnötig junge Tiere, die noch nicht ausgewachsen sind und sich noch nicht weitervermehren konnten, gefangen werden. Nur Karpfen und Wels haben keine Schonzeit, die dürfen das ganze Jahr über gefischt werden. Die Bachforelle soll von Anfang Oktober bis Ende Februar in Ruhe gelassen werden. Auch Hecht und Zander haben Schonzeiten im Frühjahr und bestimmte Fischarten sind grundsätzlich geschützt und dürfen nie gefischt werden.

Wir Menschen sollten auf den natürlichen Lebensraum unserer Fluss- und Seefische achten und nicht durch industrielle Maßnahmen einer Spezies um eines vermeintlichen Fortschritts willen Tod und Verderben bringen. Den Fisch als Lebewesen zu achten liegt mir besonders am Herzen und ist das, was mich mit Herrmannsdorf verbindet.

Andreas Halmer, Fischer

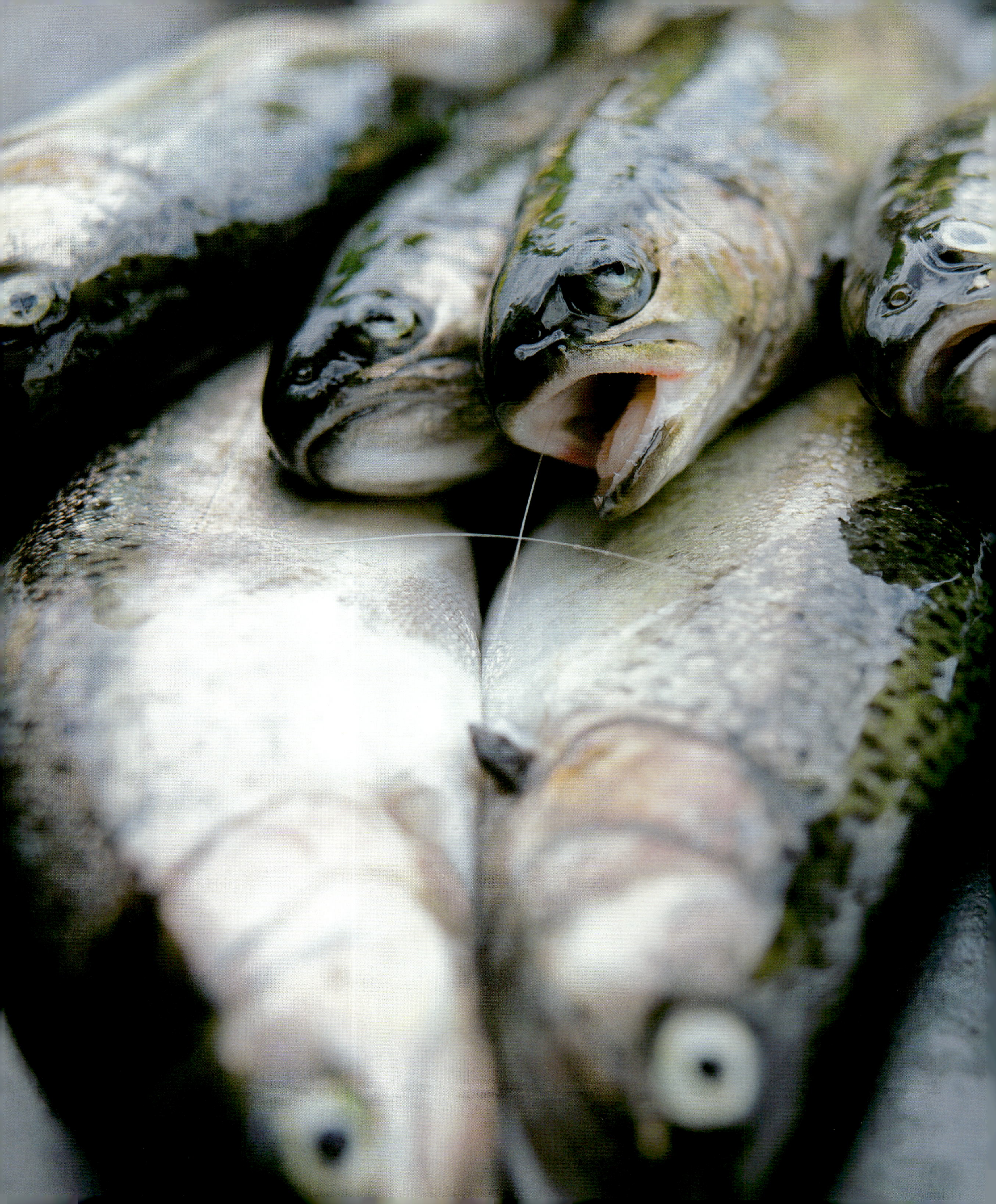

Thielemanns kleine Warenkunde

***Süßwasserfische.** Ihr Lebensraum sind Fließgewässer, also Bäche und Flüsse, auch stehende Gewässer wie Seen und Teiche. Meine Favoriten sind Bachforelle, Saibling, Renke, Zander und Waller (Wels), nicht aus Zuchtbeständen, sondern aus Wildfängen.*

Artenvielfalt

Eine artenreiche Raubfischfamilie sind die Salmoniden; man nennt sie auch lachsartige Fische. Typisches Kennzeichen ist eine Fettflosse zwischen Rücken- und Schwanzflosse. Ihr Fleisch ist aromatisch und ihr geringer Grätenanteil wird von vielen sehr geschätzt. Die bekanntesten Vertreter dieser Familie sind Forelle, Saibling, Lachs und Renke, die auch als Maränen oder Felchen bekannt sind. Zur Familie der karpfenartigen Fische gehören Karpfen und Schleie, wobei diese extrem grätenreich sind. Aus dieser Familie verarbeite ich gelegentlich den weißen Amur. Zu den so genannten barschartigen Fischen zählen der grätenreiche Barsch, der auch Egli heißt, und der als Edelfisch beliebte Zander, ein Raubfisch, der vorwiegend in stehenden Gewässern lebt. Der gefräßige Hecht, der längliche Aal sowie der Wels, der schlammige Seen bevorzugt, lassen sich nicht klar zuordnen.

Forelle & Co.

Forellen haben helles, festes und fettarmes Fleisch, deren Gräten sich leicht entfernen lassen. Eine wild lebende Bachforelle ist rosa im Fleisch und würzig im Geschmack. Ihre Heimat sind die kalten und sauerstoffreichen Bäche der Gebirgslandschaften. Der Saibling bevorzugt saubere und kalte Flüsse. Seine Brust- und Bauchflossen haben einen ausgeprägten weißen Vorderrand, wodurch sie sich von der Forelle abheben. Das Fleisch ist fest, eher rosafarben und etwas fetter. Die Renke lebt unter anderem in den Seen des Voralpenlands. Der längliche, silberglänzende Fisch hat kräftiges, mageres Fleisch und eine dünne Haut, die Sie mitessen können.

Der Große und der Edle

Ich verarbeite am liebsten Wels und Zander. Der Wels oder Waller ist ein Raubfisch mit langen Bartfäden, kommt in Seen und größeren Flüssen vor und kann bis zu 150 Kilogramm schwer und drei Meter lang werden. Er hat eine schuppenlose, schleimige Haut sowie ein festes, fettreiches und weißes Fleisch. Das Fleisch junger Welse ist besonders aromatisch. Der Zander gilt als Edelfisch. Geschätzt wird sein zartes, fettarmes, weißes und angenehm schmeckendes Fleisch.

Wissenswertes

***Süßwasserfische** sind wegen ihres Eiweißgehalts und der Art ihres Fettes hochwertige Lebensmittel.*

*Je nach **Fischart** und **Fettgehalt** unterscheidet man mageres, mittelfettes und fettes Fischfleisch.*

*Der **Fettgehalt** bei fetten Fischen kann dem Reifestadium und der Jahreszeit entsprechend variieren.*

Thielemanns kleine Warenkunde

Flusskrebse *sind Zehnfußkrustentiere, die fünf Paar Gliedmaßen besitzen, wobei das erste Paar bei den meisten Krustentieren stärker entwickelt ist. Beim Garen in kochendem Wasser verfärben sich die meisten auf Grund eines Pigments in der Schale rosa.*

Bitte beachten!

Frischen Fisch erkennen Sie sowohl am Geruch als auch am Aussehen.

Die Augen sollten prall und glasklar sein und die Kiemen schön rosa.

Die Haut sollte glänzen, die Schuppen anliegen, auf Druck keine Dellen zurückbehalten und die Schleimschicht sollte klar sein.

Wird Fisch länger gelagert, riecht er unangenehm und die Haut wird trocken und matt.

Flusskrebse

Unter den Krustentieren stellen Flusskrebse eine Ausnahme dar. Sie leben in klaren, nicht zu schlammigen Gewässern und ähneln kleinen Hummern. Da sie in deutschen Gewässern nur noch selten vorkommen, werden sie beispielsweise aus der Türkei oder aus Italien lebend importiert. Sie wiegen rund 150 Gramm und sind etwa 15 Zentimeter lang. Wie Krustentiere generell schmecken sie etwas nussig, auch leicht süßlich – fast wie Langusten mit ihrem feinen, süßen Geschmack. Ich nehme hauptsächlich die bayerischen Flusskrebse aus kleinen Bächen und Flüssen, die, wenn überhaupt, eher in den kalten Monaten angeboten werden.

Groß, kalt und tief

Wichtig ist, dass Sie Fische verwenden, die aus großen, kalten und tiefen Gewässern stammen und nicht aus Zuchtbeständen. Denn kaltes, klares und sauerstoffreiches Wasser hat Einfluss auf die Fleischqualität. Die Fische, die in Herrmannsdorf auf den Tisch kommen, beziehe ich von einem Fischhändler, der sich auf Süßwasserfische spezialisiert hat. Der Kauf von wild lebenden Süßwasserfischen ist jedoch Vertrauenssache. Sie müssen sich darauf verlassen können, wenn Ihr Lieferant Ihnen versichert, dass die Fische aus freien, großen Gewässern stammen. Doch ob Wildfang oder Zuchtfisch – das erkennen Sie ganz leicht. Zuchtfische haben oft eine verkümmerte Flosse, weil sie in der Regel dicht gedrängt im Wasser leben. Daher erkennen Sie Zuchtlachse an einer eingedrückten Schnauze.

Frischer Fisch …

Ob Fisch frisch ist, erkennen Sie an der Schleimschicht, der natürlichen Farbe, an den Augen und rosafarbenen Kiemen. Frischfisch darf auf Druck keine Druckstellen zurückbehalten und muss eine feste sowie stramme, doch elastische Struktur aufweisen. Frischer Fisch hat eine leuchtende, schön gefärbte Haut und ist mit einer wasserklaren, intakten Schleimschicht überzogen. Die Augen sind prall und die Linsen nach außen gewölbt. Die Kiemen sind schön rosa. Fangfrische Ware riecht verlockend nach Fisch. Bei langer Lagerung dagegen wird der Geruch unangenehm.

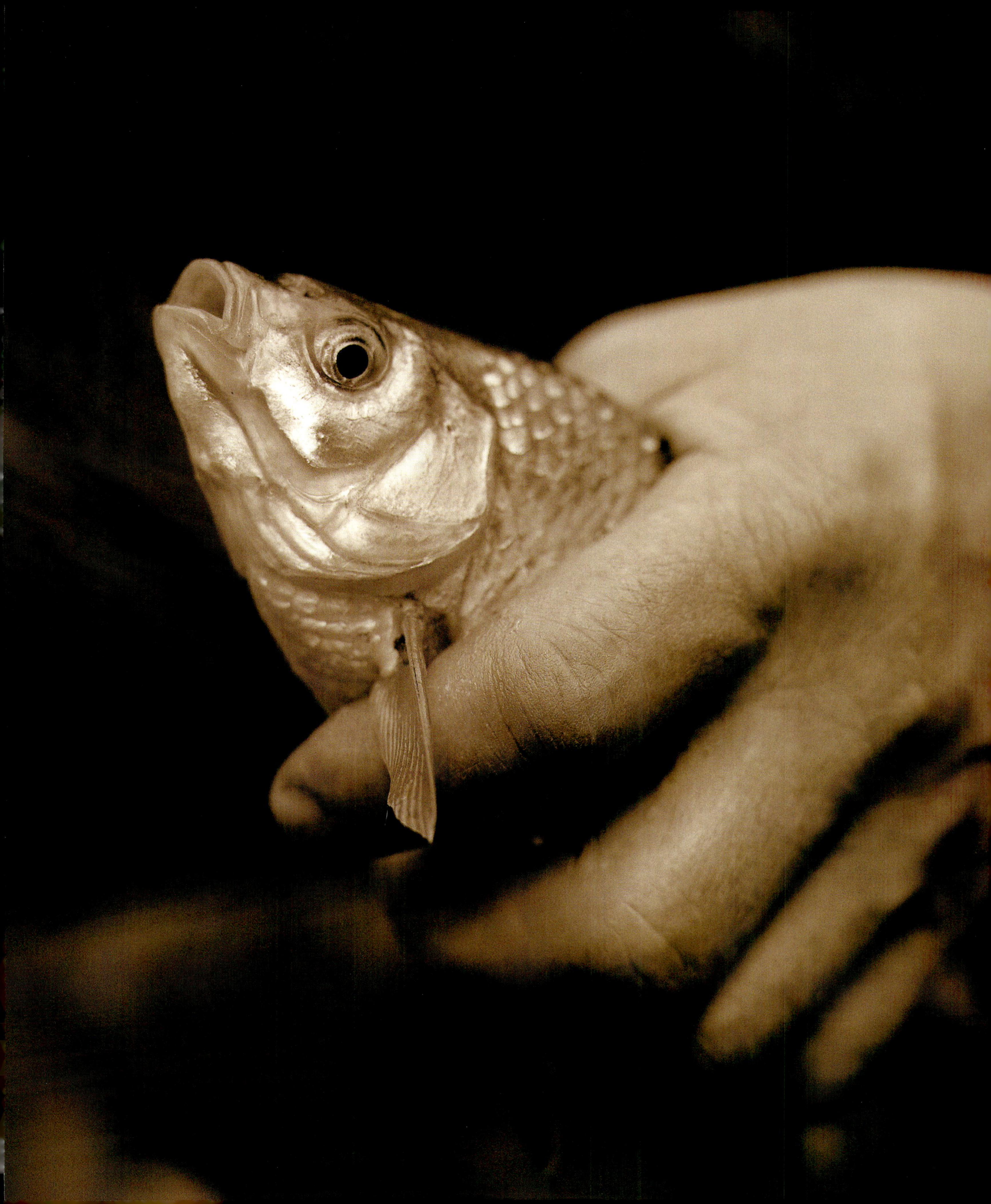

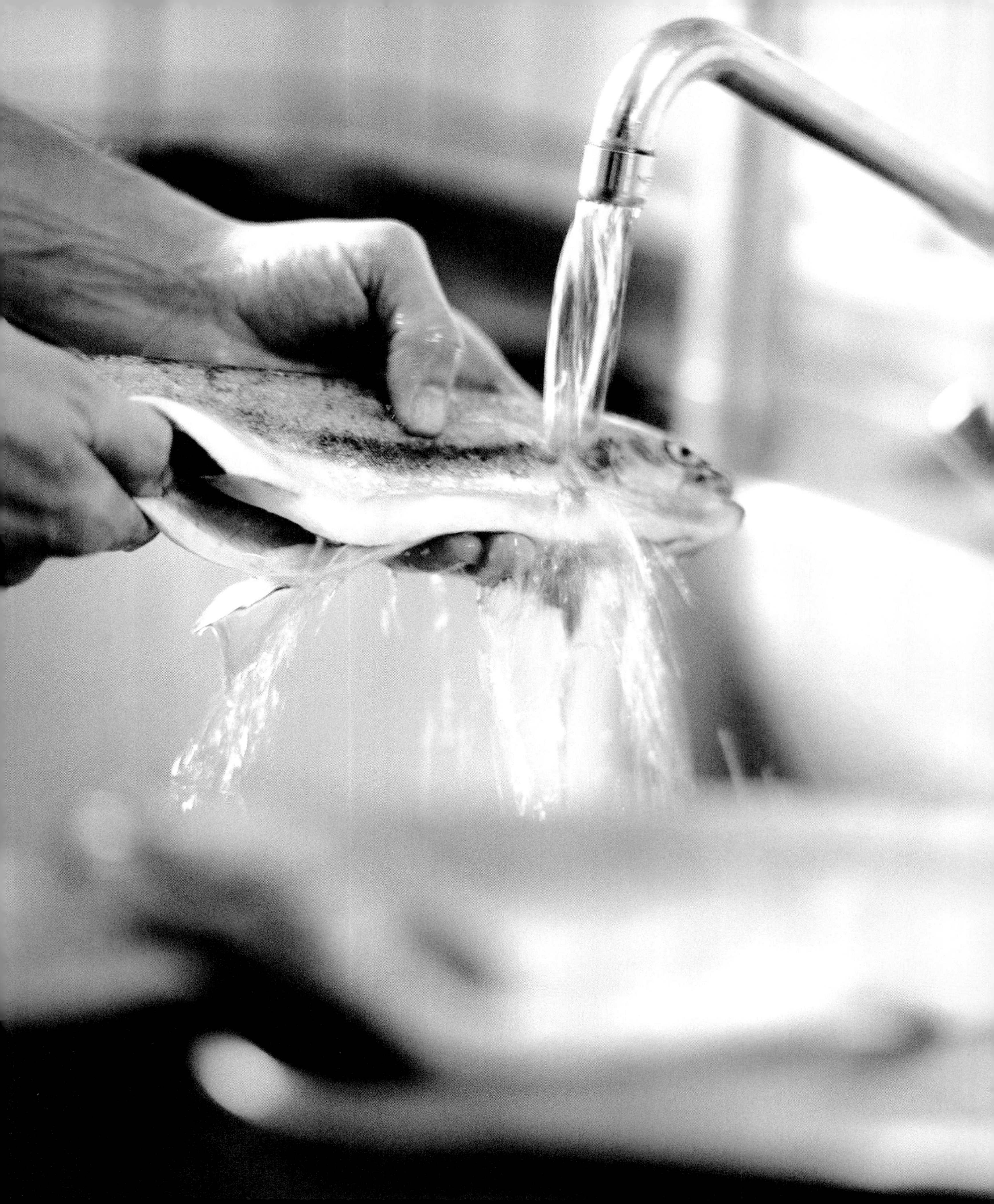

Säubern, Säuern, Salzen

Die so genannte 3-S-Regel gilt sowohl für See- als auch für Süßwasserfische. Natürlich gehört zu den Vorarbeiten auch das Schuppen, Ausnehmen, Filetieren und Entfernen von Gräten. Flusskrebse dagegen müssen überhaupt nicht vorbereitet werden.

Säubern und Schuppen

Wer keinen küchenfertigen Fisch kauft, muss selbst Hand anlegen. Zunächst müssen Sie mit der Schere die Rücken- und Bauchflossen abschneiden und die Schwanzflosse der Form nach kürzen. Anschließend den Fisch schuppen, ausnehmen, unter fließendem Wasser gut waschen und trocknen. Doch nicht alle Fische müssen geschuppt werden. Bei Fischen mit einer Schleimschicht, wie Forelle oder Saibling, ist dieser Schritt unnötig. Bei diesen Fischen sollten Sie lediglich darauf achten, dass Sie beim Waschen oder Abbrausen die dünne Schleimschicht nicht verletzen. Fische, deren Haut gegessen werden kann, zum Beispiel die von der Renke, müssen erst von den Schuppen befreit werden. So gelingt's: Den Fisch unter fließendes, kaltes Wasser halten und mit dem Messerrücken oder einem speziellen Fischschupper vom Schwanzende aus zum Kopf hin entlang der Fischhaut fahren, sodass die Schuppen entfernt werden. Dann den Fisch nochmals gründlich waschen, mit der Hand über die Haut streichen und notfalls nachschuppen, wenn Sie noch einige Schuppen spüren.

Feinarbeit – das Filetieren

Am liebsten verarbeite ich Fische im Ganzen, doch wenn ich hin und wieder Filets zubereite, filetiere ich die Fische selbst. So gelingt's: Süßwasserfische sind in der Regel Rundfische und ergeben zwei Filets. Den geschuppten und ausgenommenen Fisch mit einem scharfen Messer unmittelbar hinter den Kiemen schräg einschneiden, und zwar bis zur Mittelgräte. Den Fisch vorsichtig umdrehen und den Schnitt auf der anderen Seite genauso durchführen, dann aber die Mittelgräte auch durchschneiden. Anschließend vom Kopfende bis zum Schwanz die Haut direkt am Rückgrat einschneiden. Das Messer möglichst flach entlang der Mittelgräte führen, um Schnitt für Schnitt das Filet zu lösen. Den verbliebenen Fisch umdrehen und das zweite Filet auf die gleiche Weise in kleinen Schnitten von der Mittelgräte abtrennen. Wer diese Arbeit scheut, sollte küchenfertiges Fischfilet kaufen. Oder, wenn Sie an einem größeren Gewässer wohnen und Ihren Fisch von den dort ansässigen Berufsfischern beziehen, dann lassen Sie sich den Fisch gleich vor Ort vorbereiten.

Tipps

➡ Wer sich die Mühe mit dem Schuppen, Entgräten (Abbildung oben), Ausnehmen und Filetieren (Abbildung unten) sparen möchte, sollte küchenfertige Ware kaufen.

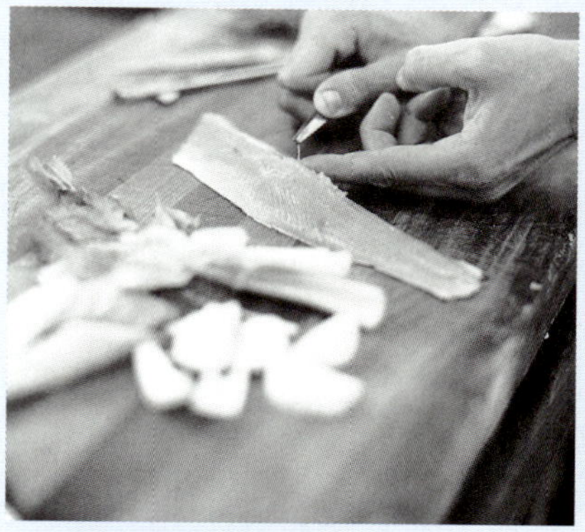

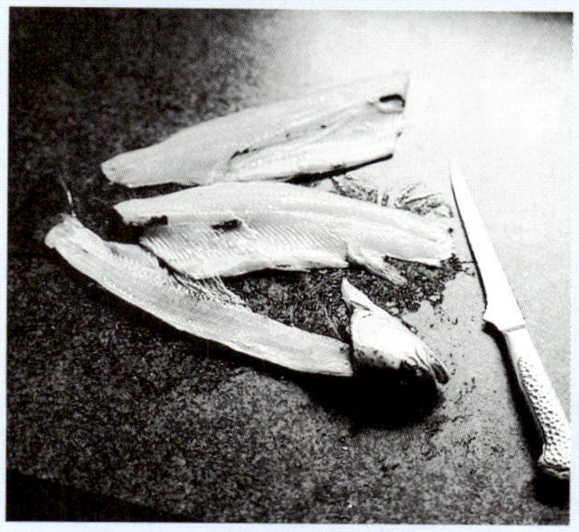

Jede Menge Feinarbeit

Fischkauf ist natürlich immer Vertrauenssache. Doch versuchen Sie möglichst viel über die Herkunft des Fisches zu erfahren. Frischen Fisch sollten Sie so schnell wie möglich verarbeiten, denn die Haltbarkeit hängt von der Art und der Qualität des Fischs ab.

Tipps

➡ Frischfisch hält sich im Kühlschrank maximal einen Tag. Ideal ist jedoch, wenn er noch am selben Tag zubereitet wird.

➡ Zum Kühlen den Fisch am besten in eine Glas- oder Porzellanschüssel legen und mit Folie abdecken.

➡ Süßwasserfische lassen sich außer mit Salz zusätzlich mit Cayennepfeffer würzen – er ist feiner als weißer oder schwarzer Pfeffer.

➡ Bei ganzen Fischen können Sie noch einen frischen Kräuterzweig – Rosmarin, Petersilie oder Dill – in die Bauchöffnung legen.

➡ Flusskrebse werden lebend geliefert, weil sie leicht verderben, und sie müssen nicht vorbereitet werden.

Gräten und Haut

Je nach Fischart müssen Sie eventuell nach dem Filetieren noch einzelne Gräten entfernen. So gelingt's: Streichen Sie mit dem Messerrücken von der dickeren Kopfseite bis zur flacheren Schwanzseite über das Filetstück, dabei stellen sich die noch verbliebenen Gräten hoch, sodass sie leicht mit einer Pinzette oder einer speziellen Grätenzange entfernt werden können. Wenn Sie das Filet anschließend noch von der Haut befreien möchten, gehen Sie am besten so vor: Legen Sie das Filet mit der Hautseite nach unten auf eine saubere Arbeitsfläche und beginnen Sie am Schwanzende mit einem kleinen Schnitt ins Fleisch. Die dadurch freistehende Haut am besten mit einem sauberen Küchentuch festhalten und das Messer zwischen Haut und Filet ansetzen und das Fleisch von der Haut lösen.

Säuern und Salzen

Ganze Fische außen sowie innen und Filets beidseitig mit frisch gepresstem Zitronensaft beträufeln. Die Säure bindet nicht nur den Geruch, sondern verbessert auch Geschmack und Festigkeit des Fischfleisches. Den beträufelten Fisch mit Klarsichtfolie abdecken und im Kühlschrank rund 15 Minuten ziehen lassen. Erst ganz kurz vor der Zubereitung sollten Sie den Fisch schließlich salzen, nach Belieben mit Cayennepfeffer würzen und noch einen Kräuterzweig in die Bauchhöhle legen. Denn das Kochsalz entzieht dem Fisch Bindegewebswasser, macht das Fischfleisch trocken und die Fischoberfläche nass, sodass es beim Braten spritzt und der Fisch nur langsam braun wird.

In Mehl wenden

Zum Braten sollten Sie sowohl ganze Fische als auch Fischfilets leicht mehlieren. Durch die hauchdünne Mehlschicht bekommt der Fisch beim Braten eine goldbraune Farbe und das Fischfleisch bleibt schön saftig. Bevor Sie den Fisch oder die Filets in Mehl wälzen, sollten Sie den Fisch mit Küchenpapier trockentupfen. Pro Fisch genügt etwa ein Esslöffel Mehl, das Sie nach Belieben und Vorlieben mit wenig Salz und weißem Pfeffer würzen können. Nach dem Bemehlen überschüssiges Mehl wieder sanft abklopfen.

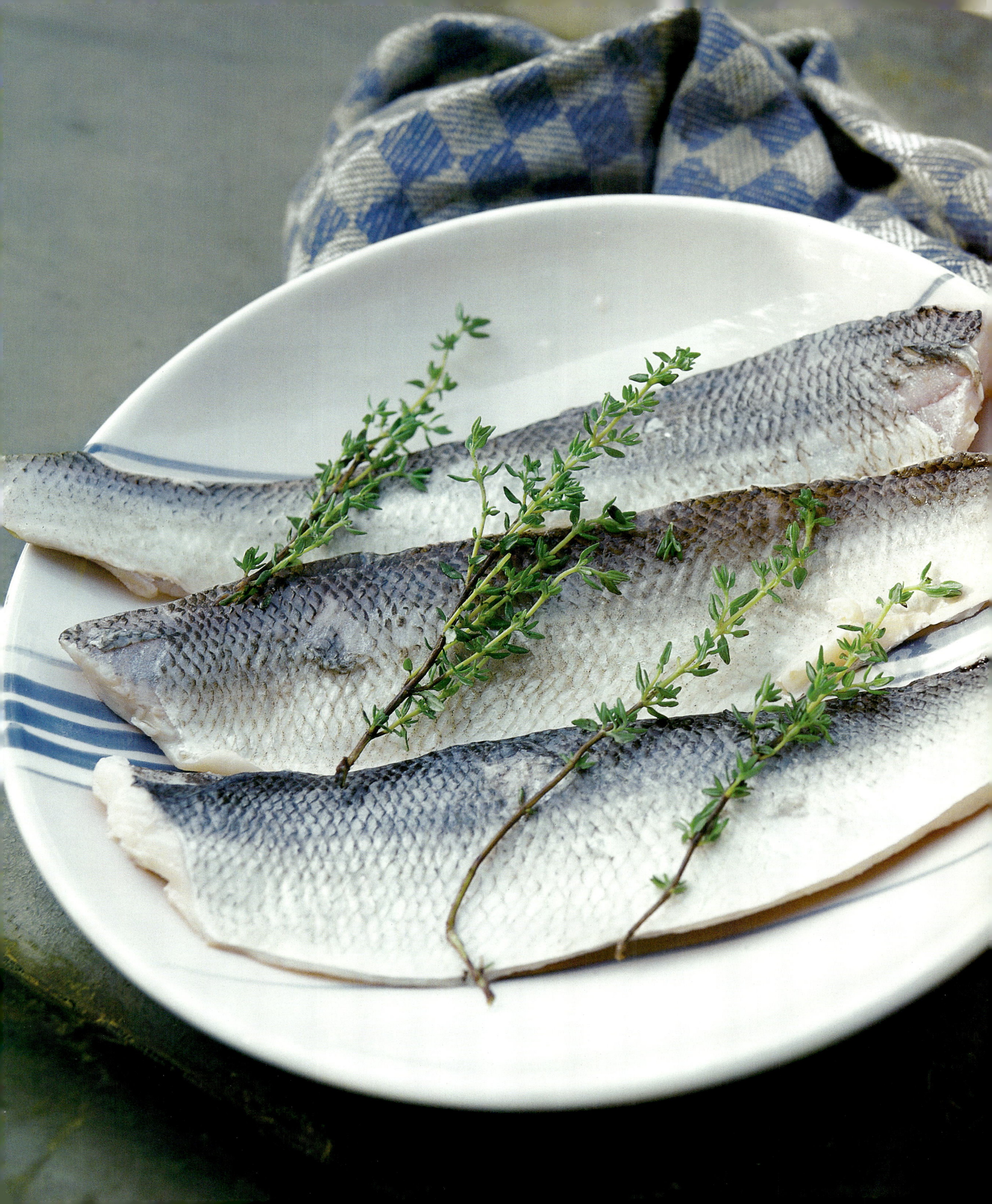

Blaukochen, Braten, Backen

Sanfte Garmethoden eignen sich hervorragend für die nährstoffschonende Zubereitung von Frischfisch. Durch sie bekommt er ein zusätzliches Aroma und bleibt saftig. Und: Sanft gegarter Fisch ist ausgesprochen bekömmlich.

Wissenswertes

***Fisch** niemals in sprudelndem Wasser kochen, sondern nur in einem Würzsud ziehen lassen. Die Temperatur bleibt knapp unter dem Siedepunkt.*

*Bei der **Garprobe** immer an der dicksten Stelle – oben vor dem Hals – drücken. Der Fisch ist noch nicht gar, wenn es einen leichten Gegendruck gibt.*

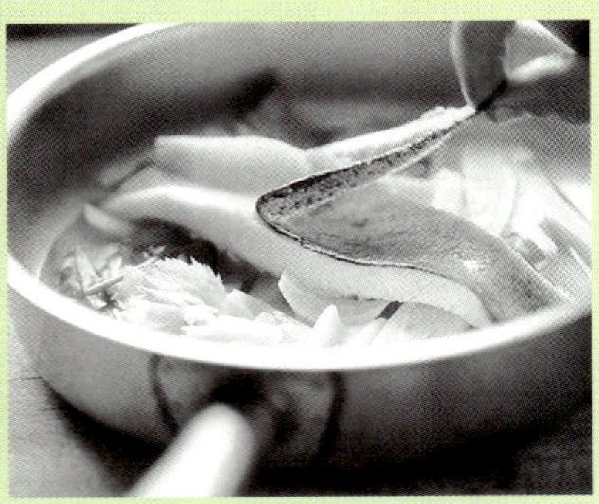

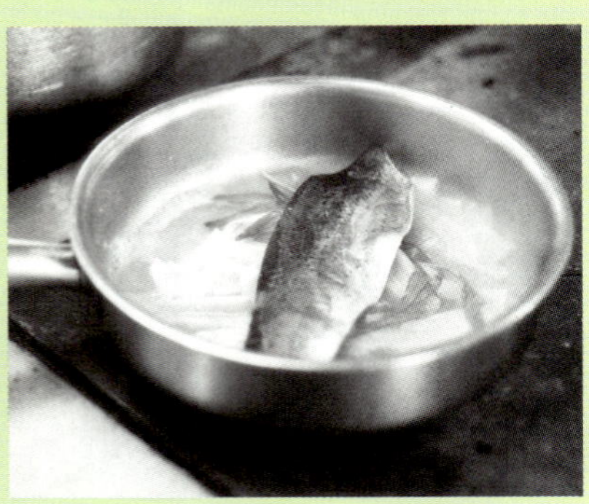

Blaukochen und Pochieren

Forelle, Saibling oder Karpfen schmecken sowohl in der Pfanne gebraten, als auch in einem Sud, wenn sie »blau« zubereitet werden. Das Blaukochen ist nicht nur eine der klassischsten Garmethoden, sondern auch eine sehr nährwertschonende Zubereitungsart – zudem durch die Blaufärbung gleichzeitig optisch sehr ansprechend. Die Schleimschicht einiger Fische bewirkt beim Garziehen die leichte Blaufärbung. Zum Blaukochen Wasser, Essig, Wurzelgemüse, Lorbeerblatt sowie einen Thymianzweig – kein Salz, weil es die Schleimschicht löst – in einem großen Topf, in dem der Fisch Platz hat, einmal aufkochen lassen. Den Fisch einlegen und, je nach Gewicht, etwa zehn Minuten offen ziehen lassen. Machen Sie eine Garprobe, bevor Sie den Fisch aus dem Sud nehmen. Beim Pochieren gehen Sie ähnlich vor. Die einzigen Unterschiede: Fisch auf diese Art muss keine Schleimschicht aufweisen und auf den Zusatz von Essig können Sie verzichten. Ein größerer Fisch wird dabei im kalten Sud aufgesetzt und nach dem Erhitzen ganz langsam gegart. Meine Spezialität: Etwa vier Zentimeter dicke Scheiben vom Wels oder Zander abschneiden und im Sud ziehen lassen.

Behutsam dünsten

Das Prinzip beim Dünsten ist: Fisch im eigenen Saft oder mit wenig Flüssigkeit, wie Fischfond, Wein oder Wasser, schonend garen. Dabei bleiben die Nährstoffe weitgehend erhalten und das Fischfleisch wunderbar aromatisch. Für diese Methode sind sowohl Fischfilets als auch kleinere ganze Fische geeignet. Ungehäutete Filets lassen sich so hervorragend zubereiten. Das Fischfilet mit der Grätenseite nach unten in eine Pfanne mit etwas Sud und zerkleinertem Gemüse geben. Einen Deckel auflegen und das Filet mit der Hautseite nach oben bei schwacher Hitze garen. So gedünstet bleibt der Fisch saftig und glänzt schön. Aber nicht nur das: Jetzt können Sie auch die Fischhaut mühelos abziehen (Abbildung oben). Am liebsten dünste ich in einem Sud aus Wasser, Zwiebeln und Gemüse mit feinem Eigengeschmack, wie Gurken, Schwarzwurzeln, Lauch oder Spargel, und Gewürzen (Abbildung unten).

Fisch wird beim Braten schnell trocken, wenn er zu lange gebraten wird oder die Temperatur zu hoch ist. Die Kunst besteht darin, den Fisch genau auf den Punkt zu garen. Mit etwas Fingerspitzengefühl für den richtigen Zeitpunkt gelingt es leicht.

Braten – eine Kunst für sich

Kleinere, ganze Fische und Fischfilets lassen sich auch bestens in der Pfanne oder im Backofen leicht knusprig braten. Am liebsten brate ich flache Filets von der Renke oder einem Saibling, und zwar in einer guten Pfanne aus Gusseisen. Als Bratfett verwende ich vorzugsweise eine Mischung aus Olivenöl und Butter, die beim Heißwerden leicht ansteigt und dafür sorgt, dass sich der Fisch nach dem Braten gut vom Pfannenboden löst. Flache Filets sollten Sie immer nur hellbraun anbraten, dann umdrehen und ziehen lassen. Die Filets sollten auf jeden Fall noch glasig sein, also innen einen leicht rohen Kern aufweisen, damit das Fischfleisch nicht zu trocken wird. Fischfilets mit Haut zuerst auf der Seite ohne Haut braten, damit diese sich auf Grund der entstehenden Spannung nicht rollt.

Aus dem Backofen

Größere Fischstücke oder Fische im Ganzen schmecken auch gut, wenn sie im Backofen gebraten werden. Den ganzen Fisch innen mit Zitronensaft beträufeln, salzen und Kräuter dazugeben. Den Fisch dünn mit gutem Olivenöl bestreichen, auf ein Stück Alufolie legen und im Backofen garen.

In salziger Hülle

Ganze Fische bereite ich sehr gerne in einer Salzkruste zu. Je dicker und größer der Fisch, desto idealer ist diese Art der Zubereitung. Geeignet sind Fische, die mehr als ein Kilogramm wiegen. Außerdem müssen die Fische nicht geschuppt werden. Im Gegenteil: Die Schuppen sorgen dafür, dass das Fischfleisch durch die Salzschicht nicht zu salzig wird. So zubereitet, schmeckt Fisch wirklich nach Fisch und ist ein Hochgenuss. So gelingt's: Für die Salzkruste aus etwa zwei Kilogramm Salz – sieben Achteln grobem Meer- und einem Achtel Jodsalz –, zwei bis drei Esslöffeln Mehl und etwa 80 bis 100 Gramm Eiweiß einen etwas bröseligen, leicht modellierbaren Salzteig herstellen. Eine Reine oder einen Bräter mit etwas Teig auskleiden, den vorbereiteten Fisch darauf legen und mit dem übrigen Teig zumodellieren. Den Fisch im vorgeheizten Backofen backen, bis die Kruste goldbraun ist.

Tipps

➡ Statt in eine Salzkruste können Sie ganze Fische auch in eine Teighülle stecken und im vorgeheizten Backofen backen.

➡ Zur Umhüllung eignen sich dann Hefe- oder Blätterteig sowie Pastetenteig.

➡ Durch die Salzkruste oder den Teig wird der Fisch, ob mit zartem oder festem Fleisch, im eigenen Saft sanft gegart.

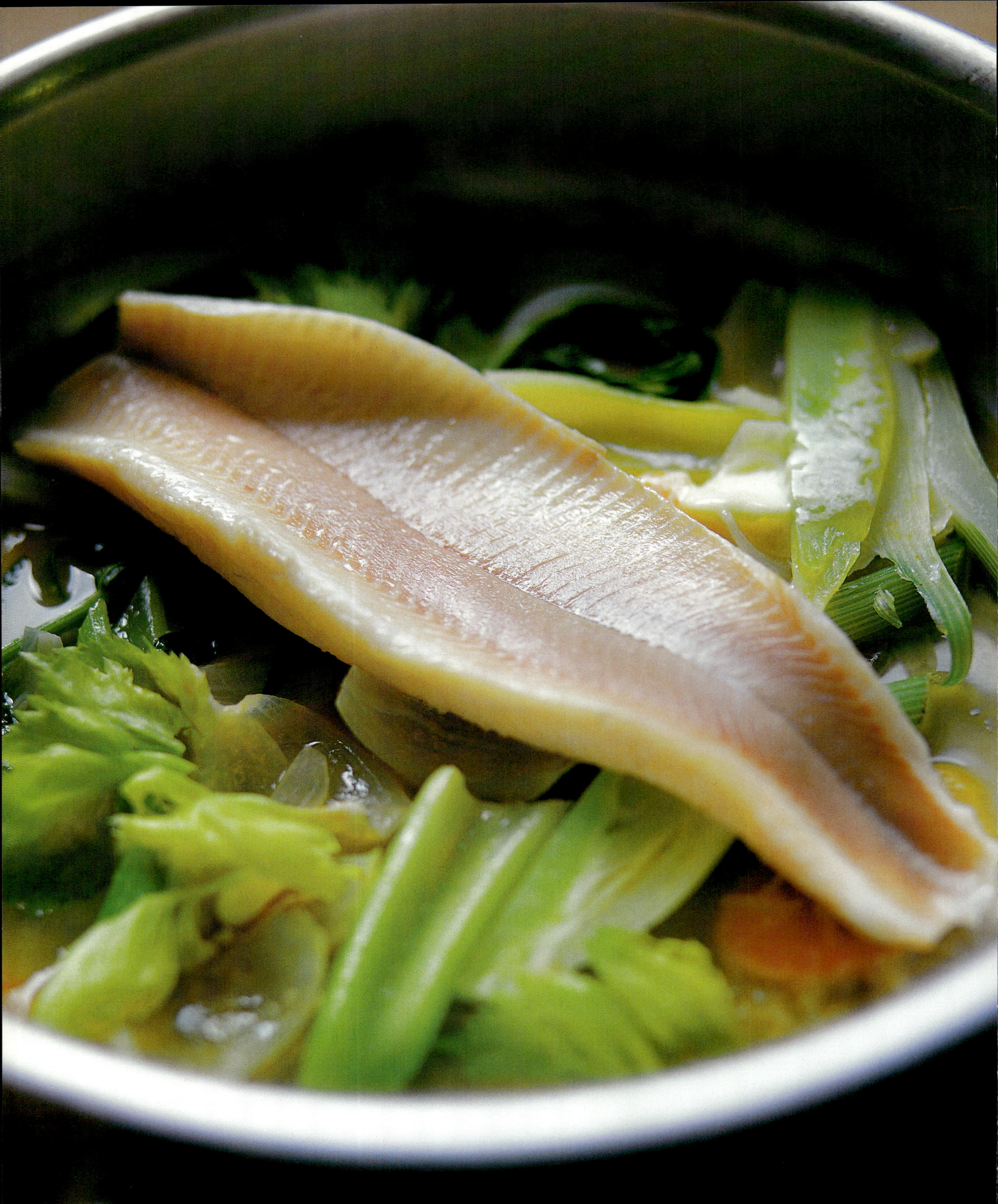

Im Sud oder mit Gemüse

Flusskrebse sind sehr rar geworden und wenn sie angeboten werden, dann meist in den kalten Monaten des Jahres und immer lebendig, weil das Fleisch von toten Krebsen sonst zu schnell verdirbt.

Flusskrebse – eine Delikatesse

Flusskrebse werden ohne Vorbereitungen in reichlich sprudelnder Flüssigkeit gegart – ideal ist ein Sud aus Wasser, Salz, Wurzelgemüse und einer Prise Kümmel. Die noch lebenden Krebse mit dem Kopf voran ins sprudelnde Wasser geben und den Topf beiseite stellen. Die Krebse im Sud fünf bis sieben Minuten ziehen lassen, herausnehmen und abtropfen lassen.

Krebse richtig zerlegen

Zum Zerlegen die Arme abbrechen. Den Schwanz mit einer leichten Drehbewegung vom Körper abziehen. Den Schwanzfächer vom Körper wegdrehen und dabei den Darm, erkennbar als dünner schwarzer Faden, behutsam herausziehen. Den Panzer mit Daumen und Zeigefinger aufbiegen, und zwar so, dass das Schwanzfleisch in einem Stück herausgezogen werden kann.

Krebsfond

Für einen Krebsfond das Fleisch aus dem Krebskörper herauslösen und in Butter hellbraun oder blond, das heißt leicht gebräunt, anrösten. Grob zerkleinertes Wurzelgemüse und ein, zwei Tomaten dazugeben, etwas Cognac angießen und flambieren. Mit Fond aufgießen und aufkochen lassen. Nach Belieben einen Thymianzweig dazulegen und mit Salz abschmecken. Zur weiteren Verwendung alles durch ein Sieb abgießen, dabei den Fond auffangen. Dieser Krebsfond lässt sich zum Aufgießen für Saucen oder auch als Grundlage für feine Krebssuppen verwenden. Mit Eigelb legiert oder mit Crème fraîche verfeinert, sind Krebssuppen eine äußerst köstliche Delikatesse, nicht nur bei Gourmets beliebt.

Krebse auf dem Gemüsebett

Grob zerkleinertes Wurzelgemüse, zum Beispiel Möhren, Sellerie und Petersilienwurzel, in einer Kasserolle und in wenig Butter anschwitzen, etwas Gemüsebrühe oder Süßwasserfischfond angießen und aufkochen lassen. Die Krebse auf das Wurzelgemüsebett im Topf setzen und je nach Vorlieben einen Kräuterzweig, entweder frischen Thymian oder Rosmarin, darauf legen und alles zugedeckt bei schwacher Hitze in einigen Minuten gar dünsten.

Tipps

➡ Wenn Sie Flusskrebse portionsweise garen, den Sud zuvor immer wieder aufkochen lassen.

➡ Von den gegarten Krebskörpern jeweils Schwanz und Scheren abtrennen. Das Schwanzfleisch aus dem Panzer lösen und dabei den Darm entfernen.

➡ Für Krebse im Ganzen zerkleinertes Wurzelgemüse anbraten, etwas Fond angießen und die Krebse darin dünsten.

Gegarten Fisch zerlegen

Für Fischliebhaber, die öfter Fisch zubereiten, lohnt sich die Anschaffung eines Fischtopfes mit Einsatz, in dem der Fisch beispielsweise zum Blaukochen ausreichend Platz hat. Zum Zerlegen oder Vorlegen ist ein Fischbesteck ideal, doch nicht unbedingt nötig.

Empfehlungen

- *In der kalten Jahreszeit können Sie beim Dünsten von Fisch Steckrüben oder Schwarzwurzeln und jederzeit auch Kartoffeln von Anfang an mitgaren.*
- *Als Gemüse passen kurz blanchierter Lauch und Gartengurken dazu.*
- *Süßwasserfisch harmoniert sehr gut mit frischem Meerrettich, Dill und Schnittlauch.*

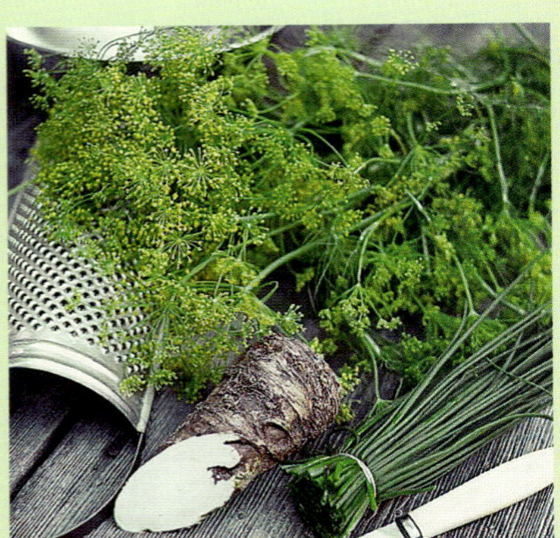

Unentbehrlich: Fischfond

Nicht nur in der Fleisch-, sondern auch in der Fischküche ist ein guter Fond eine unentbehrliche Zutat für feine Saucen oder edle Fischsuppen. Hauptzutat eines Fischfonds sind Fischkarkassen oder Fischabfälle, wie Köpfe und Gräten, von mageren, fangfrischen Weißfischen. Damit der Fond nicht bitter schmeckt, vor dem Waschen der Fischabschnitte die Köpfe von den Kiemen befreien. Die Fischabschnitte in Butter schwenken, grob zerkleinertes Wurzelgemüse dazugeben, aber keine Möhren, damit der Fond schön hell bleibt. Mit trockenem Wein und/oder Wasser angießen und köcheln lassen. Wenig Aromaten erst kurz vor dem Ende der Garzeit hinzufügen.

Eine Forelle zerlegen

Ob Sie die blau zubereitete Forelle in der Küche zerlegen oder vor Ihren Gästen, spielt keine Rolle. Wichtig dabei ist, dass Sie die Filets beim Zerlegen nicht beschädigen und auf vorgewärmten Tellern rasch servieren. So gelingt's: Die Forelle vorsichtig aus dem Sud nehmen und auf ein Tranchierbrett legen. Sofort die Rückenflosse samt Flossenträger entfernen – das geht am besten mit Hilfe eines Fischmessers oder Fischlöffels und einer Gabel. Dann mit dem Fischmesser die Haut zunächst entlang des Rückgrates durchtrennen, anschließend an Kopf und Schwanz. Die Haut mit dem Fischmesser aufrollen und gleichzeitig vorsichtig abziehen. Das Forellenfilet auf der Oberseite hinter dem Kopf lösen und behutsam von der Mittelgräte abheben. Das untere Filet mit dem Fischmesser abheben und mit der Hautseite nach oben auf den warmen Teller legen. Die restliche Haut ebenfalls ablösen.

Die Bäckchen – klein und zart

Die zarten Bäckchen vor den Kiemen gelten unter Feinschmeckern als Delikatesse. Je nach Größe des Fischs sitzen etwa zwei, drei Zentimeter von den Kiemen entfernt die kleinen Bäckchen – diese Stelle fühlt sich weich an. Bei einer kleinen Forelle lassen sie sich mit einem Teelöffel leicht herauslösen. Oder Sie heben von hinten einfach die Kiemendecke an und lösen die Bäckchen mit dem Fischmesser heraus.

Walchensee-Renke in Bismarcksud

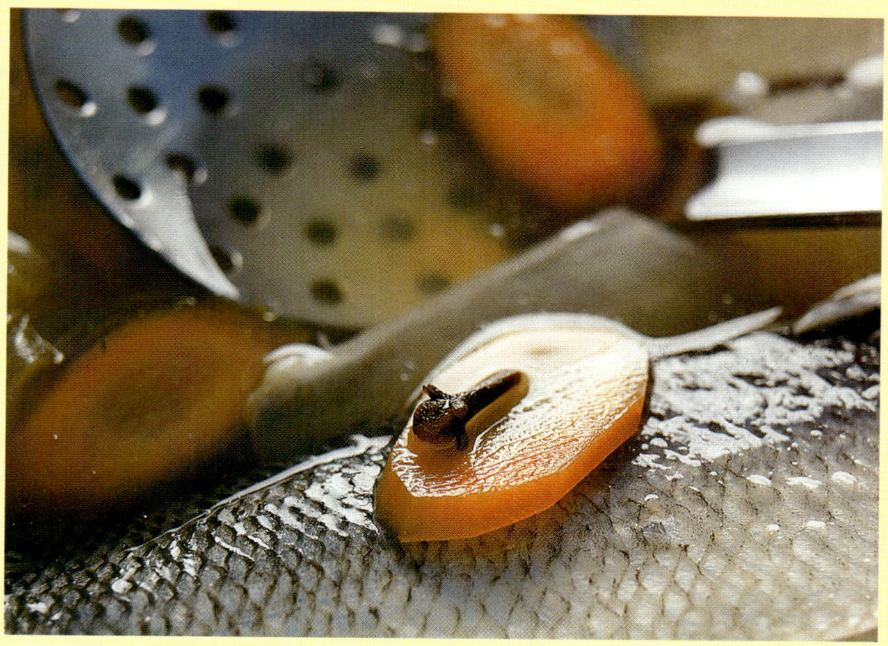

Für 4 Personen

- *35 g Meersalz*
- *4 ganze Renken, filetiert und entgrätet*

Für den Sud

- *2 Möhren*
- *1 Fenchelknolle*
- *1 rote Zwiebel*
- *1/2 l trockener Weißwein*
- *1/2 l Apfelessig*
- *20 g Salz*
- *130 g Zucker*
- *1/2 Knoblauchknolle*
- *1 Lorbeerblatt*
- *2 Gewürznelken*
- *1 TL Senfkörner*
- *8 Pfefferkörner*

- Salz mit 1 l Wasser mischen und die Renkenfilets darin über Nacht einlegen.

- Am nächsten Tag für den Sud die Möhren putzen und schälen, den Fenchel putzen und alles in Scheiben schneiden. Die Zwiebel schälen und in grobe Spalten schneiden.

- 1/2 l Wasser mit Weißwein, Essig, Salz und Zucker zum Kochen bringen. Die vorbereiteten Zutaten, Knoblauchknolle, Lorbeerblatt, Nelken, Senf- und Pfefferkörner hineingeben. Alles etwa 10 Minuten bei schwacher Hitze köcheln lassen. Den Sud von der Herdplatte nehmen und bis auf Handwärme abkühlen lassen.

- Die Renken aus dem Salzwasser nehmen und kalt abwaschen. Nebeneinander (nicht übereinander!) in eine flache Form legen. Den Sud über die Renkenfilets gießen. Die Renken in diesem Sud im Kühlschrank mindestens 2 Tage marinieren.

- Zum Servieren die Renken in feine Scheiben schneiden. Dazu passt ein knackiger Blattsalat mit frischen Kräutern.

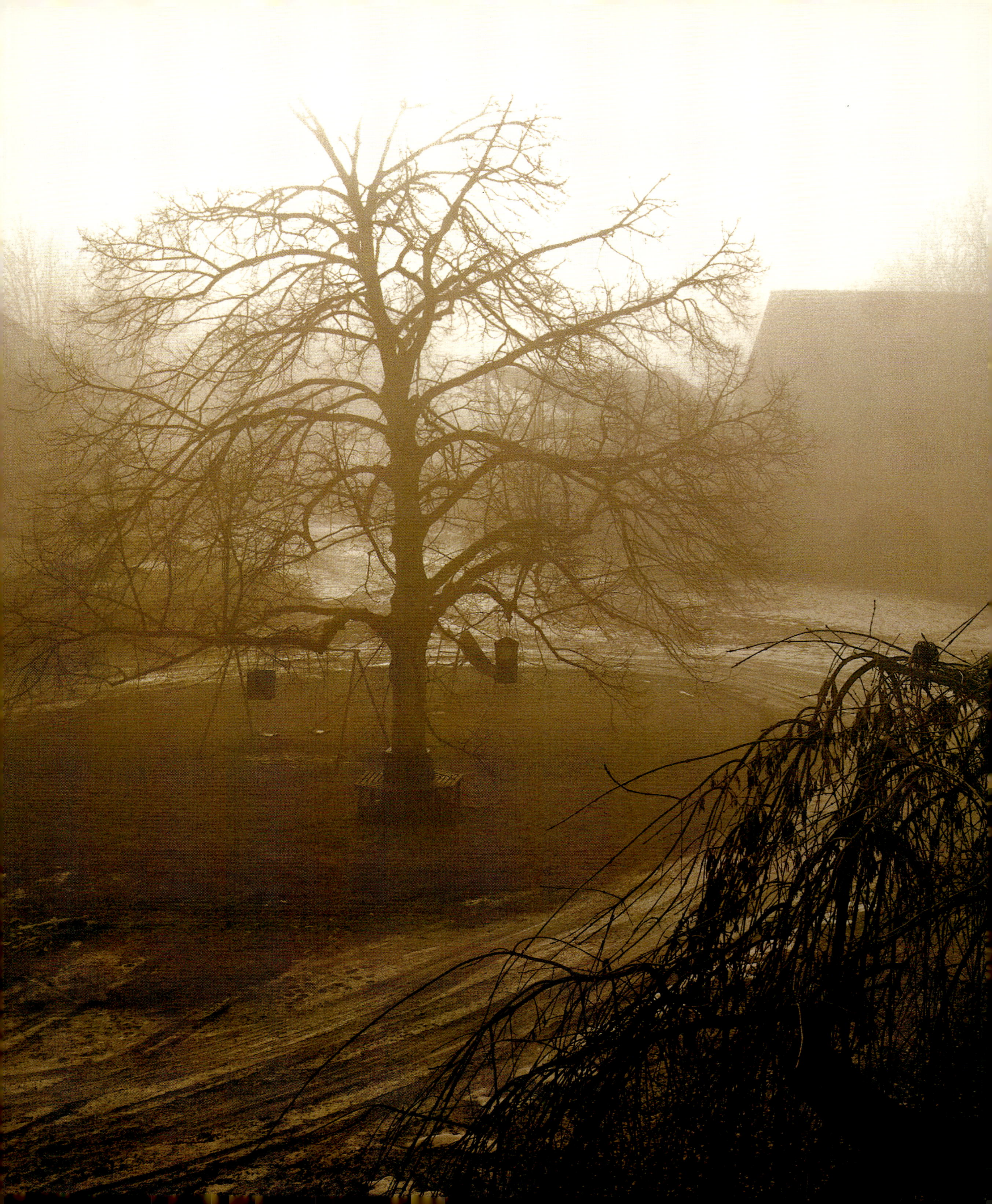

4 Wald und Flur

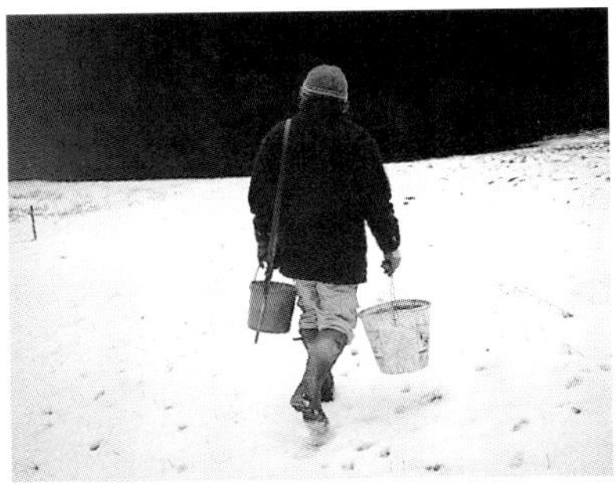

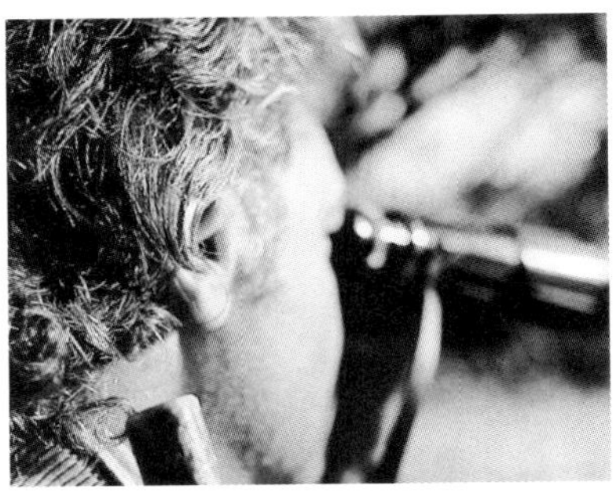

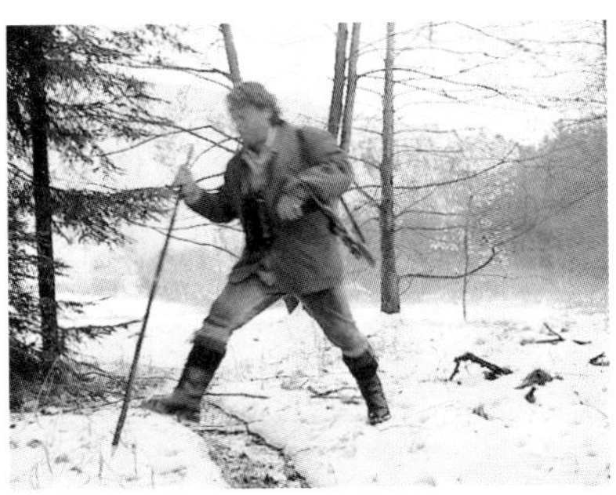

Warten. Hoffen. Frieren.
Die Zeichen der Zeit erkennen.
Die Jagd steht mehr denn je auf dem Prüfstand.

Vom edlen Weidwerk

Warum geht man eigentlich auf die Jagd? Die meisten Antworten auf diese Frage sind gelogen. Oder zumindest geheuchelt. Da wird langatmig und mit Pathos das edle Weidwerk bemüht, und der Laie nickt anerkennend. Und einen Moment glaube ich es fast selbst. Dabei weiß ich es besser …

Natürlich muss ein Ausgleich zwischen Wildbestand und Waldzustand geschaffen werden, um das Gleichgewicht in der Natur aufrechtzuerhalten. Natürlich kann die jagende Zunft ihren Beitrag im Konflikt zwischen Geschäftsinteressen und Tierschutz leisten. Aber mal ehrlich: Was die meisten von uns bei jedem Wetter hinaustreibt, ganze Mondnächte durchfrieren, alle Termine vergessen und den Hochsitz samt Rauhaardackel vor Jagdfieber erzittern lässt, ist etwas ganz anderes. Es ist die brisante Mischung aus archaischem Beutetrieb, nostalgischem Pfadfindertum und Abenteuerspielplatz, die uns Weidmänner und -frauen in die Gummistiefel hetzt. Und uns behaupten lässt, wir dienten einer höheren Aufgabe. Dabei könnte alles so schön sein …

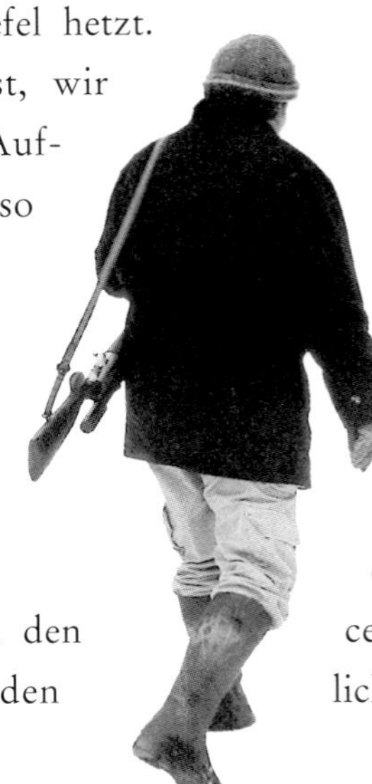

Die Lodenfreier müssten sich nur einmal ihr ungeheures Privileg bewusst machen und dann den ethischen Grundsatz »den Schöpfer im Geschöpfe ehren« in die Tat umsetzen – in Verbindung mit einem guten Schuss Jagdromantik vielleicht. Sich wieder dem indianischen Prinzip des Jagens annähern und das Wild nur dann töten, wenn es aus gutem Grund geschieht: Was würde mehr Sinn machen, als ein Tier der freien Wildbahn zu entnehmen, um es – wunderbar zubereitet natürlich – mit Appetit, Lust und Laune zu verzehren? Zumal verantwortungsvolles Jagen noch immer die humanste Form der »Fleischgewinnung« ist, gleichzusetzen mit ökologischer Tierhaltung und sanfter Schlachtung, wie sie in Herrmannsdorf praktiziert wird. Erst ein Tier gut leben lassen, dann gut schmecken lassen! Wer sich bemüht, nach diesem Credo zu jagen und dabei seinen Bestand an Wildtieren im Auge hat, den darf man getrost ins Revier entlassen. Er wird die Regeln und Gesetze fairen Weidwerkens einhalten und nebenbei dafür sorgen, dass bei der Nutzung natürlicher Ressourcen das ganze Jahr über etwas wirklich Gutes auf den Tisch kommt.

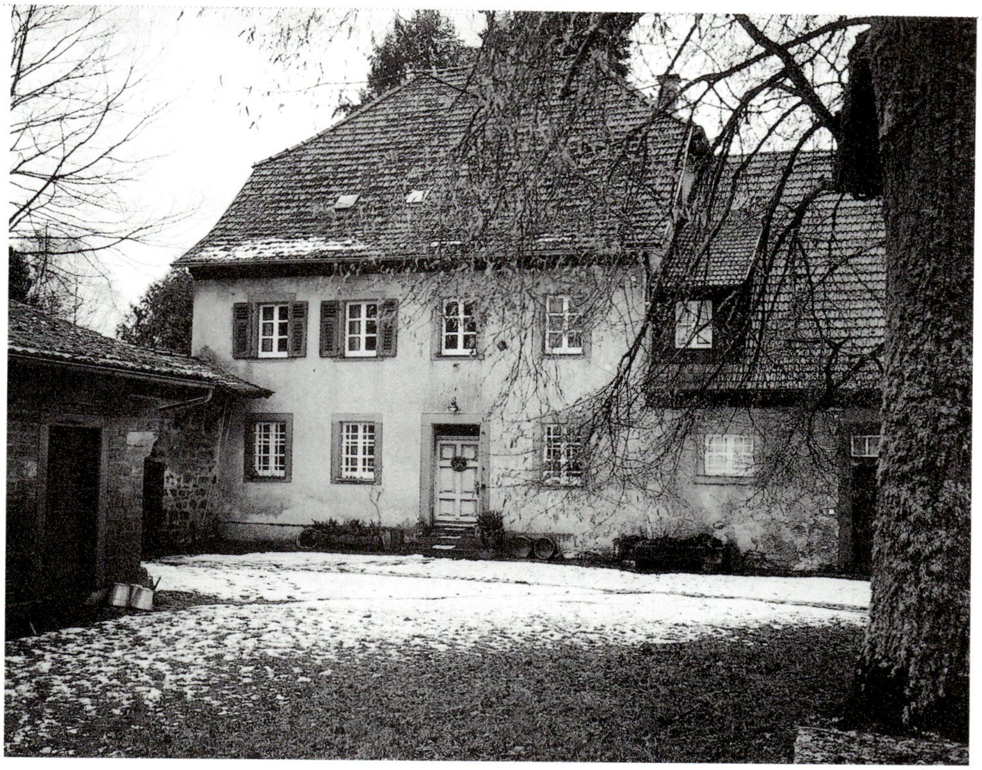

Ehemaliges Pferdegehöft im Spessart aus dem 18. Jahrhundert – heute Jagdresidenz.

Kein Schwein lässt sich mal wieder blicken. Und saukalt ist es auf meinem Hochsitz, selbst der Waldkauz hört sich heute an, als ob es ihn frösteln würde. Wo bleiben denn die schwarzen Gesellen? Wissen sie nicht, dass der Freund in seinem Restaurant dringend ein Wildschwein für seine »ausgezeichnete« Küche braucht?

Der Meister der Jahreszeitenküche weiß das zu würdigen und bedient sich der jeweiligen Früchte der Jagd: Im *Frühjahr* darf von der Ringeltaube bis zum Frischling alles bejagt werden. Von *Mai bis in den Sommer* steht vor allem Reh- und Schwarzwild auf der Abschussliste. Die Haupterntezeit des Jägers liegt im *Herbst und Winter* und liefert der Küche das hoch begehrte Niederwild wie Hase, Rebhuhn, Fasan und Ente. Das ist auch die Hochzeit der Jagd auf unsere letzte »Großwildart«, das Rotwild. Hier scheiden sich die Geister am heftigsten, weil Hirsch, Kahlwild und Schmaltier einen gesegneten Appetit auf Borken und Bäume haben. Dabei hat der generalstabsmäßig durchgeführte Abschuss, vor allem im Staatsforst, Kritiker auf den Plan gerufen, die zu einem gewissen Umdenken beitragen könnten. Besonders interessant dabei: Gerade die passioniertesten unter den Profiförstern und Hobbyjägern erscheinen als Wildretter. Klar! Wie sollten sie in Zukunft ihrer Leidenschaft noch nachgehen können, wenn es nichts mehr zu jagen gäbe?

Jeffe Mangold, Jäger im Spessart

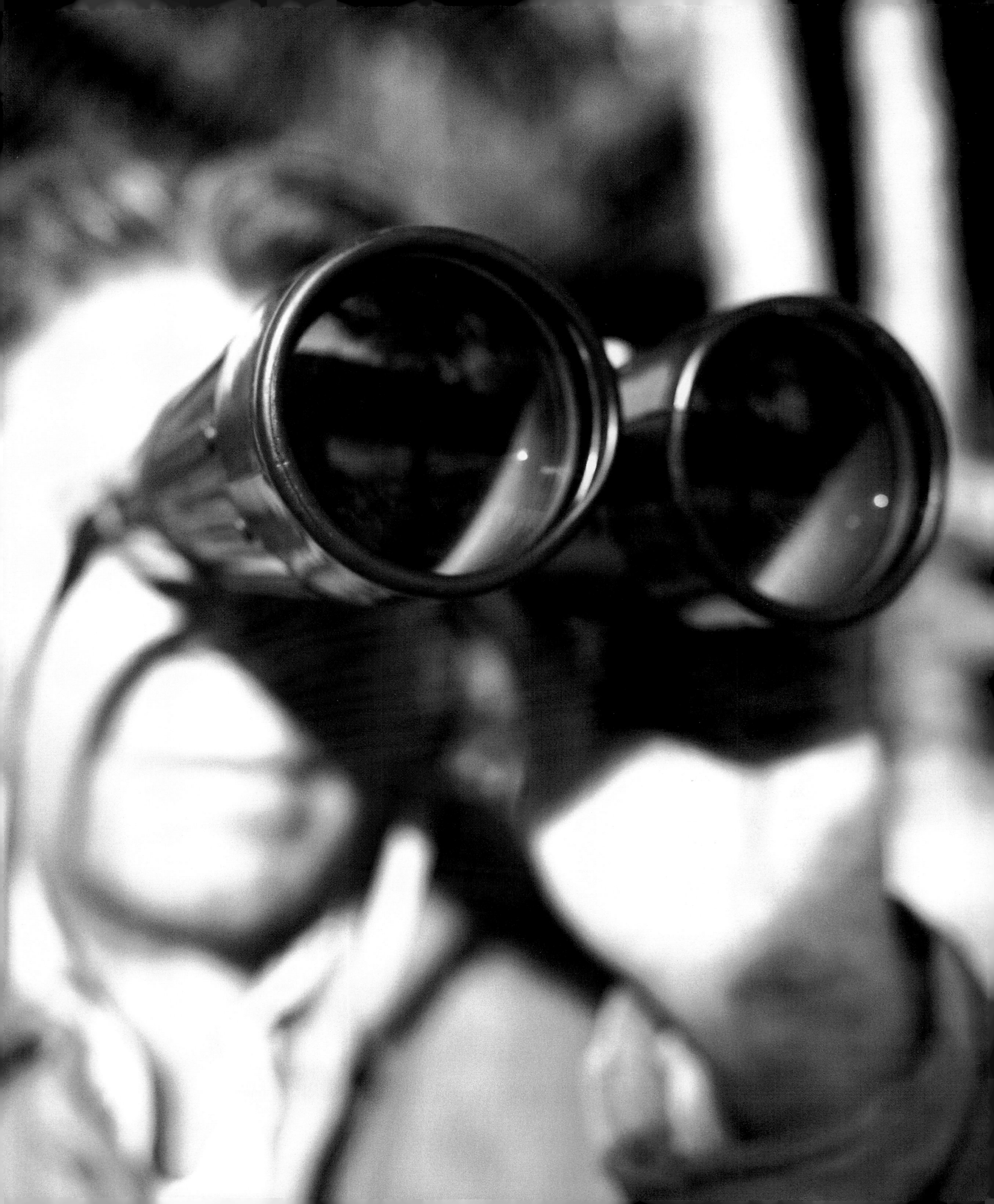

Thielemanns kleine Warenkunde

Reh, Hirsch, Wildschwein. *Ein richtig zubereitetes Wildgericht ist ein ganz besonderer Genuss. Allerdings schrecken noch immer etliche Hobbyköche davor zurück. Zu Unrecht! Ein paar Grundregeln sind zu beachten, bevor Sie ans Zubereiten gehen.*

Geschmackswandel

In den letzten Jahren hat sich bei den Wildgenießern in puncto Geschmack etwas geändert. Diejenigen, die das lange Abhängen bevorzugen, das dem Wild den typischen Reifegeschmack – den Hautgout – verleiht, sind mittlerweile in der Minderzahl. Immer mehr Köche schätzen dagegen den frischen Geschmack von Reh, Hirsch und Wildschwein. Ich bekenne mich zur zweiten Vorliebe. Denn ich finde, Reh soll in erster Linie nach Reh schmecken und nicht nach Hautgout.

Im eigenen Schutzmantel

In einem sind sich alle Fraktionen einig: Wild müssen Sie grundsätzlich abhängen lassen, damit das Fleisch mürbe und genießbar wird, am besten in der eigenen Decke, denn diese wirkt wie ein Schutzmantel. Nachdem das Tier erlegt wurde, braucht es schon zwei Tage, bis es aus der Starre ist. Je mehr sich die Muskeln lösen, desto zarter wird das Fleisch. Dieser Vorgang soll nicht durch bakterielle Reifung erfolgen, die nichts anderes ist als ein langsam einsetzender Verwesungsprozess.

Zeit der Reife

Wie lange Sie Wild abhängen lassen, hängt von zwei Faktoren ab: von Ihrem Geschmack und vom Alter des Tieres. Ein *Rehkitz* sollte nicht länger als fünf Tage abhängen. Bei seiner etwas älteren Schwester, dem *Schmalreh*, sind ein oder zwei Tage länger besser. Das gilt auch für ein *ausgewachsenes Reh*, das Sie nach einer guten Woche nach und nach zubereiten sollten. Einen *alten Rehbock* können Sie nach zehn Tagen nur zum Schmoren verwenden. Durch Einlegen in Rotwein oder Milch lässt er sich bestenfalls noch als Ragout servieren. Für *Hirsch* und *Wildschwein* gilt Ähnliches wie für das Reh. Der *Hirsch* steht allerdings nicht so häufig auf dem Speiseplan. Ideal im Geschmack und gut zum Verarbeiten ist das *Hirschkalb* – bis zum Halbjährigen – es hat dann einen etwas intensiveren Geschmack. Mit dem Abhängen verfahre ich wie beim Reh: vier, fünf Tage in der Decke reichen aus. Dann fange ich an, das Tier systematisch nach Teilstücken zu verarbeiten. Das beginnt bei großen Schmorstücken und endet bei kleinen Teilstücken zum Kurzbraten.

Rehschinken selbst haltbar machen

- *Schlegel vom Reh mit einer Mischung aus grobem Salz und Zucker im Verhältnis 3:2 einreiben, kleine Stücke drei, große vier Tage ruhen lassen.*
- *In grob zermahlenem schwarzem Pfeffer mehrmals wenden.*
- *Je nach Größe und Gewicht in einem dunklen Raum zwischen drei und sechs Wochen bei acht bis zehn Grad an der Luft trocknen lassen.*

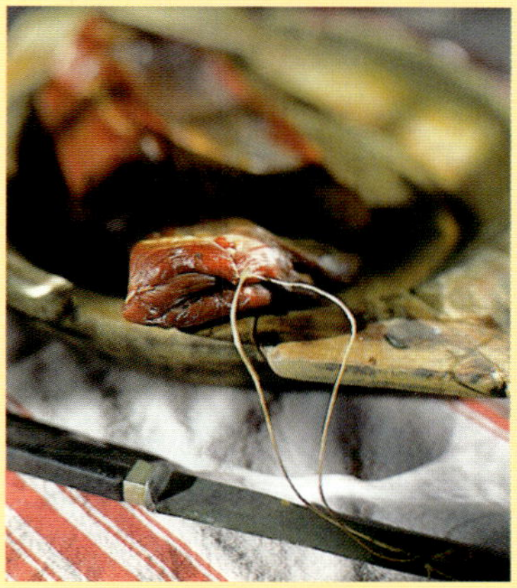

Thielemanns kleine Warenkunde

Haarwild und Federwild. *Wildbret, das Fell trägt – Hirsch, Gams, Reh, Wildschwein, Hase und Wildkaninchen –, gehört zum Haarwild. Fasan, Rebhuhn und Wildente zählen zur Kategorie Federwild.*

Wissenswertes

Bei ***Rehfleisch*** *ist der Rücken, auch Ziemer genannt, zwar am beliebtesten, aber sehr teuer. Auch Rehkeule ist sehr begehrt.*

*Zu den »****Hirschartigen****« zählen Wildarten, deren männliche Tiere ein Geweih tragen, das sich jährlich erneuert.*

Wildschweine *fressen mit Vorliebe Eicheln, Beeren, Pilze – und das macht den intensiven Geschmack aus.*

Wild ist, was es frisst

Beim *Wildschwein* hat für mich ein *Frischling*, noch besser der etwas ältere, bis zu einem Jahr alte *Überläufer* das ideale Fleisch. Der *Frischling* schmeckt mir nicht intensiv genug, was mit der Futteraufnahme zu tun hat. Solange Jungtiere nur mit Milch gefüttert werden, fehlt ihnen der spezielle Geschmack. Das *Wildschwein* ist ein Allesfresser und ernährt sich von Eicheln, Beeren, Pilzen, Käfern, Würmern und Larven, das macht die Intensität des Geschmacks aus. Wahre Kenner vermögen am typischen Geschmack zu sagen, aus welcher Region das Fleisch stammt: Deshalb schmeckt ein *Wildschwein* aus dem Spessart besonders nussig, denn dort frisst es Eicheln und Bucheckern. Dasselbe gilt auch für *Rotwild*, während *Damwild*, das im Gehege gehalten wird, wie ein Mastbulle gefüttert wird.

Auf die Farbe kommt es an

Selbst der Laie erkennt an der Farbe des Fleisches die feinen Unterschiede. *Rehwild* erfreut den Genießer mit rotbraunem, zartem und leicht faserigem Fleisch. Das Fleisch von *Damwild* ist dagegen heller, kurzfaserig und hat eher nicht den typischen Wildgeschmack. *Rotwild* überzeugt den Gaumen durch sein kerniges, langfaseriges und fettarmes Fleisch. Mehr müssen Sie, wenn Sie nicht gerade selbst begeisteter Jäger sind, über Wild nicht wissen.

Darauf sollten Sie achten

Nach diesem Kurzausflug in die Warenkunde von Wildfleisch sollten Sie, wenn Sie nicht zur Jagd gehen, in der Lage sein, Ihrem Wildhändler die richtigen zu Fragen stellen.

1. Ob es sich um ein Kitz, ein Schmalreh, ein Hirschkalb oder um ein ausgewachsenes Tier handelt, beziehungsweise beim Wildschwein um Frischling oder Überläufer. Denn das Alter hat Einfluss auf Geschmack und Zubereitungsmöglichkeiten.
2. Wie lange Schulter, Rücken oder Keule bereits abgehangen sind. Eine Woche ist völlig ausreichend. Aber das ist Geschmackssache. Es geht auch noch zwei, drei Tage länger. Ab zwei Wochen zergeht der Rehrücken zwar auf der Zunge, aber er hat dann schon reichlich Hautgout, was nicht jeder mag.

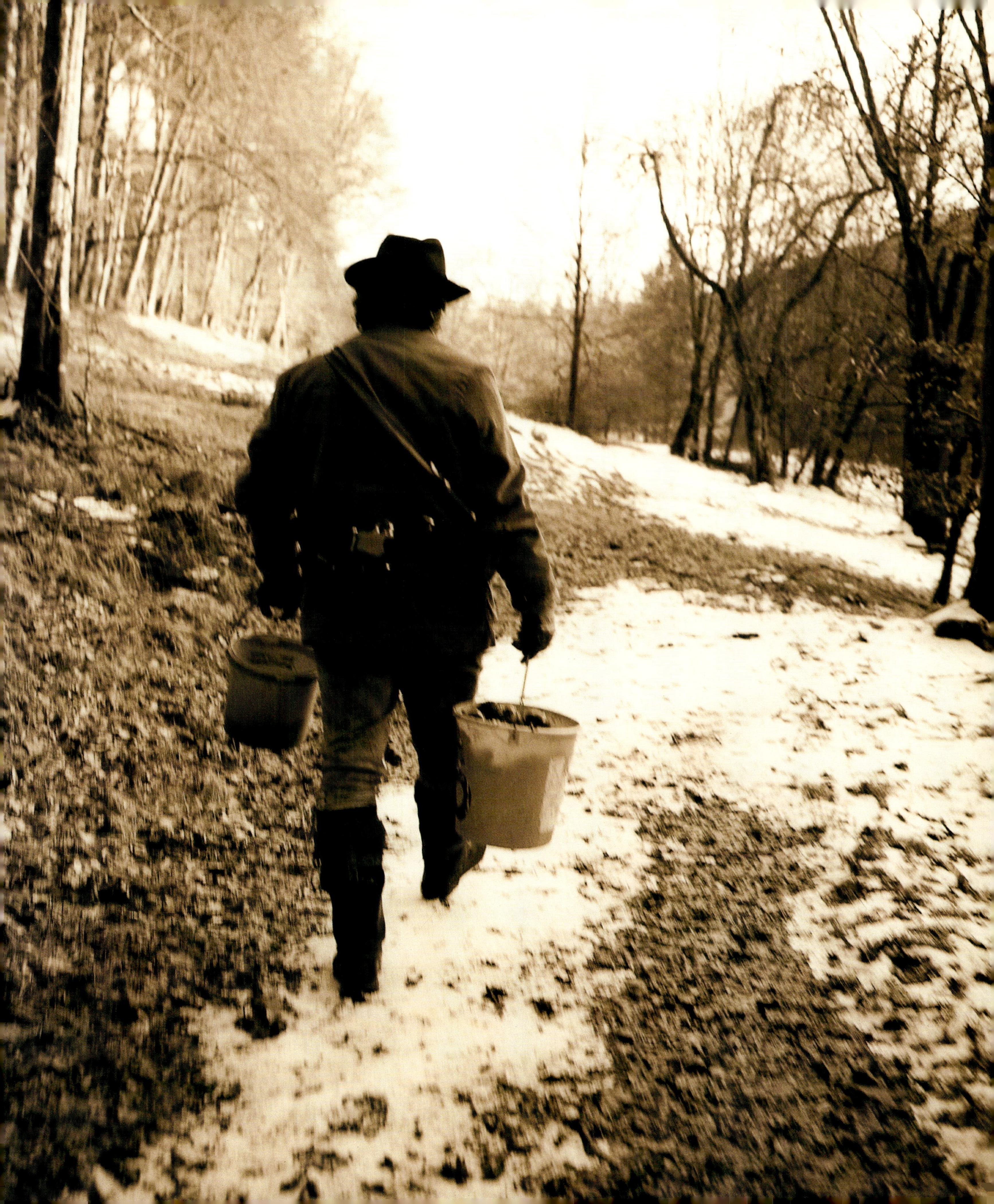

Bardieren, Spicken, Einlegen

Bardieren ist ein klassisches Verfahren in der Küchenpraxis, bei dem die einzelnen Wildstücke mit Speck umwickelt werden. Auch Fonds, möglichst frisch zubereitet, dürfen in der echten Wildküche nicht fehlen.

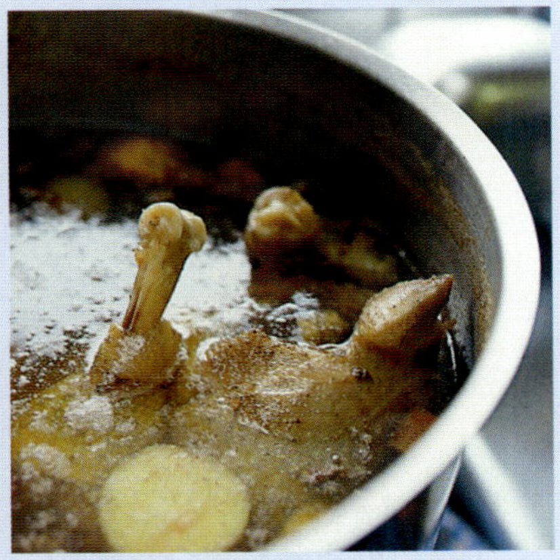

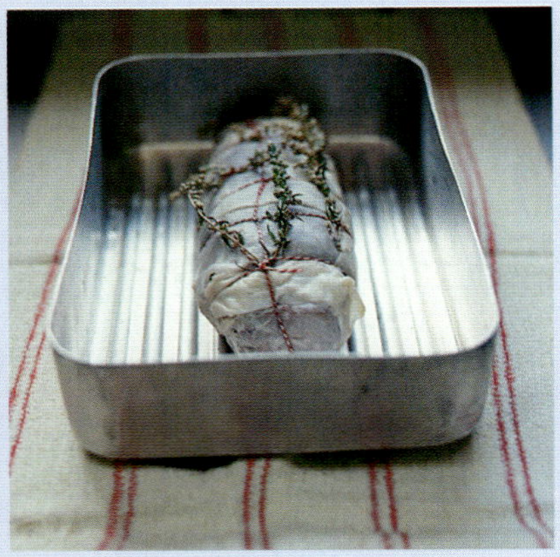

Klarer heller Fond vom Wildgeflügel.

Bardieren nennt der Profi das Umwickeln mit Speck, damit das Fleisch darunter saftig bleibt und einen zarten Räuchergeschmack annimmt.

Vorzüge des Bardierens

Reh und Wildschwein können Sie auch ohne den schützenden Speckmantel oder das häufig verwendete Schweinenetz braten, vorausgesetzt Sie gehen bei der Zubereitung behutsam vor. Denn weit wichtiger als der Schutz vor starker Hitze und dem Austrocknen ist meines Erachtens der geschmackliche Gewinn. Der Räuchergeschmack des ausgebrutzelten Specks ergibt nämlich eine ganz besondere Note. Beim Bardieren können Sie die einzelnen Fleischstücke entweder ganz, zur Hälfte oder auch streifenweise mit Speck umwickeln. Je nach Vorlieben eignen sich zum Umwickeln Scheiben von fettem geräuchertem Speck oder geräuchertem Schweinewammerl. Wer den Rauchgeschmack nicht mag, nimmt grünen Speck oder das besagte Schweinenetz.

Alternative Spicken

Beim Spicken wird das Fleisch mit Speckstreifen durchzogen, was wie das Bardieren vor dem Austrocknen schützen soll. Gespickt wird mit einer speziellen Nadel, und zwar immer parallel zur Faser. Dadurch wird das Fleisch nach dem Aufschneiden gleichmäßig mit Fett durchzogen. Nehmen Sie zum Spicken am besten grünen Speck, er verfälscht den Fleischgeschmack nicht. Ich bin kein Freund des Spickens, denn es trägt meiner Meinung nach kaum zu einer Qualitätsverbesserung bei. Meine Philosophie: Wenn Sie stets das richtige Stück Fleisch auswählen und es sorgfältig und behutsam braten, können Sie aufs Spicken verzichten.

Kein Plädoyer fürs Einlegen

Ich halte nicht viel vom Einlegen. Anders verhält es sich, wenn Sie beispielsweise aus einem Schulterstück einen Sauerbraten herstellen möchten. Dann müssen Sie das Fleisch etwa eine Woche einlegen. Beim Einlegen wird das Fleisch in erster Linie konserviert, aber auch mürbe. Nur in zweiter Linie erreichen Sie eine Geschmacksverbesserung. Wenn Sie sich fürs Einlegen entscheiden: Besonders zart wird das Fleisch durch Buttermilch und aromatischer in einer Rotweinmarinade. Zum Einlegen des Sauerbratens übergieße ich das Fleisch mit einem heißen Sud aus Essig, Wurzelgemüse und Aromaten.

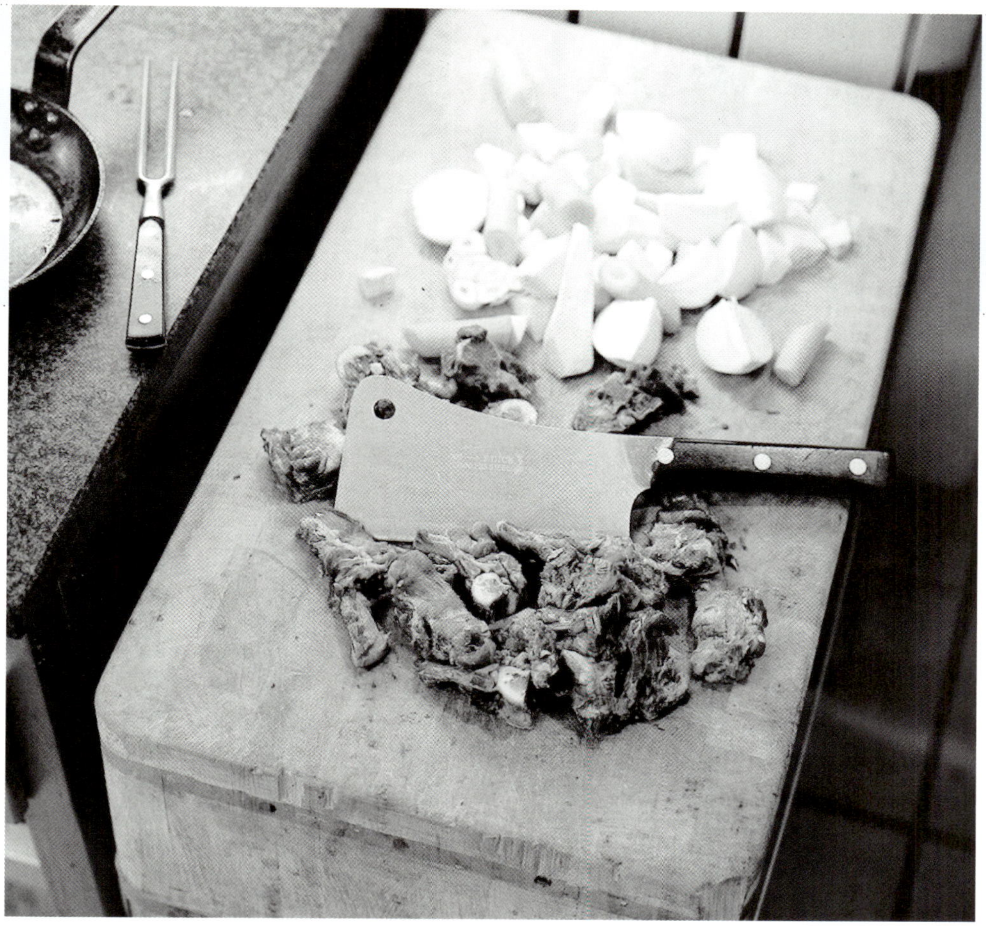

Wildknochen, Wurzelgemüse der Saison, Aromaten, wie Wacholder und Koriander, verleihen Wildfonds die typische Note.

Empfehlungen

- *Laden Sie sich zu einem Wildessen immer mehrere Gäste ein, die einzelnen Stücke sind groß genug.*
- *Auch für den Geschmack eines Wildgerichts hat die große Runde Vorteile: Je größer der Braten ist, desto besser schmeckt er den Gästen.*
- *Sollte dennoch etwas übrig bleiben, dann schmeckt Wild am nächsten Tag auch kalt hervorragend.*

Wildfond selbst zubereiten

Bereiten Sie selten Wildgerichte zu, reicht es, den Fond gleichzeitig mit dem Braten oder Schmoren anzusetzen. Wer häufig Wild zubereitet, sollte ihn sich auf Vorrat herstellen. Für einen Liter Fond benötigen Sie zwei Kilogramm Wildknochen, idealerweise Rückenknochen (Karkassen), Fleisch und Sehnenabschnitte, zerkleinertes Wurzelgemüse der Saison, zum Beispiel Petersilienwurzel, Sellerie, Karotten, Pastinaken, die süßere Variante der Petersilienwurzel, und gut vier Liter Wasser zum Aufgießen. Dann brauchen Sie zwei bis drei Stunden Geduld, denn so lange muss der Wildfond bei schwacher Hitze vor sich hin köcheln. Zwischendurch mit einem Sieblöffel den Schaum abschöpfen. Die Wildaromaten erst eine Stunde vor Ende der Garzeit dazugeben. Wichtig ist, dass Sie den Fond von Anfang an leicht salzen, damit das Salz das Aroma aus den Knochen zieht.

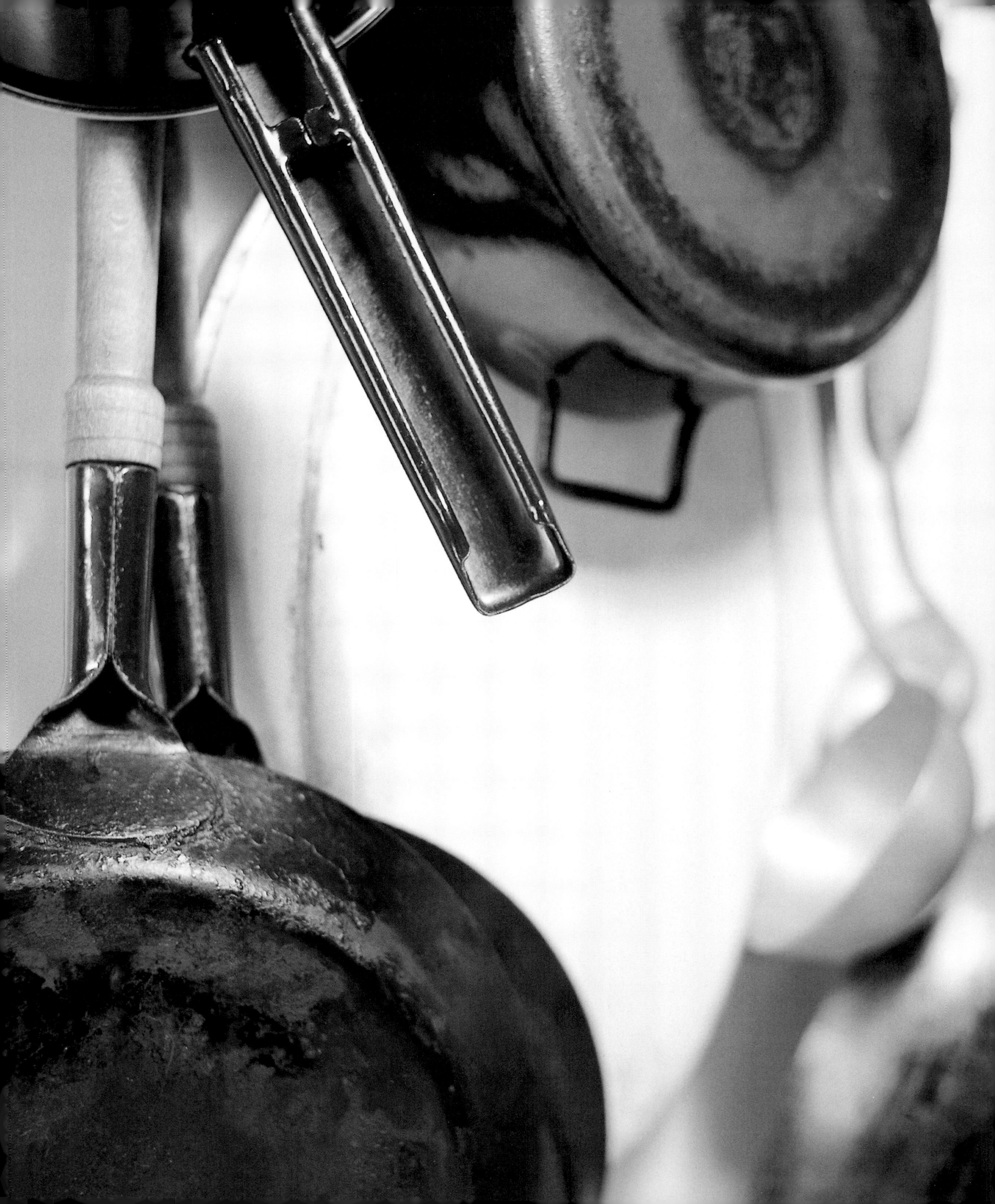

Kleines Einmaleins des Würzens

Bevor es an die Zubereitung des edlen Wildfleisches geht, noch ein Wort vorab zu den Aromaten. Sie spielen eine besonders wichtige Rolle, denn darunter versteht der Profikoch alles, was Wildgerichte so unverwechselbar schmecken lässt.

Die feinen Wildgewürze

Wacholder, Koriander, Rosmarin, Thymian, aber auch Beifuß, Piment und Nelken gehören in der Fachsprache zu den Aromaten. Unter diesem nüchternen Begriff fasst der Profi alles zusammen, was Reh, Wildschwein, Wildhase und Wildkaninchen sowie Wildgeflügel eine besondere Note verleiht. Für sämtliche Wildgewürze gilt: Weniger ist mehr! Also Gewürze sparsam verwenden und vorab im Mörser mit einem Stößel grob zerkleinern. Wer keinen Mörser hat, kann sie auch mit der flachen Seite eines Messers zwischen festem Papier zerdrücken. So entfaltet sich das Aroma noch intensiver.

Ganz wild auf Parfüm

Neben den zahlreichen Zubereitungsmöglichkeiten für Wild gibt es mindestens ebenso viele Arten zu würzen: Bevor Sie das Wildfleisch in den Speckmantel hüllen, können Sie es mit den zerstoßenen Aromaten einreiben oder noch besser: parfümieren. Oder Sie rühren kurz vor der Fertigstellung der Sauce die Aromaten unter. Kochen Sie die Gewürze auf keinen Fall zu lange mit, sonst gehen die wertvollen geschmacksgebenden ätherischen Öle verloren. Bei kurzgebratenen Wildgerichten geben Sie die Aromaten erst beim Ansautieren dazu.

Sparsam dosieren

Den Kombinationen beim Würzen sind kaum Grenzen gesetzt. Die einen verwenden gern Koriander, die anderen bevorzugen Wacholder und wer's lieblicher mag, nimmt gemahlenen Piment. Ich liebe Wacholder – sparsam dosiert, denn er ist sehr dominant – und Piment, das ergibt einen runden, vollen Geschmack. Doch Vorsicht: Ein paar zerdrückte Wacholderbeeren zu viel und schon schmeckt das beste Wildgericht nicht mehr. Noch zurückhaltender sollten Sie Nelken verwenden, ein Zuviel kann leicht das gesamte Essen ruinieren. Am wichtigsten sind Salz und Pfeffer. Ich empfehle Fleur de Sel und groben frisch gemahlenen schwarzen oder weißen Pfeffer. Der schwarze ist feiner und aromatischer. Geben Sie bei Kurzgebratenem Salz und Pfeffer erst zum Schluss dazu und bei Schmorgerichten eine halbe Stunde vor Ende der Garzeit.

Empfehlungen

- *Aromaten sind typische Wildgewürze wie Wacholder, Koriander, Rosmarin, Thymian, Beifuß, Piment und Nelken.*
- *Für ein intensiveres Aroma zerkleinern Sie die Wildgewürze entweder im Mörser oder mit einem breiten Messer. Bitte sparsam würzen!*
- *Kochen Sie die Aromaten nie zu lange mit, sonst gehen die wertvollen ätherischen Öle verloren.*

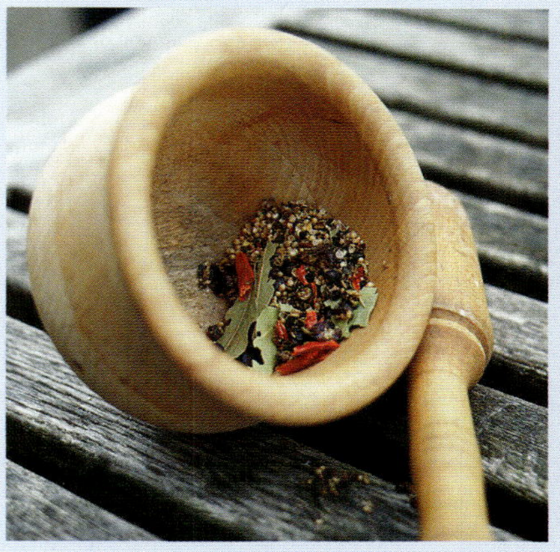

Schmoren, Braten, Kurzbraten

Schmoren und Braten sind die idealen Zubereitungsarten für Wildgerichte. Schulter, Hals und Haxe geben hervorragende Schmorstücke ab, Keule und Rücken eignen sich zum Braten im Backofen, zarte Filets oder Medaillons zum Kurzbraten in der Pfanne.

Empfehlungen

- *Schmoren ist die beliebteste Garmethode für Wild. Geschmort sind Schulter, Haxe und älteres Federwild ein Hochgenuss.*
- *Zum Braten sind große Fleischstücke vom Haarwild sowie Brust und Keulen von Wildgeflügel gut geeignet.*
- *Die zartesten Stücke – Filet, Medaillons und Nuss – werden in der Pfanne gebraten oder auch gegrillt.*
- *Medaillons aus der Oberschale eignen sich besonders zum Dämpfen. Sie sind schon nach wenigen Minuten gar.*

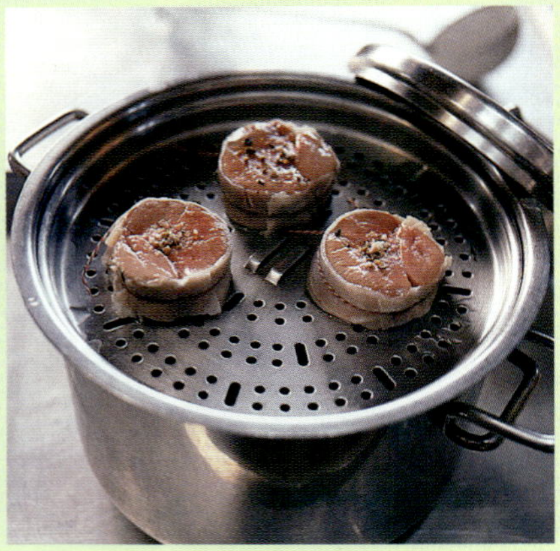

Schmoren im Bräter

Die Schulter, ob vom Reh oder Wildschwein, ist für mich das Paradestück zum Schmoren. Das Fleisch, entweder am Stück oder klein geschnitten als Ragout zubereitet, erhält durch das schonende Langzeitgaren – eineinhalb bis zwei Stunden – eine butterweiche Konsistenz, den typischen Wildgeschmack und eine aromatische Sauce. Und so wird's gemacht: Fleisch mit zerkleinertem Wurzelgemüse in heißem Fett kräftig anbraten, damit sich die Poren sofort schließen und der Eigensaft erhalten bleibt. Mit einigen grünen Räucherspeckscheiben belegen und mit Fond oder Wein angießen; anschließend zugedeckt im Backofen bei 150 bis 160 Grad schmoren, bis das Fleisch weich ist. Zwischendurch öfters mit Bratflüssigkeit übergießen.

Braten im Backofen

Keule (Schlegel), Rücken (Ziemer) und Blatt werden anders zubereitet. Sie lassen sich hervorragend braten, am besten als ganzes Stück oder Teilstücke, dann bleiben sie schön saftig. Kaufen Sie gleich ein bisschen mehr Fleisch – etwa ein halbes Pfund pro Person. Denn ein größeres Stück ergibt beim Braten eine bessere Qualität. So wird's gemacht: Tierisches Fett, möglichst Schweine- oder Kalbsfett, auf der Herdplatte erhitzen. Wenn Sie beides nicht zur Hand haben, können Sie einen Esslöffel Olivenöl verwenden. Das Wildfleisch darin gleichmäßig anbraten, dann in den vorgeheizten Backofen schieben und fertig garen. Lassen Sie das Fleisch am Knochen, wenn Sie die Keule im Ganzen braten. Oder lassen Sie die Keule gleich von Ihrem Wildhändler aushöhlen: Dabei wird der Röhrenknochen vorn kranzförmig eingeschnitten und aus dem Fleisch geschabt. Die Öffnung können Sie mit Aromaten füllen. Braten Sie die Keule möglichst nicht zu lange – sie sollte innen zartrosa sein. Wer es nicht rosa gebraten mag, akzeptiert vielleicht medium-well, also fast durch, damit der Saft gerade noch drinbleibt. Einzelne, kleinere Stücke aus der Keule haben eine kürzere Garzeit. Verwenden Sie zum Braten dunkles Geschirr aus Gusseisen. Es wird viel heißer als helles und die Wärme umschließt das Bratenstück gleichmäßig.

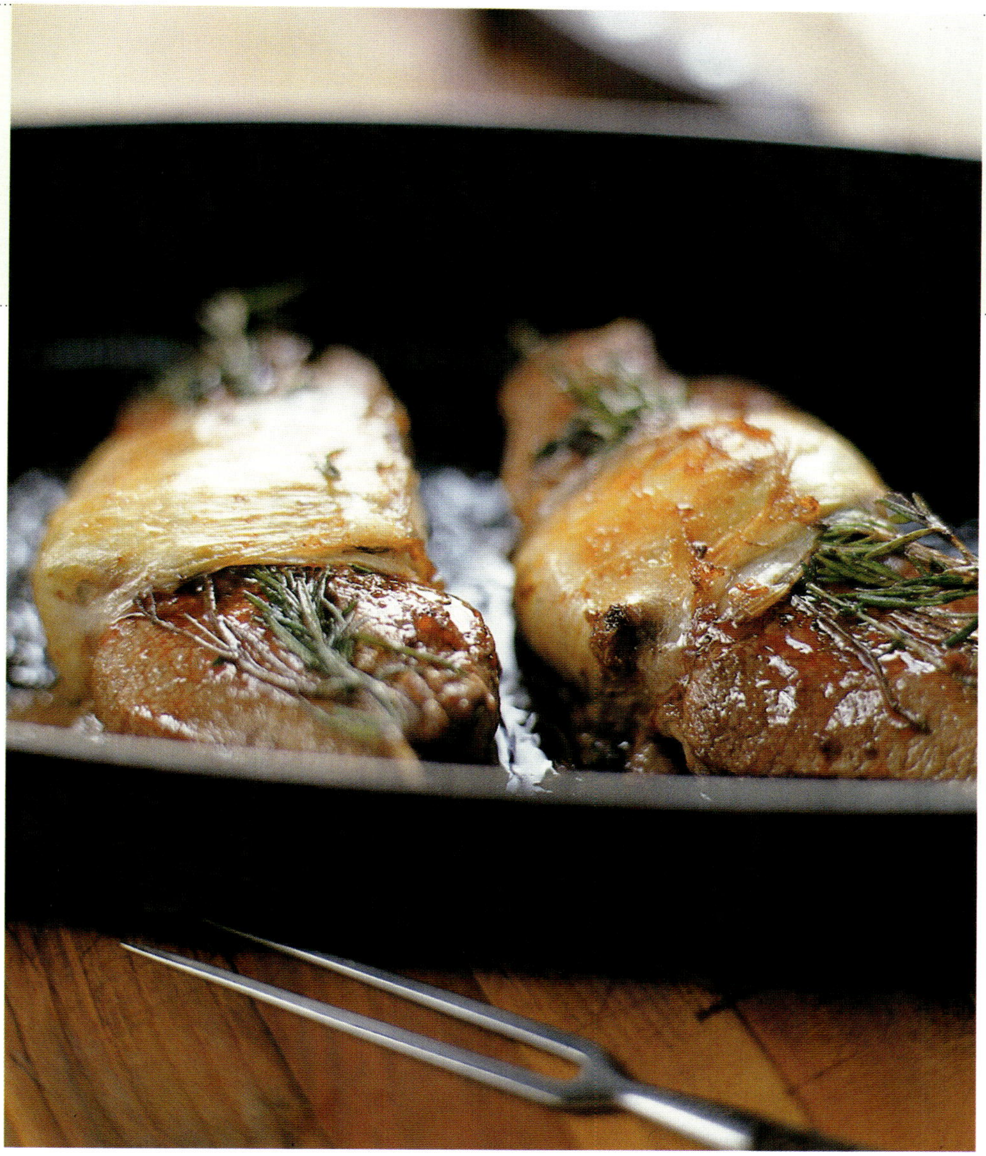

Schulter und Hals sind beim Wildschwein die Paradestücke zum Schmoren – am besten im dunklen gusseisernen Geschirr.

Tipps

➡ Lassen Sie sich beim Einkauf von Ihrem Wildhändler die Stücke schon portionsgerecht zerlegen, das erspart Ihnen zu Hause viel Arbeit.

➡ Sollten Sie doch einmal beispielsweise eine Rehkeule selbst verarbeiten wollen, schneiden Sie nach Bedarf ein oder zwei Zentimeter dicke Medaillons ab.
Wichtig: Immer gegen die Faser!

➡ Sie können Wild problemlos einfrieren. Dazu das Fleisch in geeignete Kunststofffolie einschlagen oder in eine Kunststoffdose geben und einfrieren.

➡ Wildfleisch, das im Backofen gegart werden soll, wird zuvor entweder in der Pfanne oder gleich in der Reine oder in einem Bräter angebraten.

Kurzbraten in der Pfanne

Ausgelöste Rückenfilets, entweder im Ganzen oder in Medaillons geschnitten, Koteletts, Schnitzel oder Steaks aus der Keule eignen sich hervorragend zum Kurzbraten in der Edelstahlpfanne. So wird's gemacht: Das Fett in der Pfanne erhitzen. Das Fleisch darin, je nach Größe der Stücke, von beiden Seiten in drei bis fünf Minuten bei 130 bis 140 Grad braun braten – außen knusprig und innen schön rosa.

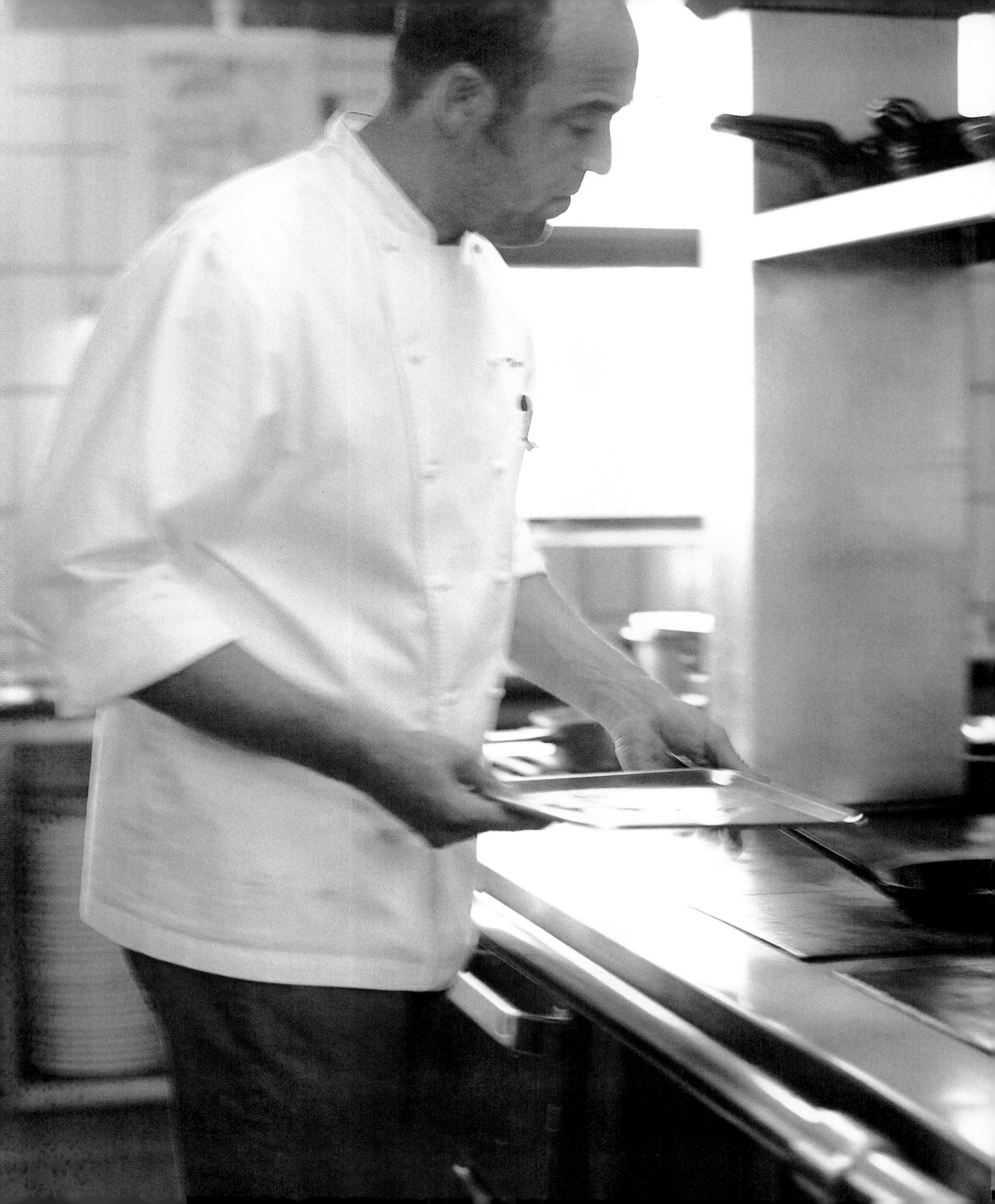

Wildschwein-Chops

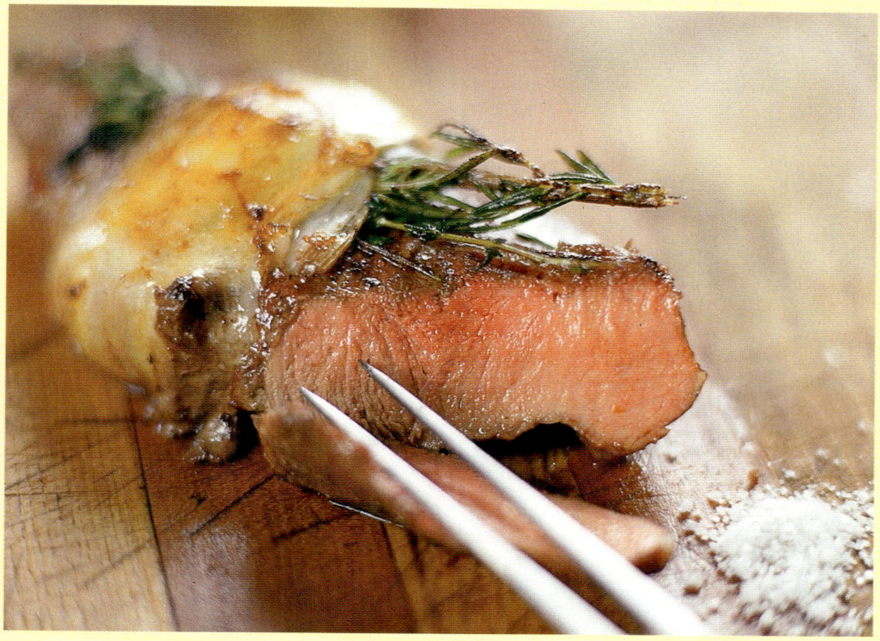

Für 4 Personen

- *4 Schmetterlingskoteletts vom jungen Wildschwein mit Filet (3 cm dick)*
- *4 Zweige Rosmarin*
- *4 Zweige Thymian*
- *1 Stange Lauch*
- *1 Petersilienwurzel*
- *4 Wacholderbeeren*
- *4 Koriandersamen*
- *1 Schweinenetz*
- *Fleur de Sel (grobes Meersalz aus Frankreich)*

- Die Wildschweinkoteletts auf die Arbeitsplatte legen und je 1 Rosmarin- und Thymianzweig quer darauf legen.

- Den Lauch putzen und waschen. Den grünen Teil des Lauchs entfernen. Die Lauchstange längs aufschneiden, 4 Lauchblätter ablösen und kurz blanchieren. Die Petersilienwurzel schälen und längs in 4 Scheiben schneiden. Wacholder und Koriander im Mörser zermahlen.

- Den Backofen auf 160 °C vorheizen. Je 1 Lauchblatt und 1 Scheibe Petersilienwurzel längs aufeinander legen, dann so auf den Rückenknochen legen, dass Kräuterzweige mit Lauchblatt und Petersilienwurzel ein Kreuz bilden. Das oben überstehende Ende umschlagen und das Schweinenetz über Kotelett und Gemüse ziehen. Mit der Wacholder-Koriander-Mischung und Fleur de Sel bestreuen und im erhitzten Bräter anbraten. Dann im Backofen bei 160 °C in etwa 10 Minuten fertig garen.

- Mit gedünsteten Schwarzwurzeln, glasierten Äpfeln und gebratenen weißen Rüben servieren.

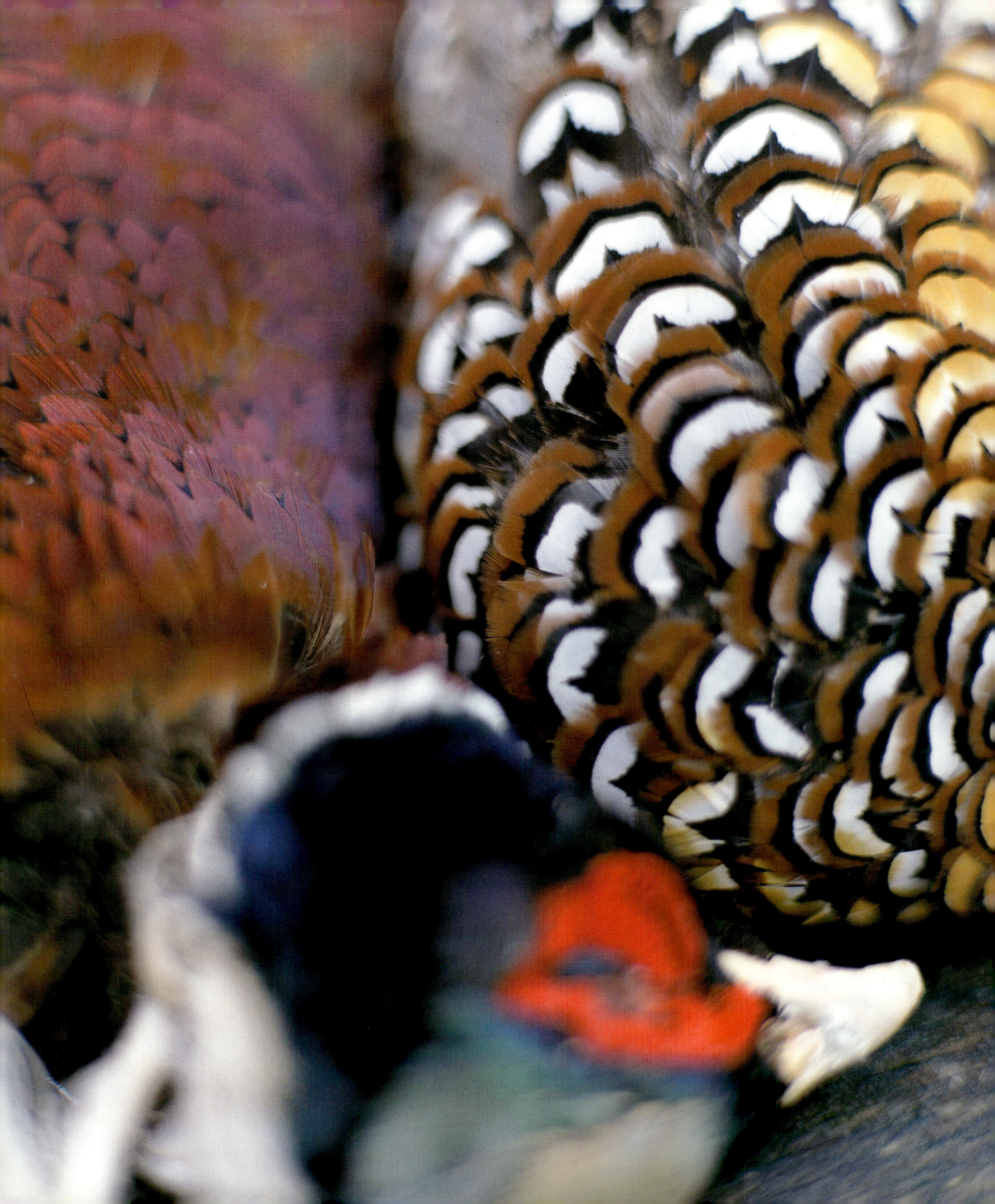

Thielemanns kleine Warenkunde

Hase, Kaninchen, Wildgeflügel. *Wildgeflügel wird in Deutschland so gut wie nicht mehr gejagt, weil es kaum noch welches gibt. Federwild kommt meist küchenfertig, gerupft und ausgeweidet, entweder frisch oder tiefgefroren in den Handel.*

Die feinen Unterschiede

Wenn von Hasen oder Kaninchen die Rede ist, sind nicht Stalltiere gemeint, sondern deren Artverwandten auf Feld und Wiese. Vor allem der Wildhase gleicht in Geschmack und Zubereitung mehr dem Rotwild, während das Wildkaninchen dem Hauskaninchen ähnelt, das statt dem typischen Hautgout einen kräftigen Stallgeschmack hat. Wildgeflügel oder Federwild hat in der modernen Küchenpraxis nicht mehr den Stellenwert wie einst. Die Jagdsaison wird immer kürzer, die Ausbeute ist meist gering und der Preis hoch. Vielfach wird Wildgeflügel in Zuchtbetrieben erst großgezogen und später kurz vor Beginn der Jagdsaison ausgewildert, das heißt freigelassen, damit sie in freier Wildbahn erlegt werden können.

Abhängen muss sein

Wildhasen und -kaninchen sollten wegen des geringeren Fleischanteils zwei, maximal drei Tage in ihrer Decke abhängen. Auch Geflügel aus freier Wildbahn muss erst einmal ordentlich abhängen, bevor Sie es zubereiten können. Die Wildente braucht zwei, drei Tage länger zum Abhängen als Fasan oder Rebhuhn – mindestens jedoch eine Woche und am besten noch in den Federn. Bereiten Sie die Wildente zu früh zu, schmeckt sie fade. Da Fasan und Rebhuhn helles Fleisch haben, benötigen diese weniger »Reife«.

Wildbret einkaufen

Hobbyköche kaufen im Gegensatz zu Profiköchen Wildbret bereits gerupft und abgehagen. Um aber in puncto Frische und Qualität sicherzugehen, fragen Sie Ihren Wildhändler, wann das Tier geschossen wurde. Junges Fleisch ist zarter und saftiger. Wildenten, Fasane und Rebhühner dürfen maximal ein Jahr alt sein. Wildgeflügel, das älter ist, schmeckt zäh und verdirbt den Genuss. Ein kritischer Blick auf die Krallen verrät Ihnen das Alter: Scharfe Krallen deuten auf ein jüngeres Exemplar hin. Bei abgewetzten Krallen sollten Sie nicht zugreifen, denn dieser Vogel ist zu alt. Ob Wildgeflügel wirklich frisch ist, erkennen Sie meist an der Farbe des Fetts: hell und weiß bedeutet Frische. Federwild mit gräulichem bis dunklem Fett ist garantiert alt.

Wissenswertes

Rebhühner *sind zwar in Deutschland geschützt, Importe aus Österreich, Italien oder Frankreich sind aber in guten Fachgeschäften zu bekommen.*

Genau das Gegenteil gilt für die ***Wildgans:*** *Sie ist hierzulande nicht geschützt, aber selten und gilt als Exot.*

Beachten Sie beim Kauf ***seltener Wildgeflügelarten****, ob sie bejagt, importiert und gehandelt werden dürfen.*

Würzen, Umhüllen, Verfeinern

Als Faustregel gilt auch bei Wildgeflügel: Halten Sie sich mit der Menge der Aromaten lieber etwas zurück, sonst übertönen Wacholder, Rosmarin & Co. den zarten Wildgeschmack – nachwürzen können Sie später immer noch.

Wissenswertes

***Fond:** Flüssigkeit, die beim Kochen oder Braten von Wild entsteht – eine ideale Basis für Suppen und Saucen.*

***Karkasse:** Gerippe von kleinen Wildtieren, etwa von Wildgeflügel; wird für die Zubereitung von Fonds verwendet.*

***Parüren:** Reste von Wildfleisch, die beim Zurechtschneiden (parieren) übrig bleiben.*

***Salmi:** Feines Ragout aus den Keulen von Wildgeflügel.*

***Sauté:** Eine Art Ragout aus zartem, klein geschnittenem Fleisch.*

***Zerwirken:** Das Zerlegen des Tierkörpers von Schalenwild, Wildhase und -kaninchen in Einzelteile (Abbildung Seite 207). Da die Technik schwierig anzuwenden ist und nur fachgerecht ausgeführt werden sollte, kaufen Sie das Wild am besten bereits zerlegt bei Ihrem Wildhändler.*

Von Koriander bis Thymian

Konsistenz und Farbe des Wildkaninchenfleischs sind mit Rehfleisch vergleichbar. Deshalb sorgen wie beim Rotwild Wacholder, Beifuß, Koriander und Piment, aber auch Rosmarin, Thymian und Nelken für eine angenehme Würze. Zum Würzen von Kaninchen, das sich durch einen sehr kräftigen Stallhasengeschmack auszeichnet, bieten sich neben einem frischen Rosmarin- und Thymianzweig auch andere Küchenkräuter an, zum Beispiel ein Bund Petersilie oder Salbei.

Halten Sie sich bei Wildente, Fasan und Rebhuhn im Zweifel mit dem Würzen zurück. Meine Devise: Bei Geflügel ist Salz immer das Wichtigste, besonders bei der Wildente, die ein Fettgeflügel ist, reicht Salz als Gewürz und je nach Geschmack zusätzlich noch ein wenig Beifuß. Pfeffer dagegen ist bei Wildgeflügel unangebracht.

Mit Speck umhüllen

Die Wildente hat genügend eigenes Hautfett, sodass ein Speckmantel überflüssig ist. Fasan und Rebhuhn hingegen sollten Sie auf jeden Fall bardieren, also mit dünn geschnittenen Scheiben von grünem oder geräuchertem Speck umwickeln. Umhüllen Sie das Fleisch breitflächig, damit die Brust ganz abgedeckt ist, sonst werden die edlen Vögel beim Garen viel zu trocken. Nach dem Braten können Sie den Speck wieder entfernen.

Noch mehr Aroma

Wenn Sie es insgesamt noch aromatischer mögen, geben Sie eine sehr reife Frucht in den Saucenansatz. Zwei Apfelspalten oder ein Stück Birne genügen, um den Geschmack zu verbessern und die Sauce leicht sämig zu bekommen. Alternativ können Sie auch Beerengelee unter die Wildsauce rühren, denn sie ist von Hause aus bereits etwas süßlich. Beides nimmt dem Wein in der Sauce ein wenig die Säure. Wer mag, kann für eine intensive und aromastarke Sauce ein paar Wildgewürze, je nach Geschmack und Vorliebe, in der heißen Pfanne anrösten, bis sie zu duften beginnen. Sofort mit Wildfond angießen und die Sauce etwas einkochen lassen. Diese Sauce passt hervorragend zu Kurzgebratenem.

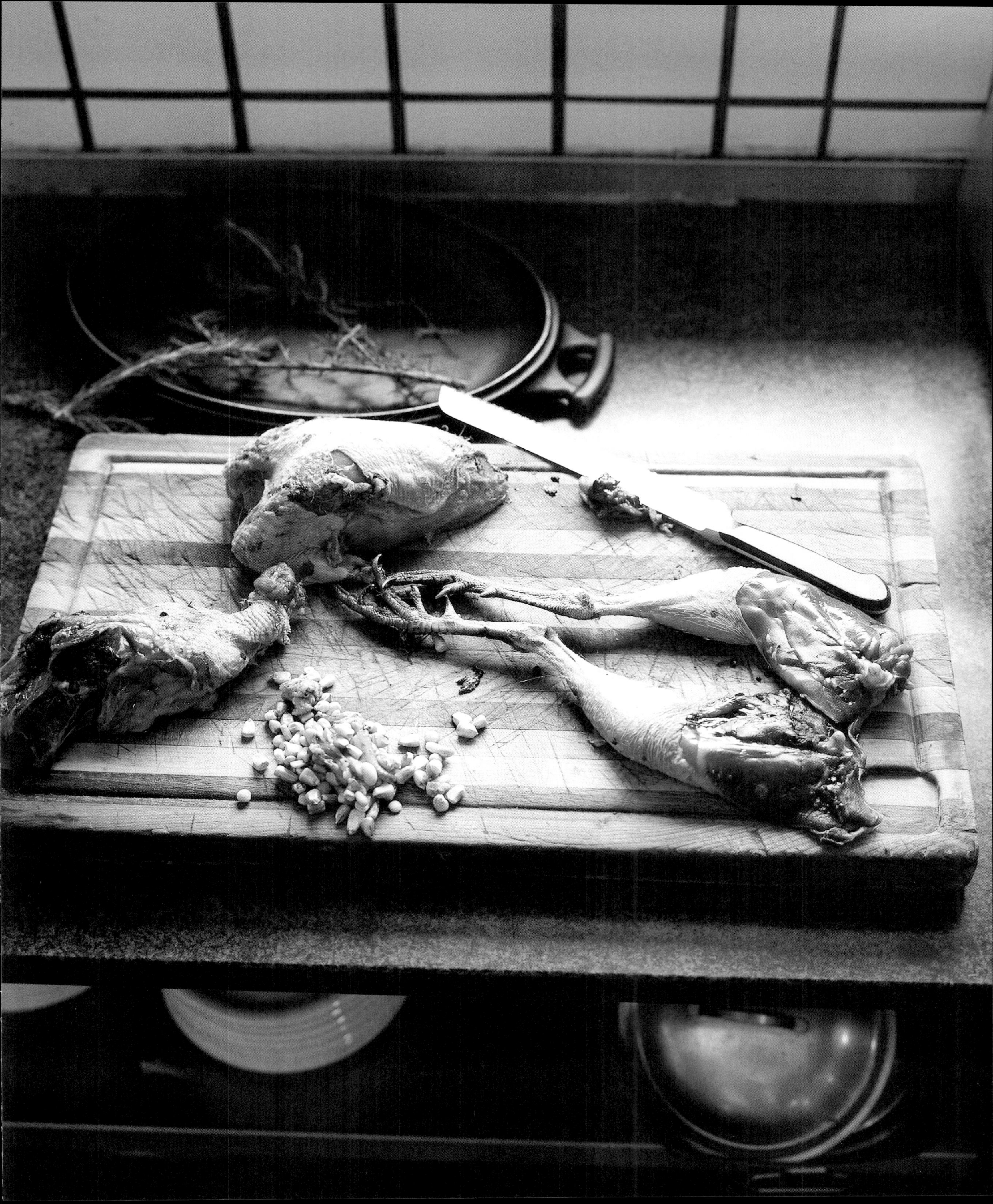

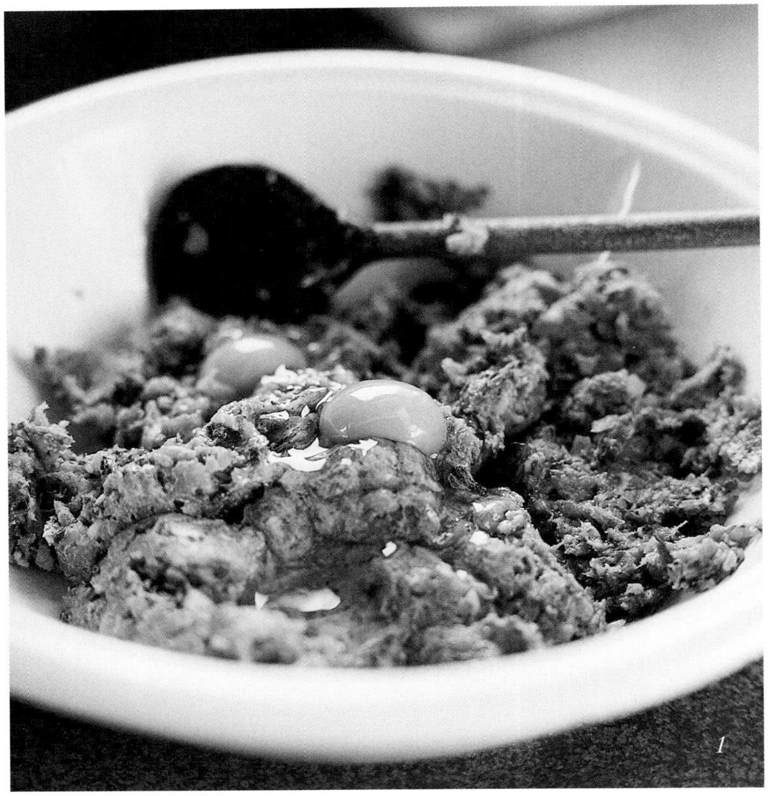

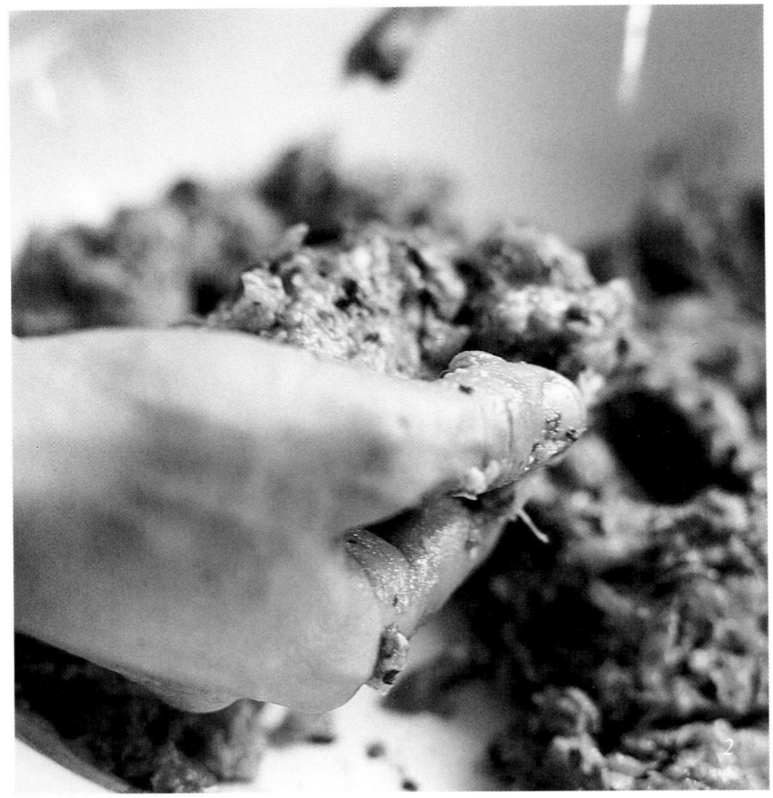

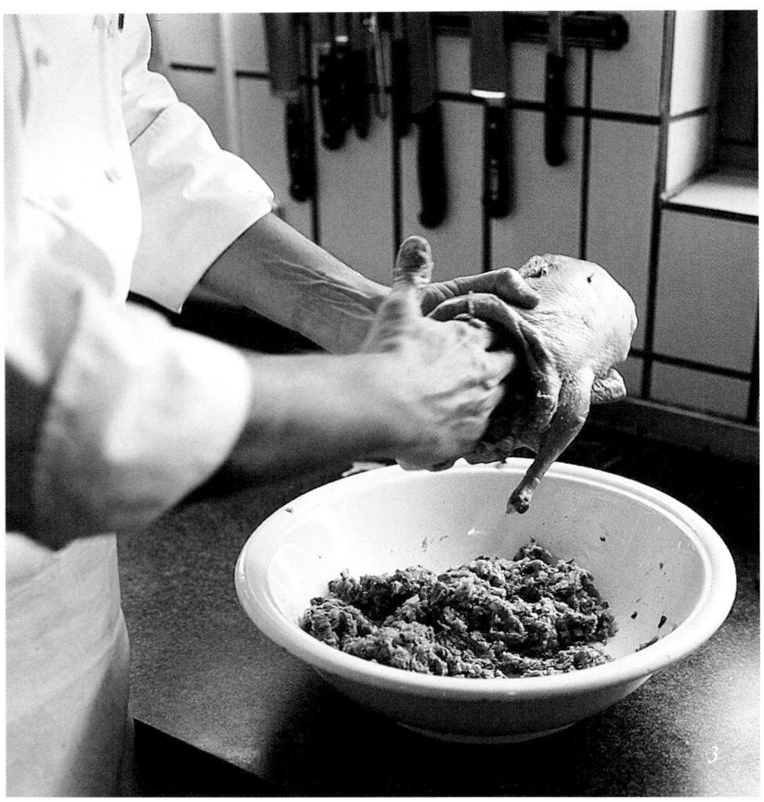

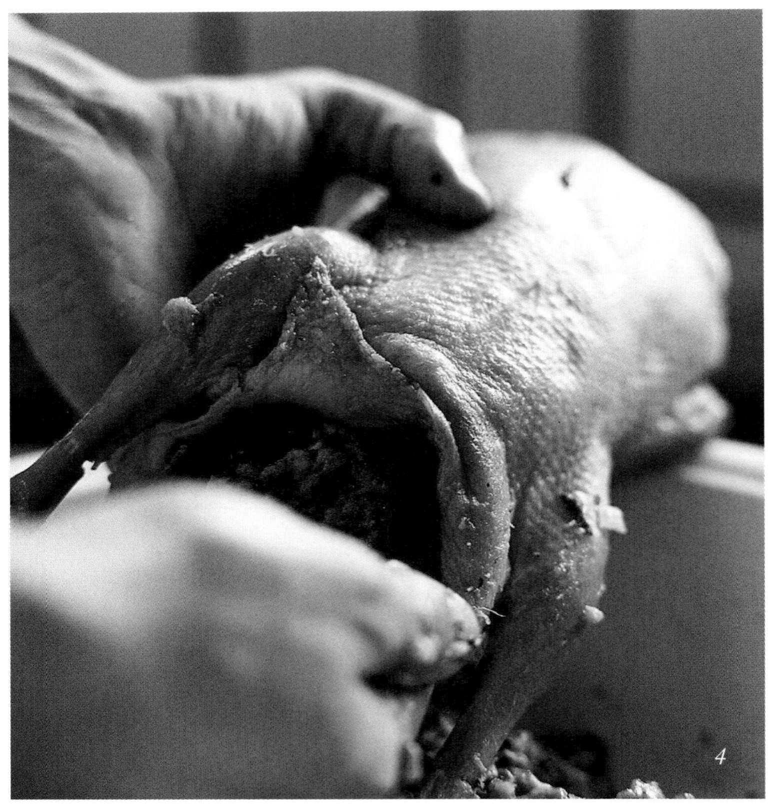

Schmoren, Braten, Füllen

Die Zubereitung von Hase und Kaninchen ähnelt der von Reh, Hirsch und Wildschwein, also Schmoren und Braten im Ganzen oder in Teilstücken. Wildgeflügel schmeckt ausgezeichnet gebraten, geschmort oder mit einer aromatischen Füllung.

Die besten Stücke

Wie bei den scheuen Waldbewohnern sind beim Hasen Schulter und Hals die besten Stücke zum Schmoren. Der zarte Rücken und die Filets bieten sich zum Kurzbraten an. Weil der Wildhase mehr Fett als etwa das Reh hat und durch das schnelle Laufen viele Sehnen, würde ich im Zweifel die Hasenkeule im Ganzen schmoren; das gilt auch für das Wildkaninchen. Wenn Sie die Keule behutsam schmoren – mit Weißwein oder Rotwein – und immer wieder mit Bratfond begießen, wird sie zart und butterweich. Das Beste vom Wildgeflügel ist unbestritten die Brust, die allerdings mit viel Fingerspitzengefühl zubereitet werden muss, besonders das Brustfleisch von Fasan und Rebhuhn. Anders ist es bei der Wildentenbrust, die eine natürliche Fettschicht hat und die kross gebraten sehr gut schmeckt.

Wildente zubereiten

Die Wildente, je nachdem wie fett sie ist, auf der Hautseite kräftig anbraten und dabei das Fett auslassen, sonst schmeckt die Haut wie Gummi. Oder Sie lösen das Hautfett von der Brust ab und bardieren das Brustfleisch. Das Hautfett in feine Streifen schneiden und in der Pfanne bei starker Hitze knusprig braun braten. Die Wildentenbrust können Sie separat in einer zweiten Pfanne in fünf bis zehn Minuten rosa braten. Während die Brust kurzgebraten wird, lassen Sie die Keulen entweder schmoren oder bereiten aus dem Rest der Ente eine Wildentenbrühe zu. Dafür die Karkassen zerkleinern, mit Gemüse hellbraun anbraten, Aromaten zugeben, mit etwas Gemüsefond zwei Mal ablöschen und reduzieren. Gemüsefond aufgießen und zugedeckt etwa eine Stunde köcheln lassen.

Wildragout

Für ein Ragout müssen Sie nicht die besten Fleischstücke schmoren. Hals, Schulter und der sehnenreiche Unterschenkel (Haxe) eignen sich hervorragend dafür, insbesondere wenn Sie die Knochen mitverwenden. Das Fleisch wird angebraten und unter Zugabe von Wurzelgemüse, Wein oder Fond geschmort, dabei gibt das Fleisch Geschmack an die Bratflüssigkeit ab und nimmt die Aromastoffe auf.

So bereiten Sie den Fasan zu

- *Entweder Sie lösen zuerst die Brust aus und servieren sie gebraten als ersten Gang und lassen währenddessen die Keulen fertig garen.*
- *Die Keulen servieren Sie dann als zweiten Gang mit feinen Beilagen wie Pilzen, abgezogenen Trauben, Moos- oder Preiselbeeren.*
- *Oder Sie setzen zuerst die Keulen mit Wurzelgemüse und Fond an und geben später die Brust am Knochen dazu. So können Sie beides gleichzeitig servieren.*

Abbildungen Seite 208:

1 Eine Farce aus Brot oder Fleisch und Gewürzen vorbereiten.
2 Die Füllung in die Bauchöffnung des vorbereiteten Fasans geben.
3 Die Farce möglichst locker einfüllen, da die Füllmasse noch aufgeht.
4 Die Bauchöffnung mit einer Fleischnadel und Küchengarn verschließen.

Feine Füllungen

Wildentenbrust und Rebhühner lassen sich nach dem Ausnehmen und Säubern wunderbar füllen, entweder mit einer Brotfüllung oder einer Fleischfarce – beides sind Klassiker unter den zahlreichen Rezepten für Füllungen.

Tipps

➡ Kurzbraten sollten Sie die Kaninchenkeule als Sauté, das heißt klein geschnitten und in der Pfanne gegart.

➡ Das Wildkaninchen ist im Vergleich zum Hasen zäher und schmaler und der Fleischanteil ist geringer. Es braucht deshalb viel Fingerspitzengefühl bei der Zubereitung.

➡ Wenn Sie die Wildhasenkeulen im Backofen garen, benötigen Sie etwas Geduld. Bis sie weich sind, müssen Sie mindestens eineinhalb Stunden einplanen.

Vorbereitung und Garzeit

Fasanen- und Wildentenbrüste oder Rebhühner sind mit wenigen Handgriffen zum Füllen vorbereitet. Ganze Tiere am besten erst ausnehmen, wenn sie nicht schon küchenfertig sind. Anschließend innen und außen waschen, mit Küchenpapier trockentupfen und mit Salz würzen. Die edlen Brüstchen mit einem scharfen Messer tief einschneiden, sodass eine Tasche zum Füllen entsteht. Die Füllung hineingeben und die Öffnung verschließen. Bei ganzen Wildvögeln die Füllung in die Bauchöffnung geben, möglichst locker, da die Füllmasse beim Garen noch aufgeht. Gefüllte Rebhühner werden erst etwa fünf Minuten rundherum angebraten und schließlich im Backofen in etwa 25 Minuten fertig gegart. Gefüllte Brüste brauchen nach dem Anbraten noch knapp 15 Minuten, bis sie gar sind.

Die Brotfüllung

Altbackenes Weißbrot in etwas heißer Butter anrösten, ein wenig Milch angießen und aufkochen lassen. Frische Petersilie waschen und hacken. Eine Schalotte schälen, klein schneiden und in etwas Fett glasig dünsten. Wer mag, kann Herz und Leber von der Wildente klein schneiden und ebenfalls kurz anbraten. Das Weißbrot mit Milch, einem Ei, Petersilie, Schalotte und Muskatnuss vermischen, Herz und Leber unterheben und die Masse abschmecken. Die Wildente oder das Rebhuhn locker mit der Masse füllen.

Würzige Fleischfüllung

Fleisch und Leber von der Wildente und etwas Schweinefleisch durch die feine Scheibe des Fleischwolfs drehen. Eine Schalotte schälen und würfeln. Einige Rosmarinnadeln klein schneiden. Das durchgedrehte Fleisch mit den Schalottenwürfeln, einem Ei, Semmelbröseln und Rosmarin gründlich vermengen. Das Wildgeflügel damit füllen.

Tranchieren

Zum Tranchieren eines Fasans lösen Sie zuerst die Brust vom Torso und richten sie zusammen mit den Keulen an. Bei den kleineren Verwandten ist das Tranchieren nicht nötig: Das Rebhuhn und die etwas größere Wildente reichen halbiert gut für zwei Portionen.

Fasan in der Cocotte

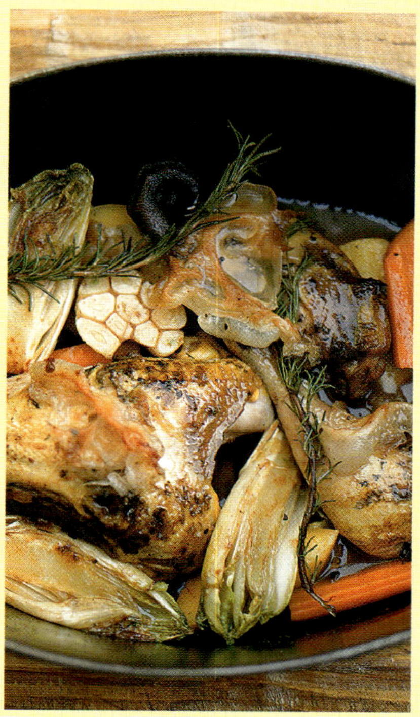

● Den Fasan waschen und trockentupfen. Die Schenkel vom Rückgrat schneiden. Dann die Brust mit dem Brustknochen von Schultergelenk und Rückgrat trennen. Die Brust mit den Speckscheiben umwickeln und beiseite legen.

● Steckrübe und Möhren schälen, die Steckrübe in Viertel schneiden. Den Chicorée waschen und putzen. Olivenöl und 2 EL Butter in einem Bräter erhitzen. Den Zucker hinzufügen und schmelzen lassen. Die Fasanenteile darin rundherum anbraten, herausnehmen.

● Den Backofen auf 180 °C vorheizen. Steckrübe, Möhren und den Chicorée in den Bräter geben und leicht anbräunen. Knoblauch schälen und hinzufügen, salzen und mit Geflügelfond ablöschen.

● Die Wacholderbeeren zerdrücken und zusammen mit den Pimentkörnern zum Gemüse in den Bräter geben. Die Fasanenschenkel darauf legen und den Bräter in den Backofen stellen. Den Fasan darin ca. 35 Minuten schmoren lassen, dabei mehrmals mit dem Bratensaft begießen.

● Dann die Fasanenbrust ebenfalls in den Bräter legen und alles 15–20 Minuten weiterschmoren. Das Geflügel immer wieder mit Bratensaft begießen.

● Die Fasanenteile und das Gemüse herausnehmen und warm stellen. Die restliche kalte Butter in kleinen Würfeln in die Sauce geben und aufschlagen. Die Fasanenbrust vom Knochen lösen und in Scheiben schneiden. Je 1 Brusthälfte und 1 Schenkel auf einen vorgewärmten Teller geben, mit Gemüse servieren.

Für 2 Personen

- *1 Fasan*
- *4 hauchdünne Scheiben geräucherter fetter Speck ohne Schwarte*
- *1/2 Steckrübe*
- *2 kleine Möhren*
- *2 Chicoréestauden*
- *1 Zweig Rosmarin*
- *2 EL Olivenöl*
- *2 EL kalte Butter*
- *1 TL Zucker*
- *1/2 Knoblauchzehe*
- *Salz*
- *1/4 l Geflügelfond*
- *4 Wacholderbeeren*
- *4 Pimentkörner*

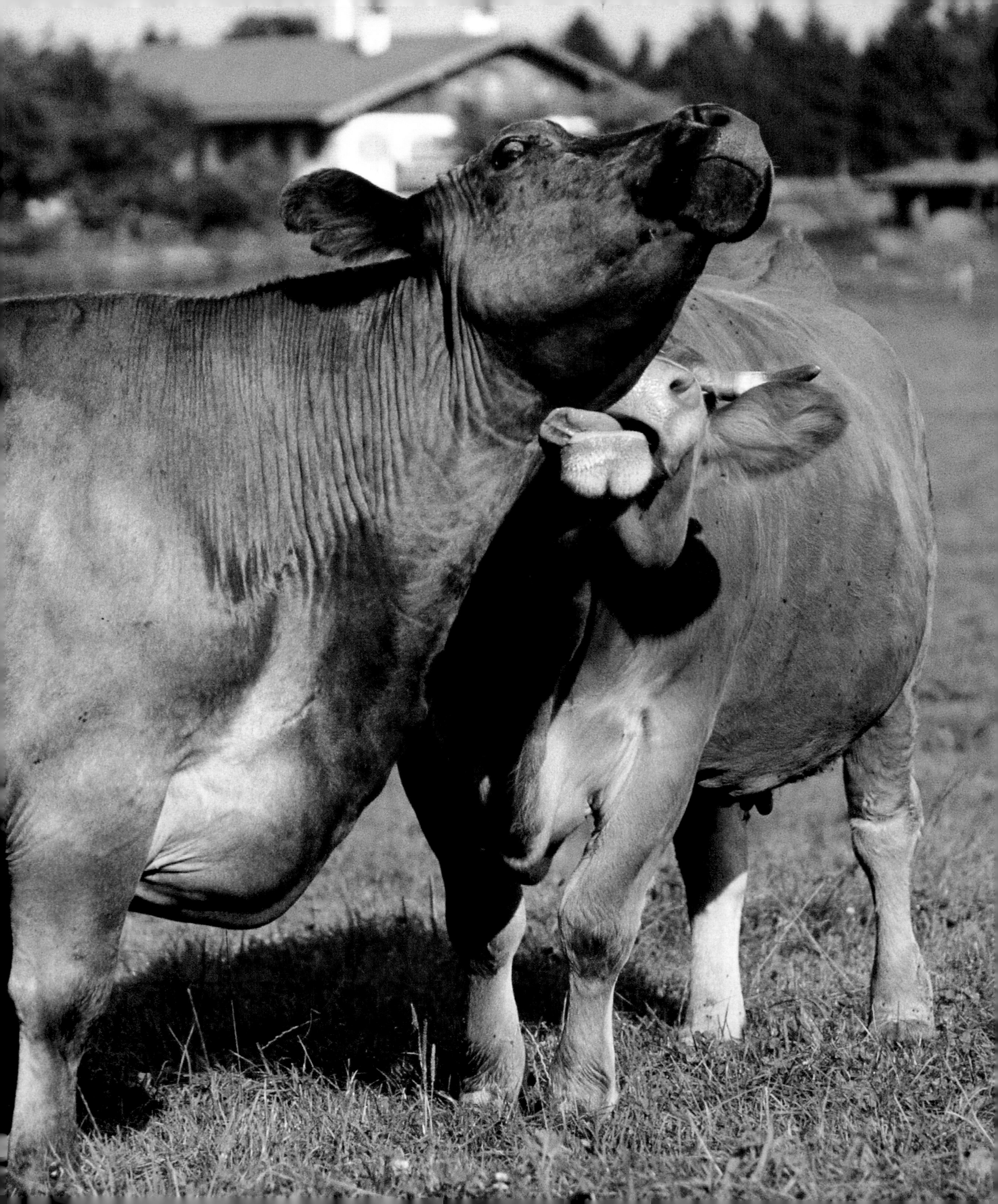

Herrmannsdorf

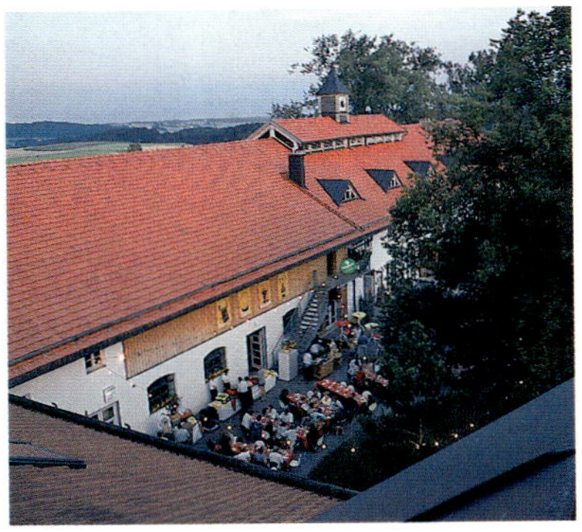

Blick aus der Bäckerei auf die Ostscheune.

Wenn sich ökologisch wirtschaftende Bauern und Handwerker verbinden, dann entstehen »Lebens-Mittel« mit einem ungewöhnlichen echten Geschmack – den es schon fast gar nicht mehr gibt – und mit einem ganz besonderen Gesundheitswert. Das ist vorbeugende Medizin für das Wohlbefinden von Körper und Geist und ein gutes, langes und kraftvolles Leben.

Ein Festmahl für Freunde

Wir genießen es, Menschen um unseren Tisch zu versammeln. Beim gemeinsamen Kochen und Essen werden Schwingungen in Gang gesetzt, die einander verbinden. Nie geschieht das so intensiv wie während des Geplauders beim Vorbereiten und Anrichten, oder auch nur beim gemeinsamen Glas Wein vor dem Essen.

Ich bin allen gesellschaftlichen Ritualen eher abhold – ich brauche keine großen Diners und aufgestylten exotischen Genüsse. Meine Frau und ich lieben es, möglichst spontan Menschen zu bitten, an unserem Tisch Platz zu nehmen und im gelungensten Fall auch noch bei der Zubereitung eines gemeinsamen Mahls mitzuarbeiten. Selten lässt es sich so entspannt miteinander reden, als beim gemeinsamen Putzen und Schnippeln. Davon abgesehen ist gemeinsames Kochen viel schöner und lustiger als das einsame Kochen, wie es früher gang und gäbe war. Gott sei Dank tragen moderne Küchenkonstruktionen diesen Bedürfnissen heute oftmals schon Rechnung.

Selbst nach einem langen Arbeitstag, wenn man müde ist, kann gemeinsames Kochen Entspannung bringen. Kochen ist eine kreative und künstlerische Tätigkeit – wenn man es richtig macht und nicht nur etwas auf den Teller bringen will, weil jemand satt werden soll. Ich weiß wohl, dass das tägliche Muss nicht immer lustvoll sein kann – aber für Freunde sollte man aus dem Kochen ein kreatives Fest machen. Wenn meine Frau und ich also Gäste einladen, dann weiß fast jeder, dass er ein wenig mithelfen soll. Wir betrachten unsere Küche als eine Art Werkstatt, in der etwas entstehen kann. Natürlich muss es den Gästen Spaß machen – gezwungen wird bei uns niemand.

Selbstverständlich gibt es bei uns Fleisch, meistens einen Braten. Natürlich wissen wir, dass zum guten Braten ein guter Bauer, ein guter Metzger und dann ein guter Koch gehören. Wir zelebrieren das gerne, genießen die Vorfreude auf das kommende Festmahl. Unseres Erachtens liegt die Kunst des Kochens darin, das Ursprüngliche und Einfache zu einer eigenen Vollkommenheit zu bringen. Das bedeutet schlicht, dass Weglassen oft mehr ist als Hinzufügen.

Wir sind auch der Meinung, dass Gäste es verdienen, bekocht zu werden! Wir sehen das nicht als Arbeit an, sondern als Genuss und Erfüllung. Wir geben uns Mühe, den Tisch so zu decken, dass unsere Freude, die wir

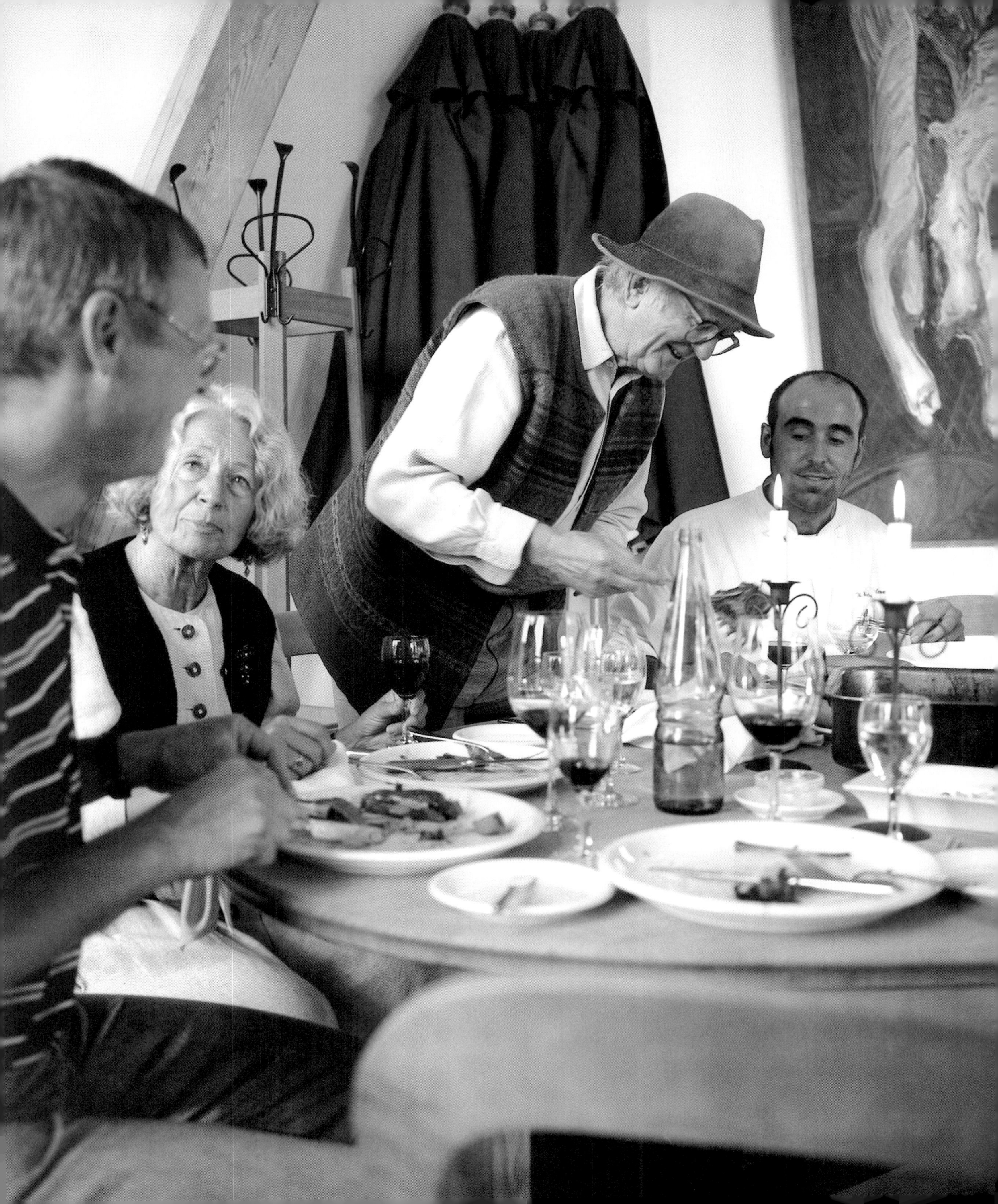

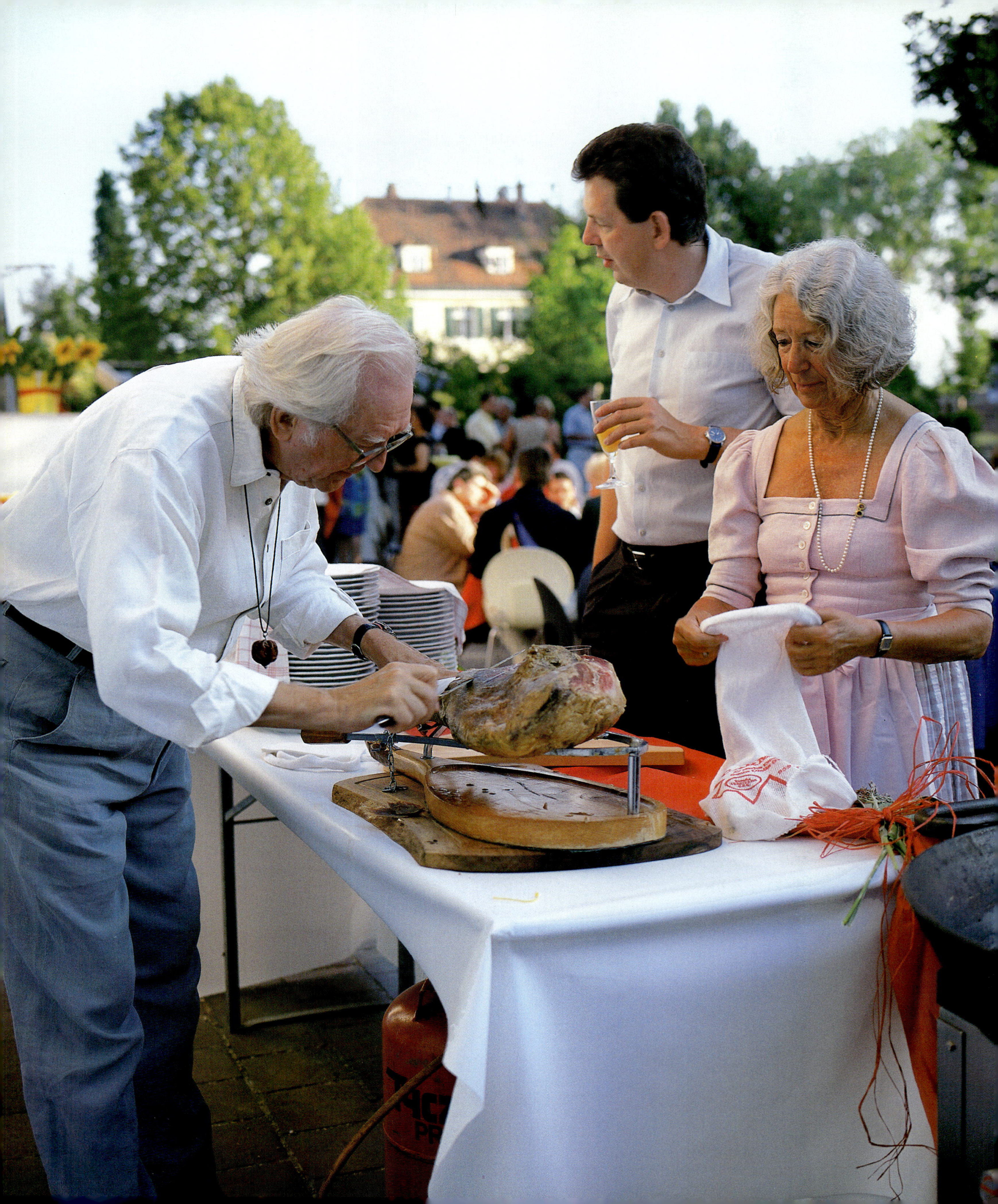

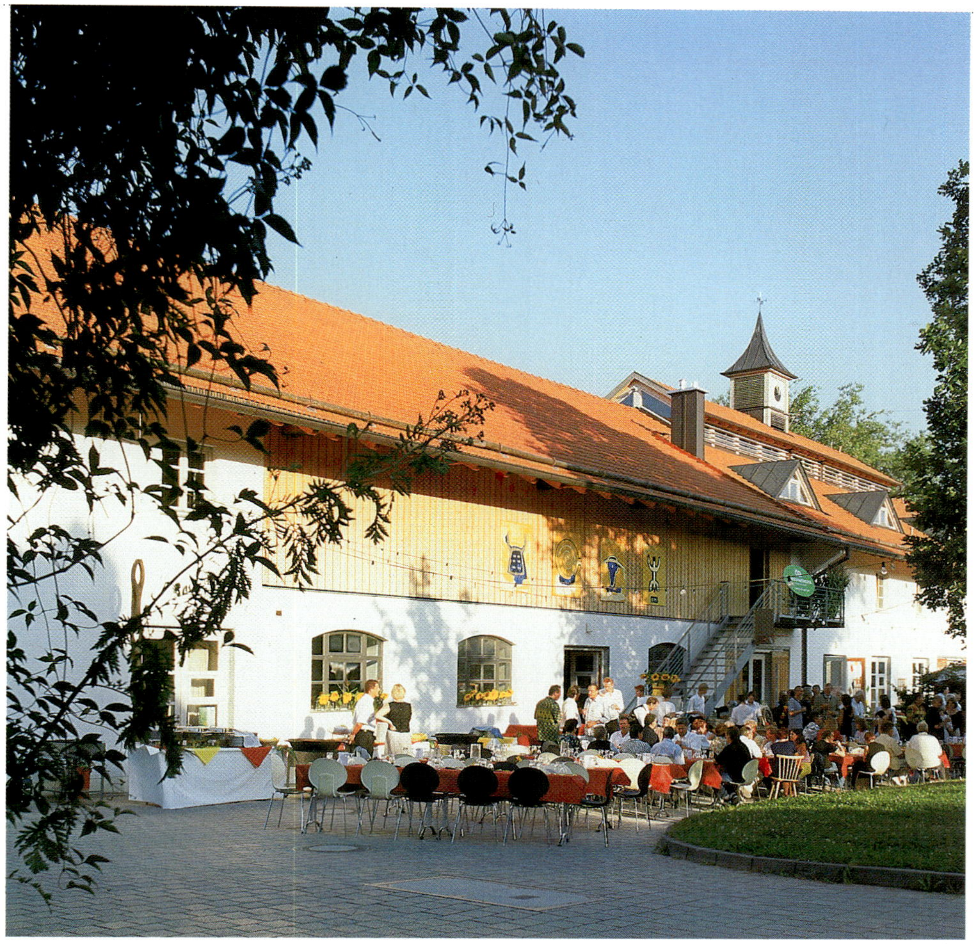

Hier im Hof vor der Ostscheune, wo die Mitarbeiter wohnen und die Schnapsbrennerei sowie das Informationszentrum liegen, kann man im Sommer ausgiebig feiern.

Essen und Trinken, das ist der biblische Hauptgenuss, den der Mensch als Ebenbild Gottes auf Erden, gleichsam als Vorgeschmack auf das himmlische Manna, erleben darf.

Dr. Franz-Theo Gottwald, Philosoph und Vorstand der Schweisfurth-Stiftung

anderen machen wollen, sichtbar wird. Unsere Gäste sollen spüren, dass sie willkommen sind und wir ein Festmahl mit ihnen halten wollen. Sie sind eingeladen, mit uns zu genießen, was die Natur uns bietet. Wenn man bei einem schönen Essen zusammensitzt, einen guten Schluck Wein dazu trinkt, dann kann die Zeit versinken, Nervosität und Hektik können abfallen.

Ich möchte immer, dass man an einer gedeckten Tafel für einen Augenblick innehält und sich daran erinnert, wem man letztlich alles zu verdanken hat. Dann aber sollte dem Reden und Lachen, dem Schmausen und Genießen nichts mehr im Wege stehen. Sich am Leben zu erfreuen – auch das ist Kultur. Wir sollten sie pflegen.

Karl Ludwig Schweisfurth

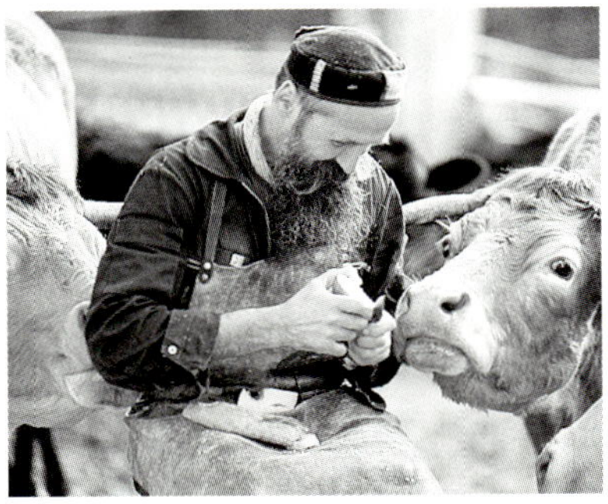

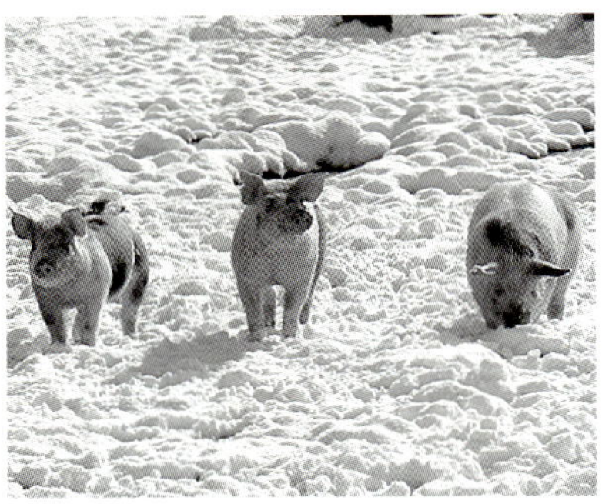

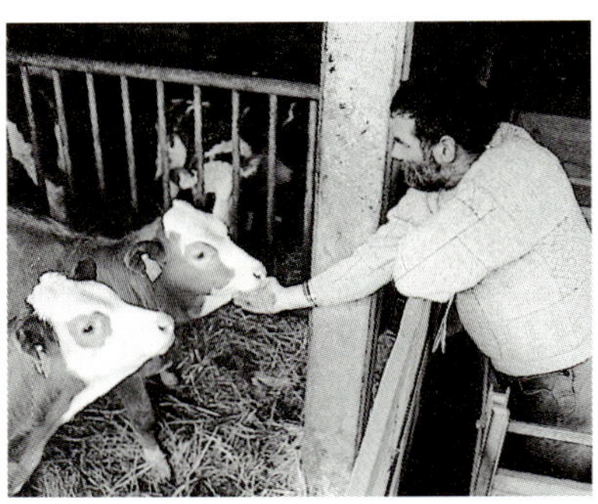

Die Tragik des Lebens liegt darin, dass die Nahrung des Menschen aus lauter getöteten Seelen besteht.

Eskimo-Schamane

»Lebens-Mittel« fürs Leben

Ich möchte alles dafür tun, dass wir Menschen mit unseren »Lebens-Mitteln« so viel Natürliches wie möglich zu uns nehmen. Von Anfang an war es mein Anliegen, bei der Erzeugung von »Lebens-Mitteln« nichts zu zerstören, dafür zu beschützen und zu bewahren, was möglich ist, und nichts hinzuzufügen, was die Natur nicht kennt.

Gesundheit und Wohlbefinden – ein unzertrennliches Paar, das gestärkt und gepflegt werden muss. Damit ist man sicherlich lange Zeit nicht umsichtig genug umgegangen. Vieles ist aufs Spiel gesetzt worden und wird es leider immer noch. Denn die Menschheit lief bei der Produktion von Nahrung einem Phantom hinterher – dem »immer mehr, immer billiger, immer schneller«, dem unkontrolliert Überbordenden und der grenzenlosen Verfügbarkeit: Alles sollte jederzeit und jedermann zugänglich sein, nach dem Motto: Hauptsache, satt! Das konnte auf die Dauer nicht gut gehen, das ist längst zu bitterer Wirklichkeit und Erkenntnis geworden. Aber so lange es Menschen gibt, die ohne Zögern zuließen, dass unser Wohlstandsmüll nach und nach als Futter für unsere Tiere entsorgt wurde, so lange ist unser Wohlbefinden in höchster Gefahr.

Ich kann unsere Gesundheit natürlich nur aus dem Blickwinkel des Nahrungsmittelherstellers betrachten, dass noch ganz andere Gefahren drohen, ist mir bewusst. Ich glaube aber, dass jeder Mensch sich nur um das kümmern sollte, wovon er etwas versteht. Ich habe es mir zur Aufgabe gemacht, mich um die Erzeugung von »Lebens-Mitteln« zu kümmern, und will alles dafür tun, dass wir Menschen mit den »Mitteln zum Leben«, wie ich das gerne umdrehe, so viel Natürliches wie nur möglich zu uns nehmen können.

Auf welche Weise mussten wir erst erfahren, dass man keine Pestizide braucht, um gesunde Pflanzen zu erzeugen; dass Antibiotika und Hormone dem Menschen schaden, wenn sie dem Tier einverleibt werden; dass all diese »künstlichen« Dinge Fleisch zur toten Nahrung machen und dass die intensive Tierhaltung mit dem Zwang zu ständiger Höchstleistung ein Verstoß gegen die Natur der Tiere ist. Wir alle haben Fehler gemacht, aber Fehler müssen korrigiert werden, wenn man sie erkennt. So habe ich es immer versucht.

Man muss sich einmal klar machen, dass ein Mensch von 75 Jahren im Laufe seines Lebens etwa 30000 Kilogramm feste Nahrung zu

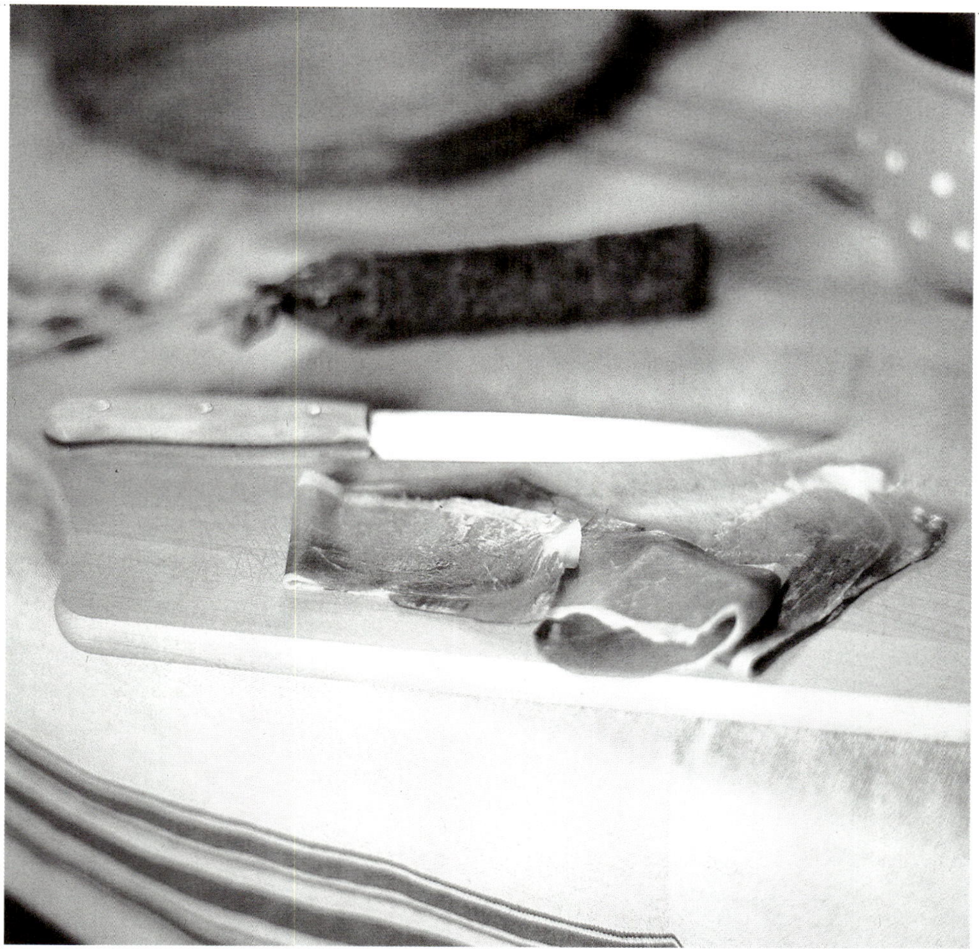

Reine Natur – pures Leben: Der berühmte Herrmannsdorfer Knochenschinken, der ein Jahr lang in den Erdgewölben zur Reifung lag.

Wir haben uns sehr weit von der ursprünglichen Natürlichkeit und den bewährten handwerklichen Fertigkeiten entfernt. Vieles, was wir lange als Fortschritt empfanden, war gut. Vieles müssen wir heute auch in Zweifel ziehen.

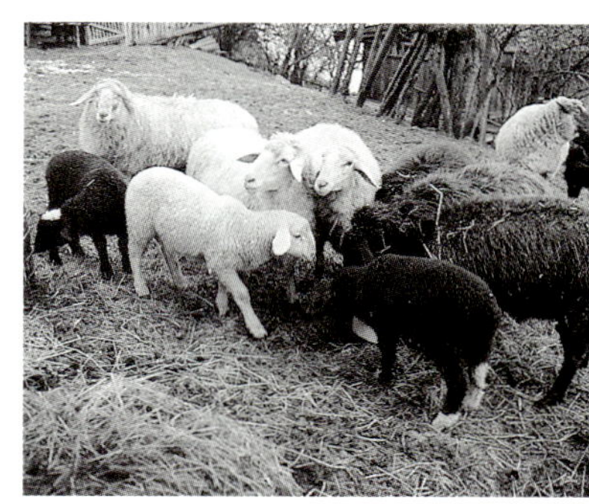

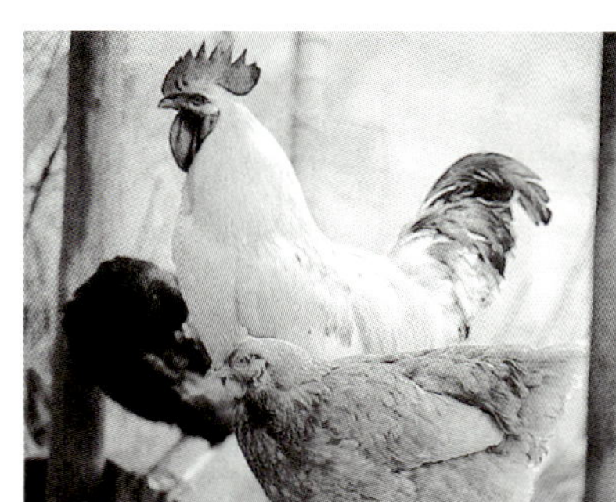

sich genommen hat – wohl dem, der immer weiß, was er sich und seinem Körper zugemutet hat! Die vielen Faktoren, die außer Ernährung für Gesundheit und Wohlbefinden verantwortlich sind, kann ich nicht beeinflussen, und viele davon sind auch von der individuellen Haltung jedes Einzelnen abhängig, von Einsicht, von äußeren Umständen und manchmal auch von Glück oder Unglück. Umso mehr meine ich, dass man mit allem, was beeinflussbar ist, was man selbst entscheiden kann, klug und umsichtig umgehen sollte, und das Wunder, das unser Körper eigentlich darstellt, auch entsprechend würdigen sollte.

Ich bin mir sicher, der Mensch wird sich wohler fühlen, wenn er sich nach der Natur richtet und nicht in technisch verblendetem Hochmut gegen sie.

Karl Ludwig Schweisfurth

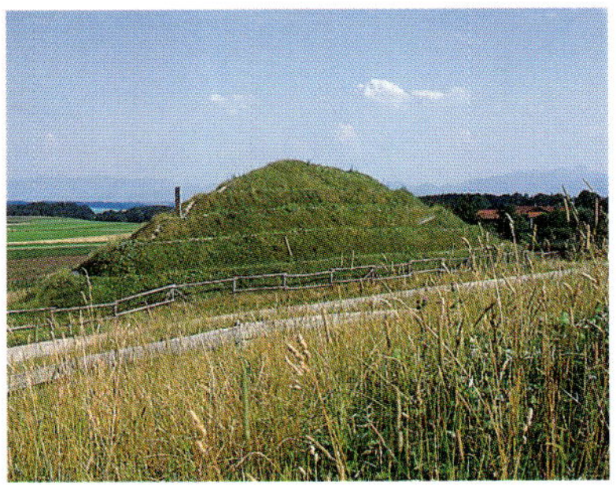

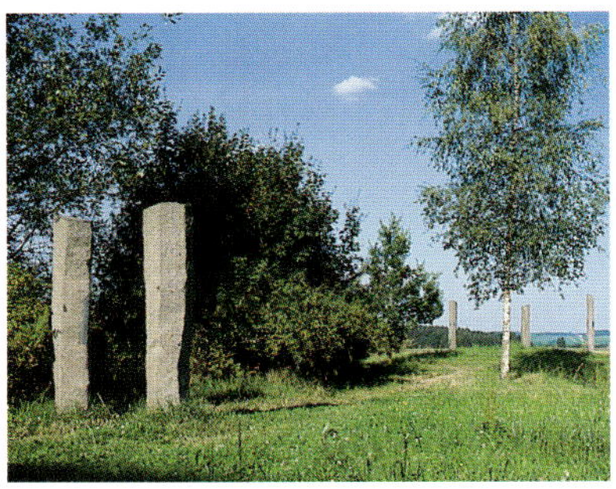

»Der Labyrinthberg« von Peter F. Strauss

»Klangfeld der Steine« von Thomas Link

»Der bayerische Buddha« von Robert Böhler, Abbildung Seite 221

Kunst gehört ins tägliche Leben – dahin, wo gelebt und gearbeitet wird.

Die Freiheit im Kopf

Es ist ein ziemlich bekanntes Phänomen, dass der Mensch etwa am fünften oder sechsten Tag des Fastens auf eine sehr spürbare Weise leicht wird und geradezu euphorisch. In diesem Zustand beginnt der Verstand klarer zu arbeiten, die Seele deutlicher zu empfinden und alle Sinne schärfer zu reagieren.

Seit vielen Jahren, genauer gesagt seit 20 Jahren, gehe ich regelmäßig mit meiner Frau zum Fasten, immer an denselben Ort. Freunde hatten mich ursprünglich dazu überredet, einmal auszuprobieren, wie Körper, Geist und Sinne darauf reagieren, wenn man mal eine gewisse Zeit innehält und in sich schaut. Als Alternative zu den Tausenden von Informationen, die man täglich aufzunehmen gewillt oder gezwungen ist, und der Rastlosigkeit, die zum festen Bestandteil unseres Lebens geworden ist.

Ich war sehr begeistert von meinem ersten Versuch und seitdem ist für mich und meine Frau das Fasten zu einem festen Bestandteil in unserem privaten Jahresrhythmus geworden. Wir fahren jedes Jahr zur Weihnachtszeit an diesen vertrauten Ort, weit weg von allen weihnachtlichen Zeremonien, wie sie bei uns üblich sind und in der Regel Völlerei und Gehetztsein mit sich bringen. Dort, tief im Süden von Europa, finden wir die Ruhe und innere Einkehr, die das Fasten zu einem wunderbaren Erlebnis machen. Durch das Fasten kommt es zu einer Art Zäsur – der Bauch wird leer, der Kopf wird frei und der Geist kann sich entfalten. Man sollte es nicht nur aus Gründen des Schlankwerdens und schon gar nicht wegen irgendwelcher von der Mode diktierten Schönheitsideale tun. Sondern man sollte um der wunderbaren Erfahrung wegen fasten, um nach etlichen Klippen, die zu überwinden sind, zu einem unendlich freien und befreienden Gefühl zu kommen. Es muss an dieser Stelle natürlich dringend davor gewarnt werden, strenges Fasten auf eigene Faust zu betreiben. Selbstverständlich darf richtiges Fasten nur unter ärztlicher Aufsicht stattfinden.

Ich erzähle gerne, dass ich die wichtigsten Entscheidungen in meinem Leben sicherlich beim Fasten getroffen habe. Als ich noch Unternehmer mit großen Fleischwarenfabriken in aller Welt war, führte ich ein Leben, eingezwängt in Termine, mit häufigen Reisen und viel Unruhe. Ich werde nie vergessen, wie ich beim Fasten um die Weihnachtszeit 1983 anfing, mir von der Seele zu schreiben, was schon längst in

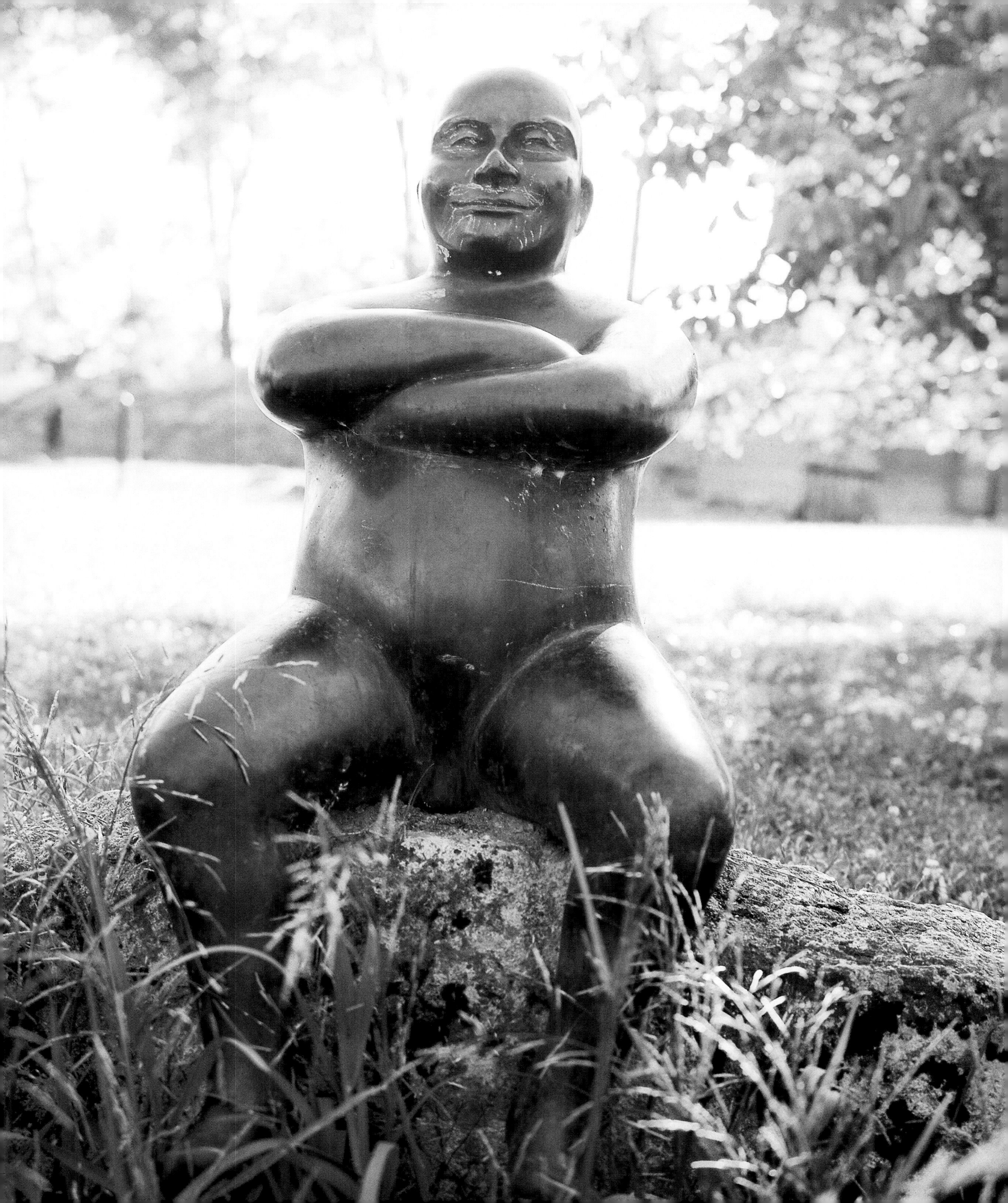

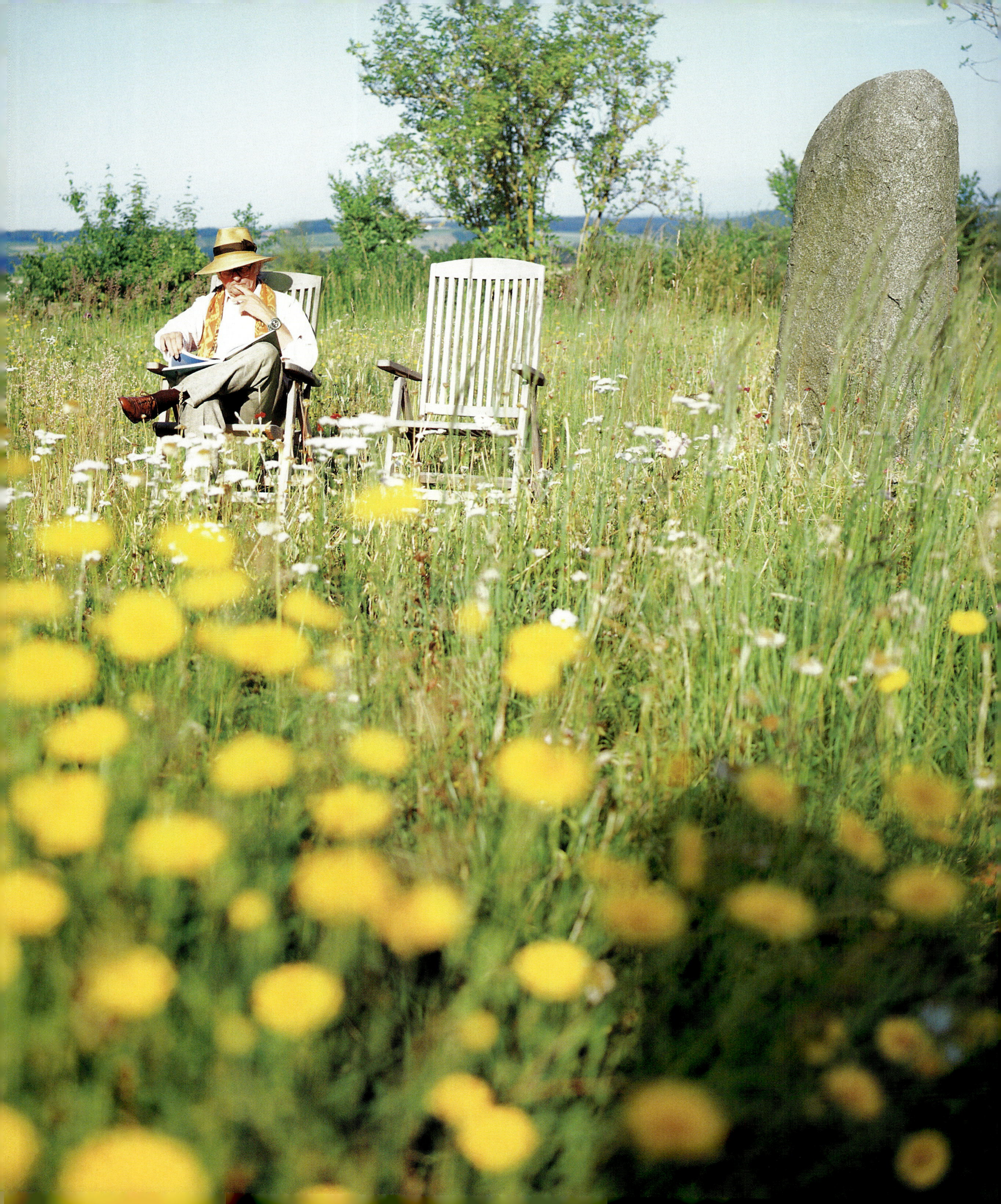

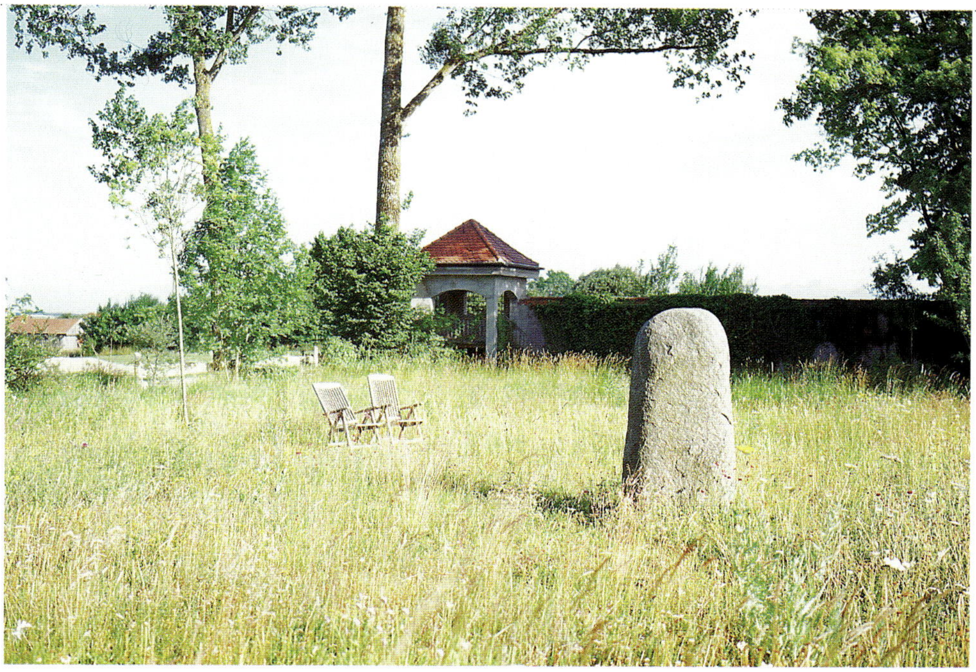

Bauerngarten vor dem »Eishaus«, wo früher zur Kühlung von Milch Eis gelagert wurde.

meinem Kopf präsent war, jedoch nicht richtig rauskommen konnte. Mit dem leer werdenden Magen wurde mein Kopf auch leer – im Sinne von Freiwerden von Zwängen. Diese Freiheit im Kopf ließ mich niederschreiben, was ich später in Herrmannsdorf zu verwirklichen versucht habe. Auch der Gedanke an eine Stiftung ist dem Geist des Fastens entsprungen. So konnte etwas Neues entstehen, weil Platz dafür geschaffen wurde – eine wesentliche Voraussetzung für Umdenken.

Fasten ist in allen Weltreligionen an bestimmte Zeiten oder Tage gebunden. Aber es gab auch immer nichtreligiöses Fasten, wie etwa in Indien und im alten Ägypten, wo das Fasten zur Selbstverleugnung diente oder als Kennzeichen der Trauer geübt wurde. Im Alten Testament galt Fasten als ein Akt der Demut und Buße, um einen möglicherweise zornigen Gott milde zu stimmen. Fasten hat eine lange Tradition in der Menschheitsgeschichte und ist in unseren Tagen keineswegs nur mehr von religiösen Motiven bestimmt. Aber welche Gründe es auch sein mögen – abgesehen von den modischen –, Fasten tut dem Menschen gut, es reinigt Herz und Hirn gleichermaßen. Und wenn wirklich ein paar Pfunde dadurch auf der Strecke bleiben, mag das neben dem therapeutischen Effekt ja auch einen ganz simplen ästhetischen bei dem einen oder anderen Menschen haben.

Karl Ludwig Schweisfurth

Der Mensch erreicht beim Fasten einen geradezu euphorischen Zustand. Dieser wird dadurch erreicht, dass nichts mehr an Schwerem, an Belastendem zwischen Körper und Geist steht.

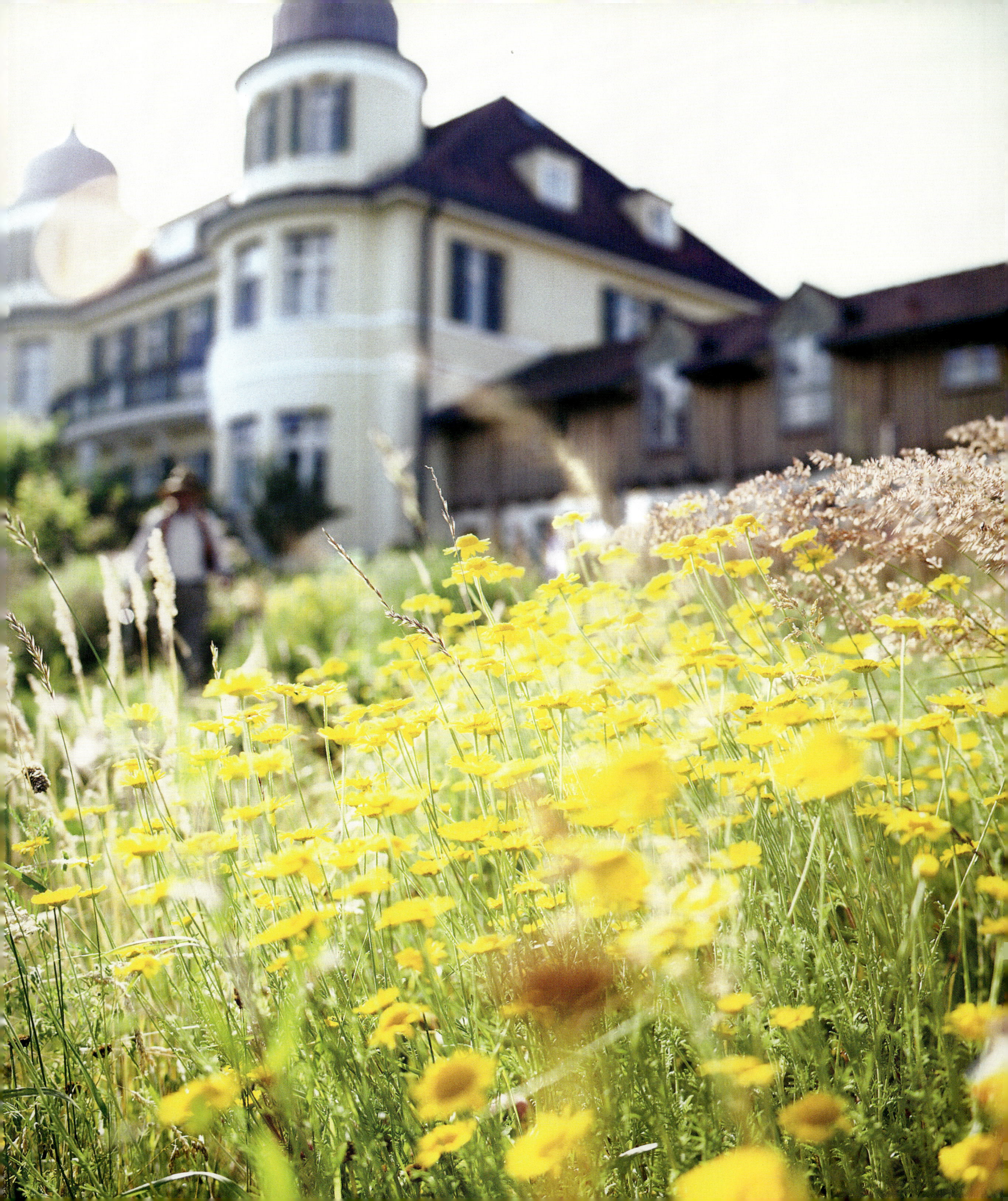

Kunst im Einklang mit der Natur

Mein Anliegen war, Kunst in den ganz normalen Alltag einzubringen. Ich fing damit an, Drucke und später Originale von bekannten Künstlern an Orten aufzuhängen, wo niemand damit gerechnet hatte – etwa in der Verpackungshalle. So kam eine neue Dimension in einen Bereich des Lebens, wo Kunst sonst nicht zu Hause war.

Ich bin mit Kunst aufgewachsen. Mein Vater sammelte Kunst, bevorzugt Gemälde des 19. Jahrhunderts. Als ich das Unternehmen Herta übernahm, war für mich von Anfang an klar, dass Kunst keine elitäre Veranstaltung für den privaten Raum sein sollte, sondern auch eine soziale Komponente haben musste. Daraus entstand dann eine enge Zusammenarbeit mit Künstlern, die ganze Abteilungen des Unternehmens gestalten sollten – das war ein spannender Prozess und eine höchst kreative Aktion, die zu der damaligen Zeit einmalig war. Man erörterte verbesserte Arbeitsbedingungen, aber niemand sprach von Kunst am Arbeitsplatz. Verständlich, dass ich nach dem Verkauf des Unternehmens in Herten auch in die Herrmannsdorfer Landwerkstätten Kunst integrieren wollte. Auch dort sollte Kunst im trivialen Alltag präsent sein – jedoch mit neuem Charakter: Kunst sollte in die Natur eingehen, symbiotisches Ergänzen und außerordentliches Hervorheben und Anderssein gleichzeitig sein. Kunst war von Anfang an dabei, im Wirtshaus ebenso wie auf dem Hofmarkt oder im Haus der Lehrlinge, bis hin zu den Ställen. Aber Kunst »drang« mehr und mehr in die Außenräume: auf den Hof, die Tierweiden, an den Waldrand.

Ein Projekt, das wir 1993 in Angriff genommen haben, wurde als »Idee der Bauhütte« bekannt. Nach dem Vorbild mittelalterlicher Bauhütten fanden sich Künstler zusammen, um an der Idee einer Kunst im Einklang mit der Natur zu arbeiten. Ich glaube, dass hierin – und in der Verbindung mit Architektur – die Herausforderung für Kunst und Künstler liegt: die Gestaltung unserer Lebensräume, unserer Arbeitswelt und unserer Umwelt. Diesem gemeinschaftlichen künstlerischem Schaffen lag nun der Gedanke zu Grunde, so etwas wie ein Gesamtkunstwerk entstehen zu lassen. Entscheidend sollte allein das Einfühlen in das große Ganze sein. Das Bemühen der Künstler war es, in künstlerischer Hinsicht ein Teil der in Herrmannsdorf gepflegten Agrar-Kultur zu werden, das hieß, sich selbst zurückzunehmen und nicht wichtiger als die Natur zu sein. Drei Jahre lang ist auf diese Weise an der ästhe-

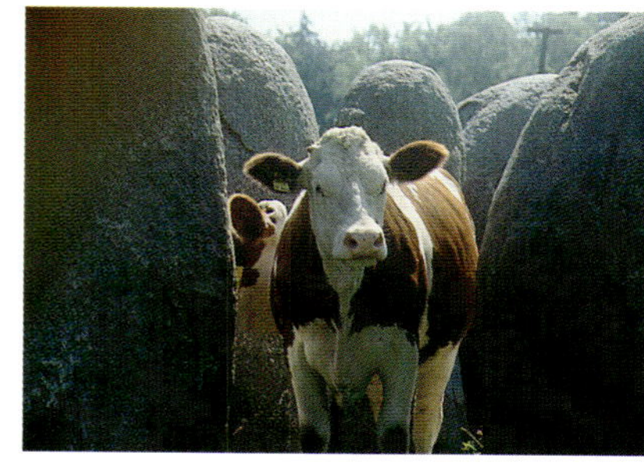
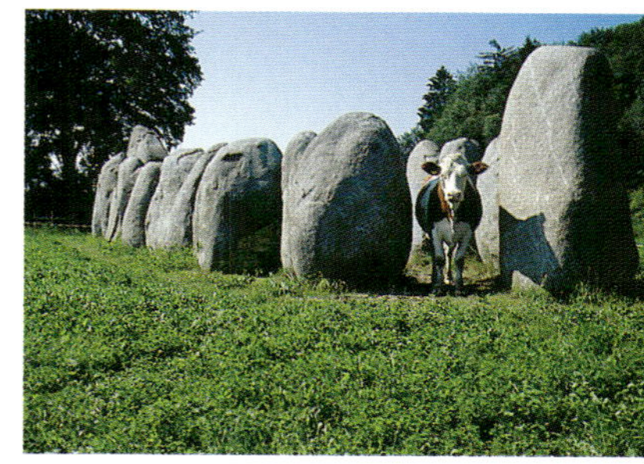
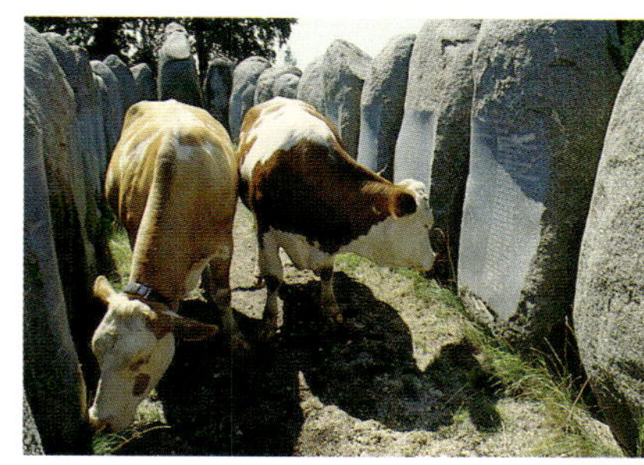
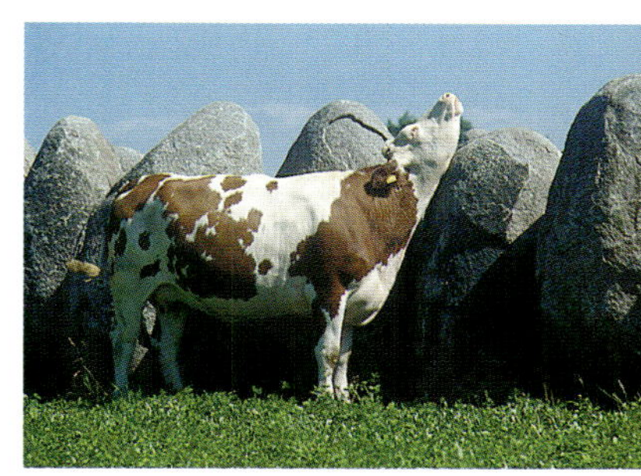

»Die Arche« von Hansjörg Voth

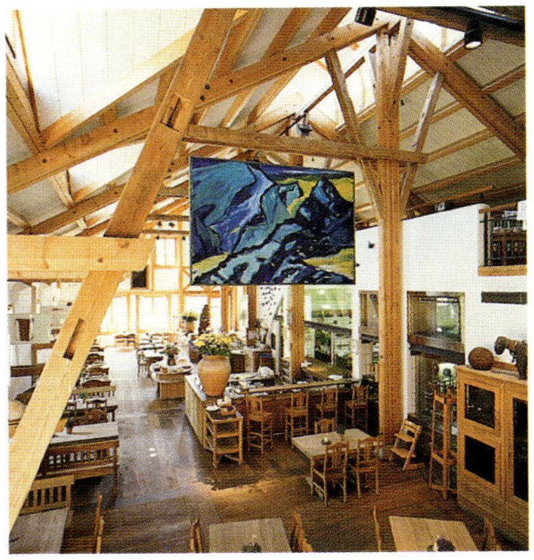

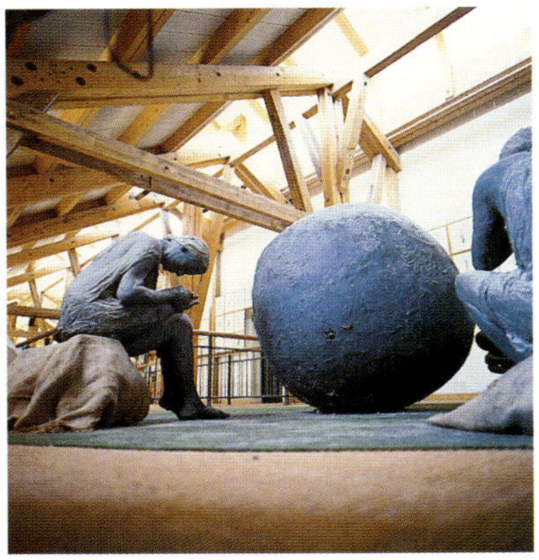

»Das Wirtshaus zum Schweinsbräu«, Bilder von Bernd Zimmer.

»GAU oder die Trauer danach«, im Gebälk des Wirtshauses befindet sich eine Skulptur von Beate Schubert.

Kunst ist auch ein »Lebens-Mittel«.

tischen Erweiterung der Idee der Herrmannsdorfer Landwerkstätten gearbeitet worden. Die Landschaft ist in bestimmtem Sinne gestaltet, verändert oder ganz einfach auch nur genutzt worden. Es entstanden Skulpturen, Labyrinthe und Wege, Landschaften zum Ausruhen und bloßen Betrachten. Daneben finden sich Kunstwerke von Markus Lüppertz, Sandro Chia, George Rickey oder Anatol. Alles ist mittlerweile ganz selbstverständlich geworden. Die Bilder von Bernd Zimmer im Wirtshaus, die wie Segel in das Gebälk des Daches eingezogen wurden, ebenso die Kunst in der Natur, die anfänglich manches Staunen hervorgerufen haben mochte, aber inzwischen als elementarer Bestandteil in die Natur eingewachsen ist.

Ich sollte ganz speziell noch von einigen Kunstwerken in Herrmannsdorf erzählen. Vom »Labyrinthberg« beispielsweise, der aus dem Erdaushub für die Kläranlage entstanden ist. Der Künstler Peter F. Strauss hat die anfallende Erde zu einem Hügel aufgehäuft und daraus eine begehbare Skulptur gestaltet.
Ein wunderschöner Ort der Ruhe und Kontemplation ist die »Blaue Blume« von Nils Udo. Diese Landschaftsskulptur bezieht sich auf die Beschreibung eines Traumes von einer blauen Blume, die das Symbol der Romantik werden sollte, in Novalis' Dichtung »Heinrich von Ofterdingen«. Die »Blaue Blume« ist ein künstlerisch gestaltetes Naturbiotop für selten gewordene Pflanzen und Tiere.
Beeindruckend und bedrückend zugleich sind die 24 Granit-Findlinge, die Hansjörg Voth in Form einer Arche auf einen Hügel gesetzt hat. Als Memento für in Bayern gefährdete oder schon ausgestorbene Tiere sind in die Innenflächen der Findlinge 406 Namen von etwa 10000 Tieren, die auf der Roten Liste stehen, eingraviert. Wer sich die Mühe macht, das zu lesen, begreift, was Kunst im Menschen anrühren kann.

Auch die Architektur, die behutsam mit der 100-jährigen Bausubstanz umgeht, ist Botschaft für die Herrmannsdorfer Idee, das Nützliche mit dem Schönen zu verbinden. Das zeigt sich in der ökologischen Bauweise mit natürlichen Materialien, beispielsweise in der Nutzung von Sonnenenergie, wie auch in vielen liebevollen architektonischen Details.

Es mag manches verstört haben, aber ich glaube daran, dass Kunst durch sich selbst, durch die Botschaft, die vermittelt wird, überzeugt – auch den Zweifler. Denn Zweifel ist bereits Auseinandersetzung und das genau möchte ich erreichen: Dass niemand unbeteiligt bleibt, sondern zum Nachdenken angeregt wird.

Karl Ludwig Schweisfurth

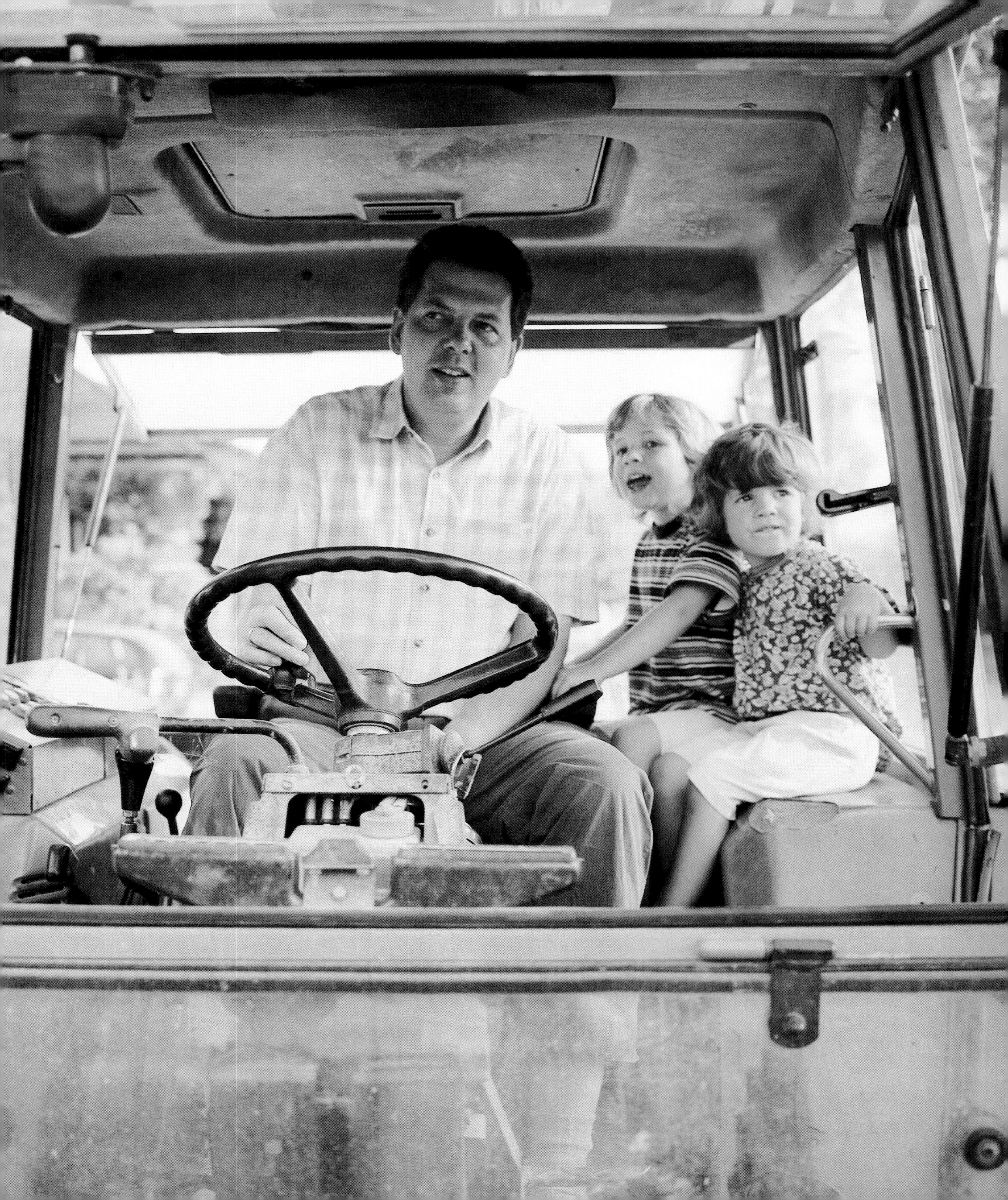

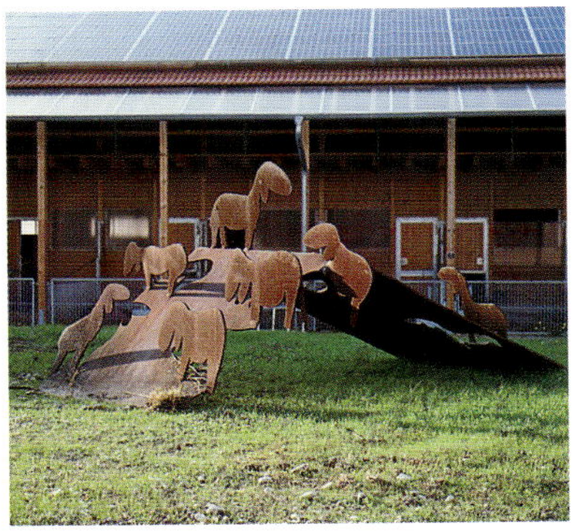

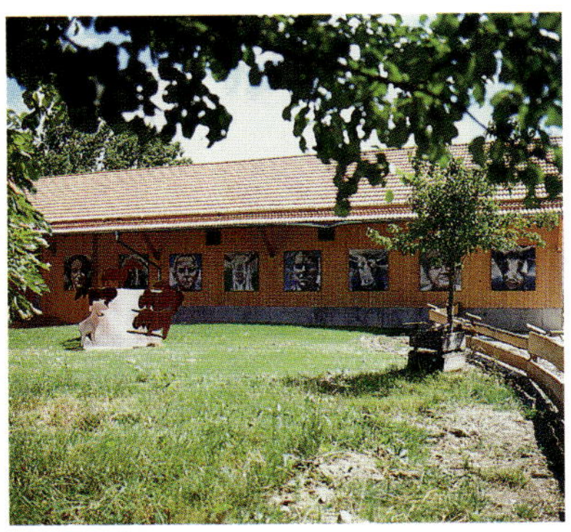

»Schafe«
von Moshe Kadishman

»Die Gemeinschaft der Schöpfung«
von Stefan Heide

Kunst kann wesentlich zur Gestaltung unseres Lebensraumes beitragen.

Eine sichere Zukunft

Wie wächst man auf, als gedachter Erbe und Verweser eines großen Unternehmens? Man wird früh mit einbezogen, sitzt als Jugendlicher beim Mittagessen mit den Geschäftsführern dabei und wird ins Unternehmen mitgenommen. Ein gedachter, gerader Weg, der zielsicher auf die Führung des Unternehmens hinausläuft. Ein Porträt.

Auch gerade Wege haben Abzweigungen, Kurven oder machen einen unerwarteten Knick. So war das auch bei Karl Schweisfurth, einem der beiden Zwillingssöhne von Karl Ludwig Schweisfurth. Irgendwann kamen die Nebenwege. Ob es die Eltern waren, die auseinander gingen, der Zwillingsbruder Georg, der im Internat und nicht verfügbar war, die vielen Gespräche der Geschäftsleute, denen er als junger Mensch schon zuhörte: Die Wünsche des Vaters waren nicht mehr direkt erfüllbar – keine Metzgerlehre, keine kurzen Wanderjahre mit anschließendem Studium und am Ende die Übernahme des großen Kolosses. Stattdessen entstand eine Distanz zwischen Vater und Sohn, innerlich und äußerlich, eine Pause. Das führte auf Seiten des Vaters zu grundlegenden Überlegungen über das Gesamtganze, was letztlich zur Veräußerung des Unternehmens Herta führte, und auf Seiten des Sohnes zu neuen, anderen Wegen.

Karl Schweisfurth hatte sich entschieden, eine Landwirtschaftslehre zu machen, studierte in Stuttgart-Hohenheim und machte den Abschluss zum Diplom-Agrar-Ingenieur. Interessant, wenn der heutige Geschäftsführer des großen ökologischen Unternehmens Herrmannsdorfer Landwerkstätten erzählt, dass im Studium etwa Mitte der 80er Jahre, ökologischer Landbau nur am Rande stattgefunden hatte. Dass er sich dennoch damit beschäftigte, führt er auf seine persönliche Neugier zurück. Er könnte im Rückblick nicht sagen, dass er schon konkrete Pläne gehabt hätte, schon gar nicht mit den neuen väterlichen Ideen, die Kontakte seien eher gering gewesen zu jener Zeit. Aber Karl Schweisfurth fand, dass alles, was er über Ökologie hörte, zukunftsweisend war, und er interessierte sich für alternative Überlegungen. Das führte dazu, dass er nach Beendigung des Studiums 1987 zunächst beratend tätig war, sich weiter mit ökologischer Verarbeitung beschäftigte, und auch wieder ein Kontakt mit der bereits neuen väterlichen Unternehmung zustande kam: Sohn Karl war im Rahmen verschiedener Projekte, die von der Münchner Stiftung gefördert wurden, in den neuen Bundesländern aktiv.

Eine Annäherung also zwischen Vater und Sohn. Dabei ging doch jeder seinen Weg, auch wenn Sohn Karl nach dem zusätzlichen Absolvieren eines Managementstudiums in St. Gallen die noch in Besitz verbliebenen Unternehmen des Vaters nach und nach näher kennen lernte und auch als Assistent der Geschäftsführung immer mehr in andere Unternehmen hineinschaute. Vater und Sohn hatten gewiss über lange Zeit divergierende Ansichten, aber irgendwann müssen sie sich in den Grundüberlegungen, die die Basis der Philosophie von Herrmannsdorf darstellen, einig geworden sein. Dann ist alles sehr schnell gegangen. Karl Schweisfurth übernahm das Ruder, manche sagen auch »den Besen«, denn das Wort vom »eisernen Besen« gilt durchaus, wenn von Karl Schweisfurth die Rede ist. Das muss wohl so sein, wenn an die Stelle visionärer Weltsichten, spontaner Entscheidungen, grundlegend richtiger, aber vielleicht auch nicht immer konzeptionell durchdachter Überlegungen etwas Neues kommt – der Erbe, der die grandiose Idee des Vaters in ein straff geführtes Unternehmen umwandelt und sich dabei immer im Klaren darüber ist, dass es die Philosophie des Vaters ist, die dem Erfolg von Herrmannsdorf zu Eigen ist. Sie darf nicht verändert werden, muss aber in ein strukturelles Gesamtganzes eingefügt werden. Karl Schweisfurth erkannte, dass in der Vielfältigkeit des Herrmannsdorfer Konzepts Stärke und Schwäche zugleich liegen. Das bedeutete die Erkenntnis, dass es unmöglich ist, für alles – von der Metzgerei bis zum selbst gebrannten Schnaps – die gleiche Kompetenz zu haben, dass es neuer Ideen und strafferer Planung bedarf, dass betriebswirtschaftliche Auswertungen und Organisationsstrukturen ebenso nötig waren wie Stoffkreislaufsysteme. Das scheint als Idealfall einer generationenübergreifenden Idee in Herrmannsdorf, wo heute rund 120 Menschen arbeiten, aufs Schönste zu glücken. Auch der Ableger in Kronsberg bei Hannover scheint sich befriedigend zu entwickeln.

Kopfschütteln ruft bei Karl Schweisfurth jedoch hervor, dass die Krise durch BSE und die Maul- und Klauenseuche unendlich viel Wissensdurst beim Verbraucher hervorgerufen und auch eine präzise Aufklärung des Konsumenten mit sich gebracht hat – aber nach kurzer Zeit kaum mehr jemand die Thematik weiterverfolgte. Als ob die latenten Gefahren und Bedrohungen einfach verschwunden wären. Da wird der Sohn dann doch sehr dem Vater ähnlich – so eigenständig Karl Schweisfurth wirtschaftet und handelt: Er wird nicht aufgeben in seinem Bestreben zu informieren, vieles besser und uns allen eine vernünftige Lebensweise möglich zu machen.

Renate Gräfin Matuschka, Journalistin

Ich habe lange Umwege gemacht, bevor ich zu dem geworden bin, was ich heute mit Leib und Seele tue und treibe.

Karl Schweisfurth, Geschäftsführer der Herrmannsdorfer Landwerkstätten

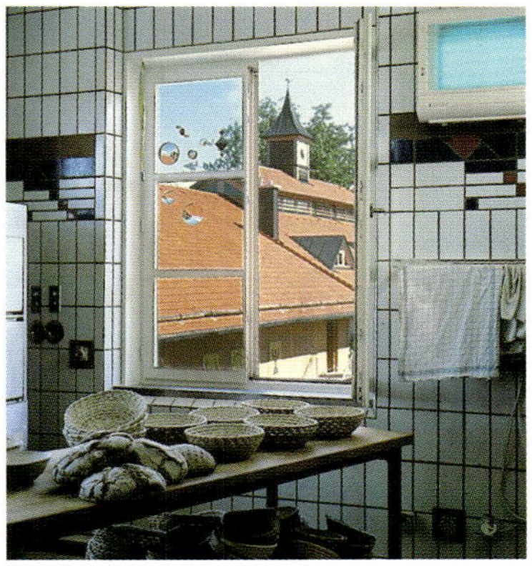

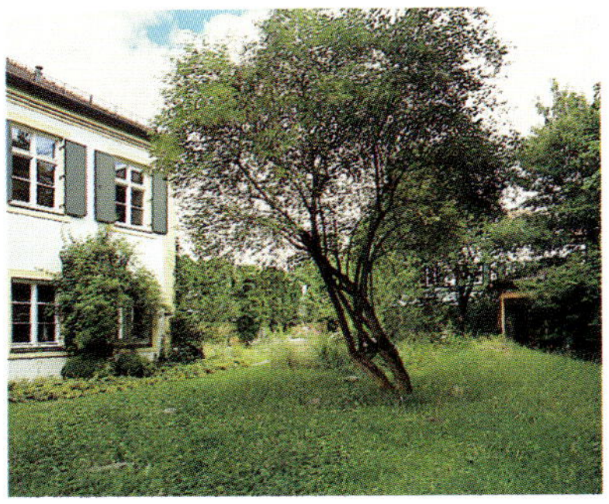

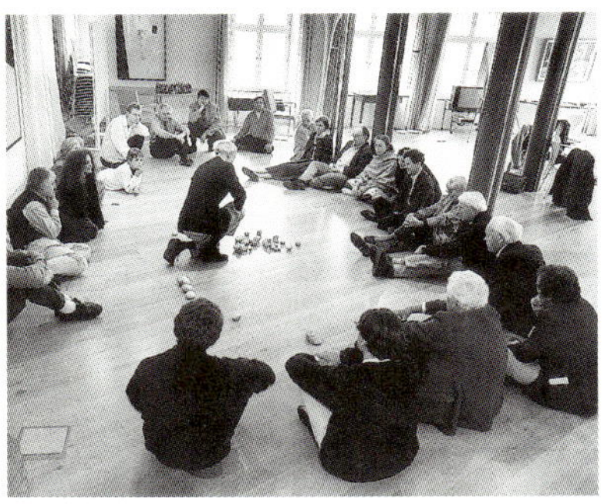

Das Stiftungshaus in München-Nymphenburg.

Vor- und Querdenker aus aller Welt bei einer Zukunftswerkstatt im Seminarraum der Stiftung.

Nachdenken und Umdenken

»Die Schweisfurth-Stiftung fördert Wege zu ganzheitlichem und erfülltem Leben, in dem Arbeit und Technik wieder in besseren Einklang mit der Natur gebracht werden.« Fürwahr, ein großer Anspruch, den da einige Menschen in großer Neugier vor mehr als 15 Jahren formuliert haben.

Es sind immer suchende Fragen geblieben, die wir mit vielen klugen Menschen, Vor- und Querdenkern aus der ganzen Welt gestellt haben: Wie wollen wir in Zukunft leben, wie wollen wir arbeiten, wie mit der Natur umgehen, von der wir leben, die uns ernährt und deren Teil wir bekanntlich sind. Wie wollen wir mit der Technik umgehen, über die wir heute verfügen, die uns das Leben leichter und angenehmer machen kann? Dürfen wir alles tun, was wir tun können dank Wissenschaft und Technik? Aber auch Fragen, wie wir in Zukunft mit Energie umgehen, wie wir Landwirtschaft betreiben und »Lebens-Mittel« erzeugen sollen und wie wir uns ernähren wollen, beschäftigen uns. Eines haben wir dabei gelernt: Dass wir auf die Dauer nicht gegen die Natur arbeiten können. Das wird sich so oder so irgendwann rächen.

Für viele Jahre war der Schwerpunkt in der Stiftungsarbeit die Suche nach einer neuen Agrar-Kultur und einer damit eng verbundenen Ess-Genuss-Kultur. Schnell kam ein weiterer Schwerpunkt hinzu: Wie wollen wir mit den landwirtschaftlichen Nutztieren umgehen, von denen und mit denen wir auf dem Planeten Erde leben und die inzwischen in den »Hochleistungs-Intensivstationen« der modernen Landwirtschaft verschwunden und nicht mehr selbstverständlicher Bestandteil unserer Welt sind. Schaffen wir es, und wenn ja, wie, uns auf unsere christlich-abendländischen Grundwerte zurückzubesinnen und die Tiere als Mitgeschöpfe zu betrachten, denen wir ein artgerechtes und würdevolles Leben angedeihen lassen müssen? Dafür sprechen ethische Gebote, aber auch Gebote der Vernunft, weil wir doch eigentlich wissen, dass nur das Fleisch, die Eier und die Milch von gesunden Tieren, die gelebt und gefressen haben, wie und was sich gehört, wirklich gute, lebensfördernde Nahrung für uns sein kann.

Auf diesen beiden Feldern hat die Stiftung schon einiges bewirkt. Sie ist inzwischen ein wichtiger Impulsgeber für solche alten/neuen Gedanken. In jüngster Zeit befassen wir uns verstärkt mit »Lebens-Mittel-Qualität«.

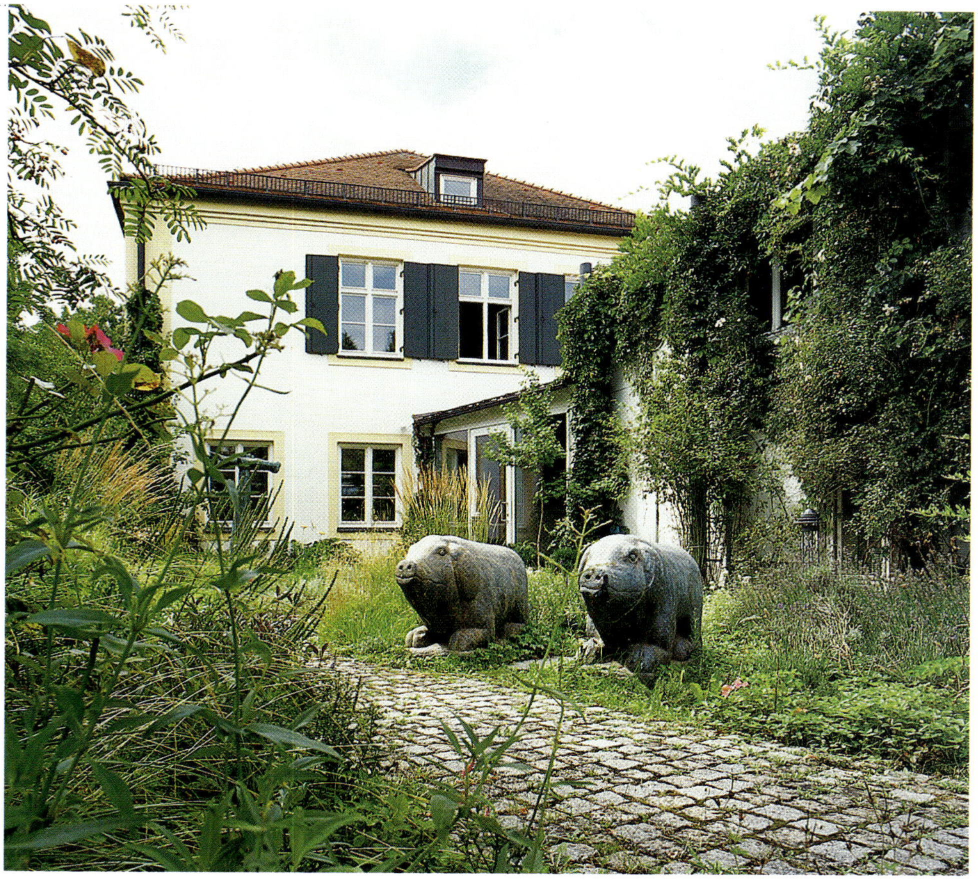

»Zwei Schweine«. Granitskulptur aus China (Hau-Zeit).

Wir haben Fragen gestellt, was denn eigentlich den umfassenden Wert von gesunden und lebensfördernden »Lebens-Mitteln« ausmacht. Wir haben gelernt, dass da wohl mehr sein müsse als die Summe der messbaren Stoffe. Was aber ist das »Mehr«?

Was könnten die lebensfördernden und lebenserhaltenden Kräfte in den »Lebens-Mitteln« sein? Gibt es andere Kräfte, Wirkungen oder Energien, die wir (noch) nicht kennen? Solchen Fragen mit Wissenschaftlern und Ärzten, Philosophen und Theologen nachzugehen, ist sehr spannend und herausfordernd.

Ich habe mit Gründung der Stiftung viel von meinem Vermögen unwiderruflich verschenkt. Aber meine Frau und ich fühlen uns in anderer Weise reich beschenkt: in wunderbaren Begegnungen mit besonderen Menschen gemeinsam über die Gestaltung der Zukunft nachzudenken, Impulse zu geben und praktische Beispiele in die Welt zu setzen. Wir möchten gerne einen gehörigen Teil davon zurückgeben an die Gemeinschaft, deren Teil wir sind. Lebendiges Leben ist immer Geben und Empfangen, Geben und Nehmen. Eines haben wir gelernt: Die wichtigen Dinge im Leben sind einfach. Aber es ist mühsam, herauszufinden, was das Einfache ist.

Karl Ludwig Schweisfurth

6
Glossar und Register

Abhängen
Rind oder Wild, schlachtfrisch und ausgeblutet, muss in der Decke oder im Federkleid in kühler Umgebung abhängen, damit das Fleisch mürbe wird. Die Schlachtverordnung verbietet, Wild bis zum strengen Hautgout reifen zu lassen.

Amuse-Gueule
Kleine Appetithappen, die zum Aperitif gereicht oder als Gruß aus der Küche serviert werden.

Aromaten
Geschmack gebende Zutaten wie Gewürze, frische oder getrocknete Kräuter und auch Wurzelgemüse, zum Beispiel Petersilienwurzeln, Sellerie oder auch Pastinaken.

Ätherische Öle
Duft gebende Komponente, zum Beispiel in Kräutern. Sie sind leicht flüchtig und beeinflussen unseren Organismus. Weil sie leicht verdunsten, ist ihr Anteil nur bei pflückfrischem Kraut sehr hoch.

Binden
Mithilfe eines Bindemittels können Sie Speisen sämig machen und ihnen die optimale Konsistenz geben. Fachleute sprechen auch von legieren. Mit Binden kann aber auch das Umwicklen eines Fleischstücks mit Küchengarn gemeint sein, auch wenn kein Speck als Schutzmantel verwendet wird.

Biofleisch
Es wird auch als Ökofleisch oder Fleisch aus alternativen Haltungsformen bezeichnet. Für die Erzeugung gelten die Richtlinien der ökologischen Anbauverbände, deren Einhaltung streng überwacht wird. Entscheidend dabei ist, dass die Tiere artgerecht gehalten werden und vorwiegend mit hofeigenen Futtermitteln gefüttert werden, die wiederum unter Verzicht auf synthetische Düngemittel und chemisch-synthetische Pflanzenschutzmittel erzeugt wurden. Kein Bereich der bäuerlichen Erzeugung und der Verarbeitung von Pflanzen und Tieren ist so lückenlos kontrolliert wie der ökologische oder biologische.

Blankett
Oder auch Blanquette. Ein weißes Ragout bestehend aus Lamm-, Kalb-, Hühner- oder Kaninchenfleisch, also vorwiegend aus hellem Fleisch. Das Fleisch wird nicht gebraten, sondern in einem Fond bei schwacher Hitze gegart. Aus Geschmacksgründen muss dabei die Garflüssigkeit immer wieder reduziert, das heißt eingekocht, werden.

Braten
Offenes Garen in wenig heißem Fett in der Bratpfanne oder im Backofen.

Confit
Eingemachtes oder eingelegtes Fleisch, vor allem von der Ente oder Gans. Es wird in Stücke geteilt, mit grobem Salz eingerieben und bei ganz schwacher Hitze im eigenen Fett gegart. Nach dem Abkühlen wird es in ein Gefäß geschichtet und mit dem Fett aufgefüllt. Kühl gelagert hält es sich einige Monate.

Dämpfen
Bei dieser schonenden Garmethode wird bei etwa 100 Grad im Wasserdampf gegart. Dabei kommt das Gargut weder mit Fett noch mit der Garflüssigkeit in Berührung. Das typische Aroma und die Farben der Zutaten bleiben erhalten. Es klappt mit Dämpfeinsatz oder in einem flexiblen Siebeinsatz aus Metall, der sich allen Topfformen und -größen anpasst. Zum Dämpfen sind fettarme Fische und zartes Gemüse geeignet.

Dressieren
Geflügel oder Wildgeflügel, das im Ganzen gegart wird, sollte vor dem Garen mit Küchengarn aus dem Haushaltswarengeschäft in Form gebunden werden, damit die abstehenden Teile, wie Flügel und Schenkel, nicht vorzeitig austrocknen.

Dünsten
Eine schonende Garmethode, bei der im eigenen Saft oder in wenig Wasser, Fond, Brühe oder Wein gegart wird. Bei einer Temperatur um 100 Grad bleiben Vitamine und Mineralstoffe weitgehend erhalten. Fisch, kleine weiße Fleischstücke, Gemüse und Obst eignen sich gut.

Farce
Feine Masse zum Füllen von Pasteten, Terrinen, Fischen, Fleischteilen oder Gemüse. Sie können aus fein gehacktem Fleisch, Fisch, Gemüse oder zerkleinerten Innereien bestehen, und sie werden kräftig gewürzt sowie gebunden.

Flachsen
Fleisch wird vor der Zubereitung meist von Sehnen und Häuten befreit, der Profi bezeichnet diese Fleischabfälle als Flachsen und verwendet sie zur Zubereitung von Fonds.

Flotte Lotte
Ein praktischer Küchenhelfer zum Passieren von Obst und Gemüse, vor allem wenn die Konsistenz etwas gröber sein soll.

Fond
Ein Extrakt, der beim Kochen, Dünsten oder Braten von Gemüse, Fleisch, Fisch, Geflügel oder Wild entsteht. Er enthält die Geschmacksstoffe seiner Zutaten und ist ideal als Basis für Saucen und Suppen.

Freilandhaltung
Diese Art der Tierhaltung kommt einer artgerechten Lebensweise der Hühner am nächsten, bei der sie ihrem Pick- und Scharrtrieb nachgehen können. Bei dieser Haltung haben Hühner tagsüber einen uneingeschränkten Zugang zu einem Auslauf im Freien, wobei die Auslauffläche zum Teil bewachsen ist und jedes Huhn sich auf mindestens zehn Quadratmetern bewegen kann.

Gespickte Zwiebel
Geschälte Zwiebelhälfte, die mit einem Lorbeerblatt und Nelken versehen wird, um Suppen und Gemüsegerichte zu aromatisieren. Am Ende der Garzeit wird die Zwiebel wieder entfernt.

H-Milch
Milch, die für eine Sekunde auf 135 bis 150 Grad erhitzt wurde, daher spricht man auch von ultrahocherhitzter Milch. Ungeöffnet und ohne Kühlung ist sie mindestens sechs Wochen haltbar und deshalb sehr gut zur Vorratshaltung geeignet. Bei entrahmter oder auch teilentrahmter H-Milch ist der Kochgeschmack geringer.

Jus
So lautet die französische Bezeichnung für entfetteten Bratensaft, der beim Erkalten geliert. Manchmal wird auch der pure Fleischsaft so genannt. Die Jus eignet sich sehr gut zum Verfeinern von Bratensaucen.

Karamellisieren
Karamell lässt sich auf zwei unterschiedliche Arten zubereiten: Den Zucker unter Rühren erhitzen und ohne Wasser schmelzen lassen, bis der Zucker flüssig wird. Dann so lange kochen lassen, bis er die gewünschte Farbe hat. Er lässt sich aber auch durch Kochen von Zuckersirup herstellen. Den Sirup ebenfalls aufkochen und kochen lassen, bis er gleichmäßig in der gewünschten Intensität gefärbt ist. Karamell wird für Süßspeisen oder zum Färben von Speisen verwendet. Auch das Überglänzen von Gemüse oder Obst mit Butter und Zucker heißt Karamellisieren.

Karkasse
Gerippe oder Rumpf von kleinen Tieren, zum Beispiel Geflügel, Wild oder Fisch, nennt der Profi Karkasse. Die Knochen mit den verbliebenen Fleischresten ergeben zusammen mit passenden Aromaten gehaltvolle Fonds oder kräftige Saucen.

Karree
Ein Fleischstück aus dem vorderen Teil des Rückens (Rippenstück) von Kalb, Lamm und Schwein.

Kasserolle
Flacher, schwerer Brat- oder Schmortopf mit einem fest schließenden Deckel. Eine Kasserolle wird zum Schmoren oder Poelieren verwendet.

Kronfleisch
Dieses Fleischstück vom Rind ist langfaserig und fest, jedoch überhaupt nicht zäh. Es hat einen kräftigen Eigengeschmack und ergibt gekocht die beste Fleischsuppe.

Kurzbraten
Schnelle Garmethode zum Garen und Bräunen in wenig heißem Fett. Die offene Pfanne ist für diese Zubereitungsart ideal. Zum Kurzbraten eignen sich zum Beispiel vom Rind Stücke aus Hochrippe, Lende, Bavette, Hüfte und Filets.

Kutteln
Kutteln gelten in Frankreich, Italien und auch in Deutschland als Delikatesse. Sie sind das Magengewebe vom Vormagen von Wiederkäuern, in dem die Pflanzennahrung bakteriell zersetzt wird. Sie werden vorgegart verkauft und müssen sauber und weiß aussehen. Meistens werden sie nur vom Rind angeboten und zubereitet.

Läuterzucker
Er wird aus Wasser und Zucker im Verhältnis 1:1 hergestellt. Diese Mischung wird aufgekocht und es bildet sich Zuckersirup. Je länger der Zuckersirup kocht, desto mehr Wasser verdampft und desto konzentrierter wird die Zuckerlösung – es entsteht Läuterzucker. Er eignet sich zum Tränken von einigen Kuchenarten und zum Dünsten und Marinieren von frischen Früchten.

Marinieren
Beim Marinieren werden Fleisch, Fisch, Gemüse und auch Früchte in einer Würzflüssigkeit (Marinade) aus Buttermilch, Essig, Wein, Zitronen- oder Limettensaft, plus Kräutern, Gewürzen und eventuell Öl eingelegt. Früher wurden Lebensmittel auf diese Weise konserviert, also haltbar und mürbe gemacht. Auch Salatsaucen werden gelegentlich Marinaden genannt.

Marmorierung
Die Fleischqualität hängt auch vom Verfettungsgrad, der Marmorierung, ab. Sie ist erkennbar als feine Fettäderchen, die das Fleisch durchziehen und für Zartheit sowie Geschmack sorgen.

Medaillons
Kleine runde oder ovale Scheiben vom Schweine- oder Kalbsfilet und auch aus dem Mittelstück von frischem Fisch, zum Beispiel von Zander oder Wels.

Panieren
Fischfilets, Koteletts und Schnitzel, die in der Pfanne gebraten werden, bekommen zuvor eine schützende Hülle – die Panade. Meist besteht die Panade aus Mehl, Ei und Semmelbröseln. Paniert wird in drei Schritten: Das Bratgut erst in Mehl, das gewürzt sein kann, wenden, dann durch das verschlagene Ei ziehen und zuletzt in Semmelbröseln wälzen, bis es gleichmäßig paniert ist.

Parieren
Fleisch oder Fisch vor der Zubereitung zurechtschneiden und dabei gleichzeitig die ungenießbaren Teile wie Fett, Sehnen und Haut entfernen.

Parüren
Die beim Parieren anfallenden Abfälle nennt der Profi Parüren, die wiederum zur Zubereitung von Fonds und kräftigen Saucen verwendet werden können.

Passieren
Suppen, Saucen oder Pürees bekommen eine besonders feine Konsistenz, wenn man sie durch ein Sieb oder Passiertuch streicht. Ideal ist ein Haarsieb oder ein Tuch aus einem gazeartigen Gewebe.

Pochieren
Eine sehr schonende Garmethode in viel Flüssigkeit für zarte Lebensmittel wie Fisch, Bries, Eier und Obst. Dabei liegt die Temperatur unter dem Siedepunkt. Wichtig: Die Garflüssigkeit darf nicht kochen.

Poelieren
Eine Zubereitungsart zwischen braten und dünsten – manche sprechen auch von braundünsten. Sie ist ideal für zarte Fleischstücke, zum Beispiel Rinderfilet, Kalbsrücken, Geflügel und Wild, die auf einem Gemüsebett mit wenig Flüssigkeit gegart werden. Kurz vor dem Ende der Garzeit wird das Gargut noch offen gebräunt.

Salmi
Feines, aromatisches Ragout aus den Keulen von Wildgeflügel. Beliebt sind die Salmis von Fasan, Rebhuhn, Schnepfe und Wildente.

Sauerteig

Frischer Backteig, der sich im Stadium der Milchsäure- und Hefegärung befindet. Dieser besteht aus Roggenmehl, Wasser und einem so genannten Starter. Sauerteig gibt es auf Bestellung beim Bäcker, im Reformhaus und manchmal in den Kühlregalen gut sortierter Supermärkte.

Sauté

Eine Art Ragout aus zartem, klein geschnittenem Fleisch, das hauptsächlich im eigenen Saft gart. Das Fleisch wird zunächst in Fett angebraten, dann in wenig Flüssigkeit, zum Beispiel Wein oder Fond, mit Gemüse und Aromaten geschmort.

Sautieren

Möglichst schnelles Anbraten von zerkleinertem Fleisch, Geflügel, Fisch oder Gemüse in einer flachen Stielkasserolle oder Pfanne heißt sautieren; das ist nicht zu verwechseln mit einem Sauté. Die Temperatur ist schwächer als beim Kurzbraten. Sautiert wird mit Butter und gewürzt erst nach dem Anbraten.

Schmoren

Bei dieser Garmethode wird das Gargut in Fett bei einer Temperatur zwischen 160 und 200 Grad braun angebraten, dann langsam mit wenig Flüssigkeit, zum Beispiel Wasser, Brühe oder Wein, bei etwa 100 Grad gedünstet. Geschmort wird am besten in einem Schmortopf mit fest schließendem Deckel und für das Schmoren im Backofen in einer Reine oder einem Bräter. Diese Zubereitungsart eignet sich für aromatische Ragouts oder Gulasch von Schwein, Rind und Lamm sowie Gemüse wie Auberginen, Gartengurken, Kohl, Paprika und Mangold.

Schweinenetz

Mithilfe eines Schweinenetzes lassen sich Farcen oder Fleischstücke umhüllen. Es hält das Gargut zusammen, gibt während des Garens Fett ab und schützt das Fleisch vor dem Austrocknen. Wer ein Schweinenetz verwenden möchte, muss es beim Metzger rechtzeitig vorbestellen.

Spicken

Um ein Austrocknen beim Braten zu verhindern, wird mageres Fleisch vom Rind, Wild oder Gefügel mit geräucherten Speckstreifen durchzogen. Die langen Speckstreifen werden am besten mit einer speziellen Spicknadel in gleichmäßigen Abständen und in Faserrichtung durch das Fleisch gezogen. Auf diese Weise erhält das Fleisch etwas Fett von innen und das beim Garen austretende Fett geht in die Schmorflüssigkeit über. Neben dem Spicken im Innern gibt es noch die Möglichkeit, nur an der Oberfläche zu spicken. Dabei werden kurze Speckstreifen etwa ein Zentimeter unter der Oberfläche durchs Fleisch gezogen.

Tranchieren

Fleisch oder Fisch in Scheiben oder Tranchen schneiden, beziehungsweise Geflügel oder Wildgeflügel portionsgerecht zerlegen. Hilfreich sind ein Tranchierbrett, eine Gabel und ein großes, elastisches sehr scharfes Messer.

Vorzugsmilch

Eine Milchsorte, die in ihrer natürlichen Beschaffenheit, mit unverändertem Fettgehalt und roh angeboten wird. Für diese Milchsorte gelten strenge hygienische Bedingungen. Für Schwangere, Säuglinge, Kranke und Menschen mit geschwächtem Immunsystem muss die Milch vor dem Genuss erhitzt werden.

Warmfleischtechnologie

Hier wird wie bei der Hausschlachtung das schlachtwarme Fleisch innerhalb von zwei Stunden nach der Schlachtung verarbeitet. Das ist die einzige Möglichkeit, um Wurst ohne Zusatz von Citrat und Phosphat herzustellen.

Weißfisch

Zu dieser Familie gehören alle karpfenähnlichen Fische, die in der Regel sehr viele Gräten haben. Neben Karpfen gehören zum Beispiel auch Barben, Rotaugen und Schleien zu dieser Familie.

Zerwirken

Zerlegen eines Tierkörpers in Einzelteile, zum Beispiel von Schalenwild, Wildhase oder Wildkaninchen.

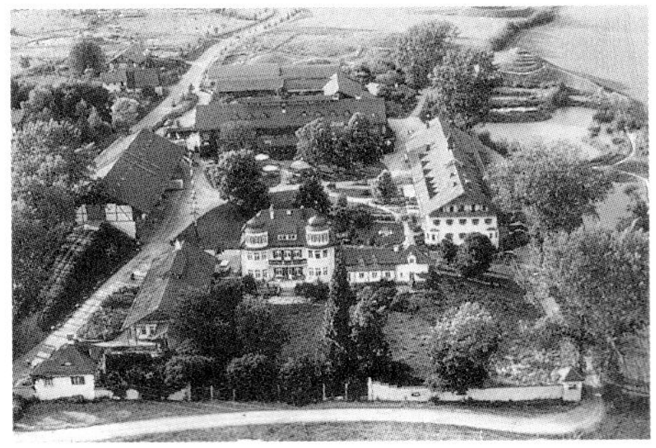

Danksagung
Für ihre Unterstützung bedanke ich mich bei Werner Bendel GmbH, Bernhard Bredenhöller, Johannes Gottwald, Richard Görlach, Klaus Gröbmayr GmbH, Hans und Rosemarie Kölbl, Rupert Mascher, A. und A. Neubauer, Pelisande Weine, Firma Josef Reiser, Thomas Thielemann, Tietz & Tietz Architekturbüro und Wochermaier & Glas GmbH.

Bildnachweis
Emil Perauer: S.86, S. 88 (Bild oben), S. 90, S. 96, S. 139, S. 212, S. 218 (Bild oben und Mitte), S. 225, S. 240 (Bild oben), Bild Umschlaginnenseite
Ingrid Voth-Amslinger: S. 230 (Bild unten)
Stefan Braun: alle übrigen Fotos

Printed in Germany 2001

Idee und Konzeption: cookingstars GmbH, München
Redaktion: Claudia Daiber (Rezepte)
Renate Gräfin Matuschka (Reportagen)
Reinhard Modritz (Food)
Maryna Zimdars (Food)
Satz und DTP: Reinhold Zwiebler
Lithographie: Franzis Print & Media, München
Druck und Bindung: Mohn Media, Gütersloh

ISBN 3-453-20659-2